나는 몇 살까지 살까?

THE LONGEVITY PROJECT

나는 몇 살까지 살까?

1,500명의 인생을 80년간 추적한
사상초유의 수명연구 프로젝트

하워드 S. 프리드먼, 레슬리 R. 마틴 지음 | 최수진 옮김

나는 몇 살까지 살까?

2011년 4월 5일 초판 1쇄 발행
지은이 · 하워드 S. 프리드먼, 레슬리 R. 마틴 | 옮긴이 · 최수진

펴낸이 · 박시형
책임편집 · 최세현 | 디자인 · 서혜정

경영총괄 · 이준혁
디자인 · 김애숙, 이정현, 서혜정, 박보희 | 출판기획 · 고아라, 황지현, 김대준
편집 · 최세현, 권정희, 이선희, 김은경, 이혜진
마케팅 · 권금숙, 장건태, 김석원, 김명래
경영지원 · 김상현, 이연정, 이윤하
펴낸곳 · (주)쌤앤파커스 | 출판신고 · 2006년 9월 25일 제313-2006-000210호
주소 · 서울시 마포구 동교동 203-2 신원빌딩 2층
전화 · 02-3140-4600 | 팩스 · 02-3140-4606 | 이메일 · info@smpk.co.kr

ⓒ 하워드 S. 프리드먼, 레슬리 R. 마틴 (저작권자와 맺은 특약에 따라 검인을 생략합니다)
ISBN 978-89-6570-010-4(03320)

쌤앤파커스(Sam&Parkers)는 독자 여러분의 책에 관한 아이디어와 원고 투고를 설레는 마음으로 기다리
고 있습니다. 책으로 엮기를 원하는 아이디어가 있으신 분은 이메일 book@smpk.co.kr로 간단한 개요
와 취지, 연락처 등을 보내주세요. 머뭇거리지 말고 문을 두드리세요. 길이 열립니다.

터먼 박사와 이 연구에 참가해준 많은 참가자들,
동료 연구자들에게 이 책을 바칩니다.

그리고 무엇보다, 하루를 살더라도
더 근사하고 건강하고 가치 있게 살고 싶은
전 세계 모든 사람들에게 바칩니다.

THE LONGEVITY PROJEC

1921   1945   1963   1979   1995   2017

THE LONGEVITY PROJECT

1921   1945   1963   1979   1995   2017

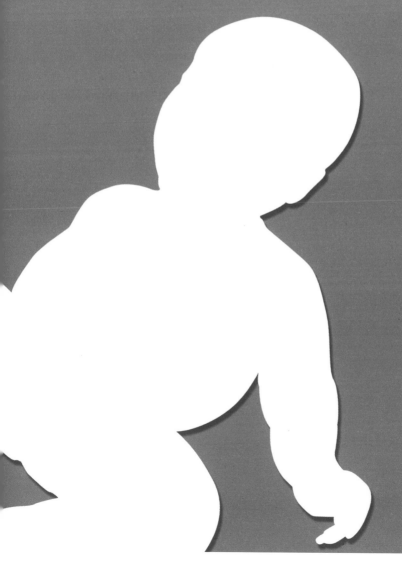

Introduction

The Breakthrough Studies of a Lifetime

사상초유의
인생연구 프로젝트가
시작되다

1921년 9월, 샌프란시스코의 한 초등학교에서 퍼트리샤와 존이라는 두 명의 어린이가 루이스 터먼Lewis Terman 박사에게 불려 나갔다. 스탠퍼드 대학의 심리학 교수인 터먼 박사는 재능 있는 아이들을 찾기 위해 선생님들에게 학생들 중 가장 총명한 아이가 누구인지 물어보던 중이었다. 당시 터먼 박사는 '지적인 리더십'이 어디에서 비롯되는지에 대해 관심이 있었고, 성인이 된 이후의 잠재력을 어린 시절에 알아볼 수 있는지를 연구하고 있었다.

80년이 흐른 2001년, 퍼트리샤와 존은 둘 다 91세인데도 여전히 살아 있었다. 두 사람은 평균수명을 훌쩍 뛰어넘어 아주 오랫동안 건강하게 살았다. 비결이 뭐였을까? 그 답을 찾기 위해 우리는 지난 20년 동안 터먼 박사가 연구하던 사람들에 대해 더 자세히 알아보면서, 어떤 사람들은 늙어서도 아주 건강한 반면 어떤 사람들은 병에 걸리거나 요절하는 이유를 조사했다.

놀랍게도, 조사과정에서 우리는 건강에 관한 보편적인 조언들이 대부분 잘못된 충고이거나 그야말로 틀린 정보라는 사실을 알게 됐다. 우리는 이런 잘못된 정보 대신 더 오래 더 건강하게 살 수 있는 정확한 지침들을 제시하기 위해 이 책을 집필하게 되었다.

터먼 박사는 1910년 전후에 태어난, 총명한 소년소녀 1,500명을 선발했다. 현재 그 아이들은 거의 대부분이 사망했다. 우리는 그들이 언제 어떻게 죽었는지 조사했고, 어떤 삶을 살았는지에 관한 세부사항까지 꼼꼼히 조사했다. 그들 대부분은 60대쯤 죽었지만, 나이가 더 들어서도 건강하게 잘 지낸 사람도 많았다.

놀라운 사실은 실험 참가자들 중 장수한 사람들의 건강비결이 브로콜리라든가, 건강검진, 비타민, 조깅 따위가 아니었다는 점이다. 오히려 그들은 세상의 모든 습관과 생활패턴의 집합체라 해도 좋을 만큼 공통점이 없었다. 하지만 그들의 성격, 직업, 사회생활이 오랫동안 건강하게 산 비결과 밀접하게 연관돼 있음이 입증되었는데, 거기엔 우리가 전혀 예상치 못했던 면이 꽤 많았다.

아마 이 책을 읽는 당신도 건강에 관한 단편적이고 흔해빠진 조언들을 지겹도록 들어왔을 것이다. 예를 들어 '느긋하게 휴식하라', '채소를 많이 먹어라', '살을 빼라', '결혼을 해라'와 같은 것들 말이다. 이러한 조언들이 소수의 몇 사람들에게는 도움이 될지 모르겠지만, 대다수의 사람들에게는 그리 효과적이거나 경제적이지 않은 경우가 많다.

더욱 놀라운 것은, 일반적인 의학적 조언들이 도리어 역효과를 내는 경우도 많다는 사실이다. 안달복달하면서 특정 지시들을 따르느라 더 살이 찌고 더 많은 스트레스를 받는다는 말이다. 개인뿐 아니라 사회적으로도 유행 다이어트나 건강보조식품, 약물, 최신 치료요법 등에 엄청난 돈이 새어나가고 있다. 물론 이런 것들이 조금은 도움이 되겠지만, 실망스럽게도 모두가 꿈꾸는 무병장수에는 별 효과가 없는 것으로 밝혀졌다.

• • •
상식과 통념을 산산조각 내다

1911년에 태어나 1989년에 작고한 코미디언 루실 볼Lucille Ball에게는 젊음을 유지하는 자신만의 비결이 있었다. 그녀가 밝힌 건강비결은 '정직하게 살기', '천천히 먹기', '나이 속이기'였다.[1] 루실의 말은 옳기도 하고 그르기도 하다. 우리가 갖고 있는 자료에서 알 수 있듯이, 정직하게 사는 것은 실제로 중요하지만, 천천히 먹는 것은 장수와 별로 상관이 없다. 젊어 보이는 것과 건강을 유지하는 문제는 건강 분야 연구자들에게 늘 크나큰 도전과제이자 연구과제이지만, 우리는 세상의 모든 루시(루실 볼의 애칭-옮긴이)들보다 한 수 앞서서 '편향된 연구'들이 야기하는 문제들과 그 해결방법을 알아냈다.

우리는 우선 수명문제에 연구의 초점을 맞췄다. 소위 '웰빙(well-being, 건강하고 행복한 상태를 뜻하는 말로서, 현재는 육체적, 정신적 건강의 조화를 통해 행복한 삶을 살고자 하는 새로운 삶의 유형을 일컫는다-옮긴이)'에 관한 연구들은 대부분 참가자들이 건강에 대한 질문에 스스로 어떻게 답하는지, 즉 '자기보고self-report'에 지나치게 의존한다는 문제가 있다.

스스로 보고한 답변들은 상당히 주관적이고 대개 부정확하다. 그러나 이런 자기보고도 '수명'만큼은 왜곡하지 못한다. 물론 사망증명서의 신뢰도를 연구하는 학문 분야가 따로 있긴 하지만, 거의 대부분은 다음과 같은 경우라고 볼 수 있다. 즉, 어떤 사람의 사망증명서에 그가 1989년 4월 26일에 죽었다고 기록되어 있으면, 우리는 그 사람의 수명과 사망 당시의 건강상태를 짐작할 수 있다. 앞서 말한 루실 볼은 터먼 연구의 참가자는 아니었지만, 앞으로 살펴볼 루실의 가장 친한 동료 중 하나가 연구 참가자였다.

건강과 장수에 대해 우리가 알고 있는 보편적인 상식과 통념들은, 수 많은 편향된 자료들에서 나왔다. 때문에 이 자료들은 편향된 자기보고 보다 훨씬 더 왜곡이 심하다. 특정 기업이나 연구자의 사리사욕을 채우 기 위한 편향된 연구(연구결과에 금전적 이해관계가 걸려 있는 경우)뿐 아니 라, 고의가 아닌 왜곡이나 실수가 포함된 자료도 많다. 이 문제에 대해 조금만 더 생각해본다면, 많은 건강 관련 연구들과 주장들이 과연 옳은 말인지, 실제로 유효한지, 결코 확신할 수 없다는 사실을 알 수 있을 것 이다.

물론 건강하게 사는 사람들을 연구할 수 있지만, 제대로 된 연구를 하 려면 비교대상이 필요하다. 정확히 한날한시에 태어난 두 사람 중 한 사 람은 평생 브로콜리만 먹고, 다른 한 사람은 기름에 튀긴 스테이크만 먹 은 경우를 안다면야 공정하게 비교할 수 있겠지만, 어디 그런 경우가 그 렇게 흔한가.

거의 대부분의 역학연구들(어떤 지역이나 집단에서 일어나는 질병의 원인 등을 연구하는 학문으로 현재는 재해나 공해문제도 다룬다 – 옮긴이), 심지어 날 마다 주요 뉴스로 오르내리는 연구들조차 아주 많은 면에서 서로 다른 사람들을 비교한다. 사실, 그 사람들은 우리가 알지 못하는 여러 가지 면에서 서로 많이 다르다. 가령 채식주의자와 치즈버거 중독자, 감기약을 즐겨 먹는 사람과 아예 안 먹는 사람을 비교하는 것은 대개 어느 정도 결함이 있을 수밖에 없다. 연구자들은 가급적 정확하게 연구하려고 최선을 다하지만, 복잡한 건강 관련 연구에는 늘 한계가 있기 마련이다. 게다가 그런 연구들에서 나온 통계는 서로 다른 식으로 해석되는 경우가 허다하다는 게 문제다.

연구할 때 함정이나 편향에 빠지지 않는 가장 좋은 방법은 개인의 인생 전체를 따라가면서 이후의 자질, 행동, 결과에 영향을 미치는 특성이 무엇인지 살펴보는 것이다. 비슷한 배경을 가진 사람들이 건강과 웰빙의 측면에서 서로 다른 길을 가는 이유가 정확히 뭘까? 우리는 바로 이렇게 차근차근 단계를 밟아왔고, 이 책은 그 연구결과들을 종합적으로 기록한 최초의 보고서다.

우리는 1,500명의 인생을 추적하면서 널리 알려진 건강상식들과는 완전히 다른 새로운 사실들을 발견했다. 일련의 근거 없는 통념들이 과연 진실인지 아닌지를 밝히기도 했는데, 예를 들어 '건강하게 살고 싶다면 결혼을 해라'와 같은 조언들은 신뢰할 만한 과학적 사실이 뒷받침되지 않았고 여러 가지 면에서 허점이 많았다. 우리가 알아낸 바로는, 여성들한테는 독신으로 살거나 이혼 후 혼자 사는 것이 더 오래 살고 건강에 더 좋을 수 있었다. 이처럼 우리는 이 책 전체에서 다음과 같은 보편적인 믿음들이 왜 '거짓'인지 정확한 이유를 설명할 것이다. 몇 가지만 예를 들어보자.

- 결혼한 사람이 독신자보다 더 오래 산다.(근거 없음!)
- 일을 지나치게 열심히 하지 마라. 무리하게 일하면 건강하게 살 수 없다.(근거 없음!)
- 기분 좋게 만들어주는 유쾌한 생각을 많이 하면 스트레스가 줄어서 오래 살 수 있다.(근거 없음!)
- 신앙심이 깊은 사람이 더 오래 산다.(근거 없음!)
- 가능하면 빨리 은퇴하라. 편히 쉬면서 골프나 치면 더 오래 살 수 있다.(근거 없음!)
- 정원 가꾸기나 걷기, 요리 같은 정적인 취미를 가졌다면, 조깅이나 트레킹 같은 좀 더 활동적인 취미로 바꿔야 한다.(근거 없음!)
- 사랑과 관심을 받고 있다는 생각은 건강해지는 비결이다.(근거 없음!)
- 착한 사람은 일찍 죽고 나쁜 사람은 늦게 죽는다.(근거 없음!)
- 걱정은 건강에 아주 해롭다.(근거 없음!)
- 아이의 성격이 너무 진지하고 차분하다면, 좀 더 명랑하고 활발해지도록 독려해야 한다.(근거 없음!)
- 우디 앨런Woody Allen의 농담처럼, '100세까지 살고 싶게 만드는 모든 것을 포기해야만 비로소 100세까지 살 수 있다'.(근거 없음!)

알다시피 건강과 장수에 관한 책은 대부분 요리책이다. 문자 그대로, 혹은 비유적 의미에서도 그렇다. 올리브유에 마늘과 시금치를 넣고 살짝 볶은 요리라든가 '하루에 사과 하나' 같은 지침들이 어쩐지 익숙하지 않은가? 설사 요리법이 나와 있지 않더라도 대부분의 건강서적들은 '해야 할 일'과 '해서는 안 되는 일' 따위를 지겹도록 반복한다. '1주일에 4번, 30분 이상 운동을 하라'거나, '키에 비해 특정 비율 이상으로 몸무게가 늘어나서는 안 된다' 등등.

운동, 다이어트, 스트레스, 몸무게는 실제로 건강과 관련이 있지만, 사람마다 제각각 다른 측면이 있다는 사실도 고려해야 한다. 그런 책들이 설파하는 '해야 할 일'과 '해서는 안 되는 일'의 목록을 며칠, 몇 달, 몇 년 동안 지키기란 대다수의 사람들에게 거의 불가능한 일이다. 다행스럽게도, 터먼 연구에 참가한 사람들은 그런 공허한 건강지침을 따르느라 몸부림칠 필요가 없음을 보여주었다. 그들은 최첨단 러닝화나 고급 스파, 값비싼 건강검진 서비스가 생겨나기 이전에 태어났지만, 대부분 건강하게 오래 살았다. 이제부터 그들이 어떻게 그렇게 살 수 있었는지 살펴볼 것이다.

하지만 이 책은 당신을 지구 위에 남은 '최후의 1인'으로 만들어주기 위한 것은 아니다. 어찌됐든 수년간 지속적으로 체력이 약해지고 시름시름 앓는다면, 대다수의 사람들은 더 이상 '오래 살고 싶다'는 생각을 하지 않을 것이다. 그런데 사실 더 오래 산 사람들이 대체로 평생 동안 더 건강하게 살았다. 고령까지 건강하게 살았던 사람들 대부분이 암이나 심장병, 당뇨병, 폐 질환 같은 심각한 병을 앓지 않았다는 말이다.

터먼 박사의 연구는 참가자들이 어렸을 때(10세 전후에) 시작되었기 때문에, 거기에서 도출된 수많은 통찰들은 더 건강한 인생경로를 고민하는 어른들뿐 아니라, 자녀에게 더 좋은 길을 안내해주고 싶은 부모들에게도 큰 도움이 될 것이다. 우리가 밝혀낸 많은 연구결과들은 양육방식이 미치는 장기적인 영향들을 다시 생각해보고, 앞으로 가족 전체의 건강과 행복을 증진시키는 데도 도움이 되기 때문이다.

한 가지 덧붙이자면, 우리는 이 연구를 통해서 '더 건강한 사람이 더 행복한 경향이 있고, 더 행복한 사람이 더 건강한 경향이 있다'는 사실을 발견했다. 그러나 당신이 처음에 상상했던 그런 이유 때문만은 아니다! 이제부터 살펴보겠지만, 이 연구는 1,500명이나 되는 참가자들의 인생 전반을 집요하게 추적하면서 건강과 행복 사이의 흥미로운 상관관계를 밝히는 데 새로운 장을 열었다. 이 책은 당신에게 장수뿐만 아니라 성공적이고 의미 있으며 생산적인 인생을 만들기 위한 좋은 방법들을 제시할 것이다.

• • •
미국 전역에서 수집한 수백 장의 사망증명서들

앞에서도 잠시 언급했지만, 터먼 박사는 샌프란시스코에서 퍼트리샤와 존을 비롯한 수백 명의 총명한 소년소녀들을 선발해 연구하기 시작하면서 아이들의 가족관계, 학교교육, 여가활동 등에 관한 온갖 종류의 귀중한 정보들을 수집했다. 박사는 아이들의 집에 책이 얼마나 있는지, 여가시간에 어떤 활동을 하는지, 부모의 결혼생활은 얼마나 행복한지를 기록했다. 또한 매사에 신중한지 덜렁대는지, 외향적인지 내성적인지 등 아이들의 성격도 꼼꼼히 조사했다. 그 뒤로 쭉 터먼 박사는 참가자들이 성인이 되어서 직업을 고르고 가족을 꾸릴 때까지 그들의 생활을 계속 관찰했다.

1921년 이 연구에 착수할 무렵, 터먼 박사는 40대 중반이었다. 박사는 1956년에 세상을 떠났지만 후배 연구자들이 프로젝트를 계속 이어갔다. 우리는 1990년에 이 연구를 다루는 만만찮은 작업에 돌입했다. 벌써 20년 전의 일이다.

이 책에서 우리는 분석, 연구결과, 해석에 관해 얘기할 때 '우리 연구'나 '우리 프로젝트'라는 말을 무척 자주 사용할 예정인데, '우리'라는 말을 남발한다고 해서 터먼 박사와 공동 연구자들, 터먼 연구 참가자들과 그 가족들에게 지고 있는 크나큰 빚을 무시하거나 축소하려는 의도를 가진 것은 절대 아니다.

처음에 이 연구의 성공여부는, 미국 전역에서 터먼 연구 참가자들의 사망증명서를 모으는 데 달려 있었다. 알고 보니 이 작업은 무척 힘들고 시간도 엄청나게 많이 드는 일이었다. 각각의 주 정부와 시청마다 제각기 다른 절차와 요건이 필요했기 때문이다(팁을 하나 주자면, 건강 분야의 연구대상이 되고 싶거든 부디 뉴욕에서는 죽지 말기 바란다). 그러나 우리는 끈질기게 요구했고, 결국 지금 이렇게 귀중한 자료를 손에 넣을 수 있었다.

우리는 연구 참가자들 개개인의 수명과 정확한 사망원인을 알아내면서, 과거에는 절대 불가능했을 법한 일련의 연구들을 기획하고 진행할 수 있었다. 또 우리는 정교한 통계모델을 사용해 성격과 사회관계, 행동을 다양한 방식으로 검토했다. 특성이 비슷한 사람들, 가령 성격이나 이혼 전력이 비슷한 사람들을 분류해서 살펴보기도 했는데, 이런 특성들을 통해 훗날 그 사람들의 건강상태를 예측할 수 있는지 알아보기 위해서였다. 우리가 발견한 사실들은 대부분 상당히 충격적이었다.

물론 서로 다른 시대에 살았고, 주로 똑똑하고 교육도 잘 받은 중간계급에 속한 참가자들을 가지고 일반화하는 것이 과연 타당한지 의문을 제기하는 사람도 있을 것이다. 과연 그 사람들의 인생에서 얻은 교훈이 요즘 사람들에게도 해당될까? 아마도 이는 처한 환경에 따라 다를 것이다. 예를 들어, 교육이나 의료는 엄두도 못 내는 이주 노동자나, 당장 굶어 죽을 판에 HIV까지 감염된 소작농은 건강을 위협하는 다른 중요한 요소를 더 많이 갖고 있다. 그러나 이 책의 독자 대다수는 아마도 똑똑하고 교육도 많이 받았으며 건강과 성공에 관심 있는 사람들일 테니, 터먼 연구 참가자들이 걸어온 길과 별반 다르지 않을 것이다.

우리는 많은 시간과 노력을 들여 연구결과가 더 폭넓게 적용될 수 있는지 여부를 평가했다. 그 대답은 "적용될 수 있다."였다. 우리는 오래된 척도와 측정치의 타당성(어떤 검사나 척도가 측정하는 내용이나 특징을 정확하게 반영하고 있는지 여부 - 옮긴이)을 확인하기 위해, 요즘 세대 젊은이들의 표본에서 도출된 최신의 측정치를 가지고 비교연구를 실시했다. 우리 연구 참가자들의 특정 표본에서 어떤 중요한 한계가 드러났는지 살펴보기 위해 다양한 통계실험을 하고 일부 내용은 수정했다. 또 어떤 확실한 결론을 내리기 전에, 우리가 알아낸 사실과 다른 연구에서 도출된, 더 널리 알려진 사실을 언제나 꼭 비교했다.

• • •

1,500명의 인생을 80년간 추적하다

중년이 된 터먼 연구 참가자들은 20세기 미국의 중간계급 중에서도 생산성이 높고 머리가 좋은 사람들에 속했다. 그들은 대공황, 세계대전,

호황기를 다 겪었고 직업은 엔지니어, 사업가, 주부, 변호사, 행정가, 작가, 교사, 그 밖의 온갖 종류의 블루칼라 혹은 화이트칼라 노동자였다. 열심히 노력한 덕분에 자기 분야에서 아주 유명해진 사람들도 있었지만, 노벨상을 받거나 유명 정치가가 됐거나 억만장자 대열에 합류한 사람은 한 명도 없다. 또한 전국적인 규모로 봤을 때 특별히 주목할 만한 인물 역시 별로 없었다. 그리고 그들 중에는 요절한 사람들도 있고 100세까지 산 사람들도 있었다.

참가자들 중에 꽤 많이 알려진 인물로는 제스 오펜하이머Jess Oppenheimer가 있었는데, 루실 볼과 함께 '난 루시를 사랑해I Love Lucy'라는 텔레비전 프로그램을 만든 사람이었다. 기밀임에도 불구하고, 참가자들 중 몇몇은 자신이 터먼 프로젝트에 참가했다는 사실을 자랑스럽게 밝히고 다녔는데, 그중 가장 잘 알려진 사람이 바로 오펜하이머였다.

오펜하이머는 1913년에 샌프란시스코에서 태어나 75세까지 살았다. 그는 성인이 된 후로 생애 대부분을 로스앤젤레스에서 엔터테인먼트 사업을 하며 보냈다. 1960년대에 오펜하이머는 '난 루시를 사랑해'를 끝낸 뒤 코미디 시리즈 '겟 스마트Get Smart' 일을 했다. 제스는 결혼해서 아이를 낳고 살다가 훗날 자신이 걸어온 길을 글로 쓰기도 했다. 그는 아이디어가 많고 상당히 박학다식했는데, 1950년대에 이미 텔레프롬프터(테이프가 돌아가면서 출연자에게 대사 등을 보이게 하는 장치 – 옮긴이)와 비슷한 장치를 만들어 특허권을 받기도 했다. 당시 루실 볼은 이 장치를 이용해 카메라 렌즈를 들여다보면서 광고를 읽었다. 제스 오펜하이머의 경우는 우리가 연구한 사람들 중 일대기 전체를 비교적 쉽게 조사할 수 있었던 좋은 사례였다.

연구 참가자들은 캘리포니아에서 자라 그곳에서 계속 머문 경우가 많았다. 남성 참가자들은 20세기의 산업들, 예를 들어 교육, 엔지니어링, 방송, 법률, 금융, 항공, 판매 직종에 종사한 사람들이 많았는데, 돈을 많이 번 사람들이 많았지만 그렇지 못한 사람들도 있었다. 회사원이 많았고 예술가, 정치인, 전문 기술자도 있었다. 트럭 운전사도 한 명 있었다.

반면 여성 참가자들은 1930~1940년대의 사회적 요구 때문에 젊었을 때 직장을 구하는 데 제약이 많았다. 그래서 여성들 대다수가 주부, 교사, 사서, 비서가 됐다. 그러나 셸리 스미스Shelley Smith는 그렇지 않았다. 1936년에 스탠퍼드 대학교를 졸업한 그녀는 〈라이프Life〉 지에 다녔는데, 거기서 사진작가인 칼 마이던스Carl Mydans를 만나 결혼했다. 2차 세계대전 중에 종군기자로 아시아를 취재하던 셸리는 마닐라에서 일본군에게 체포돼 포로수용소에서 거의 2년이나 보내기도 했지만, 무사히 돌아와서 아들, 딸, 손자 넷에 증손자까지 두고 2002년에 86세의 나이로 세상을 떠났다.[2]

제스 오펜하이머와 셸리 스미스 마이던스는 대다수의 터먼 연구 참가자들처럼 흥미로운 사람들이었다. 그들은 일하지 않을 때는 가족이나 친구들과 지냈고 열심히 취미생활을 했다. 대다수는 결혼생활을 잘 유지했지만 그렇지 않은 사람도 꽤 있었다. 성격도 가지가지여서 외향적인 사람도 있고 내성적인 사람도 있었으며, 충동적인 사람도 신중한 사람도 있었다. 또한 중대한 개인적, 사회적 어려움을 겪은 사람들도 다수였다. 당연한 얘기지만, 건강하게 장수한 사람도 있었고 심각한 병에 걸려 요절한 사람도 있었다.

터먼네이터, 인류를 구하라

우리가 발견한 사실들을 학회에서 발표할 때마다, 동료 과학자들은 자신들이 장수하는 사람의 특징에 꼭 맞는다는 사실을 증명하려고 애쓰곤 했다. 가장 객관적인 과학자들조차 그럴 정도다. 개개인의 건강이 앞으로 어떻게 변할지를 정확히 예측하는 데는 한계가 있지만, 유형은 어느 정도 파악할 수 있다. 유형을 제대로 파악하는 것만으로도 의미 있는 변화를 가져올 수 있을 것이다.

그래서 우리는 이 책 곳곳에 각 장의 주제와 관련 평가문항들을 실었다. 간단한 셀프테스트라고 생각하면 된다. 테스트 문항들 중에는 터먼 박사가 수십 년 전에 했던 질문과 똑같은 것들도 일부 포함되었다. 이런 테스트를 해보면, 우리가 논의하는 주제를 더 깊이 이해하는 데 도움이 될 것이다. 아래와 같은 것들을 스스로 평가해볼 수 있다.

- 건강과 관련된 부분에서 성실한 편인가?
- 사교적인 성격인가? 감정을 잘 전달하는 편인가?
- 기분의 변화가 심하고 걱정이 많은가?
- 비관적인 생각을 많이 하는가?
- 유년기에 받은 교육이 건강과 장수에 영향을 미쳤는가?
- 자신의 인생에 대해 어느 정도 만족하고, 그것이 건강상태에 영향을 미치는가?
- 육체적으로 얼마나 활동적인가?
- 결혼했다면 결혼생활이 얼마나 행복한가?

- 당신의 직업이 당신의 건강에 얼마나 유익한가?
- 사회적 관계에 대한 세 가지 핵심 측정치는 얼마인가? 그중에서도 특히 수명과 가장 관련된 척도에서 점수를 얼마나 얻었는가?
- 종교적인 독실함(혹은 독실하지 않음)이 당신의 건강에 얼마나 영향을 미치는가?
- 얼마나 남성적인 혹은 여성적인 사람인가?
- 만성 스트레스 때문에 위험한 상태인가?

터먼 연구에 참가한 어린이들은 나이가 들면서 자신이 특별한 집단과 특별한 연구에 속해 있다는 사실을 알게 됐다. 물론 처음에는 아무도 이 연구가 80년은커녕 10년이나 20년 이상 계속되리라고 생각하지 않았다. 참가자들은 연구대상이라는 자신들의 신분에 특별한 이름을 붙였는데, 재치 있게 '터먼의 흰개미들Terman's Termites'이라고 부르거나 더 간단하게 '흰개미(영어발음은 '터마이트'로 '터먼'과 비슷하다 - 옮긴이)'라고 불렀다. 우리는 터먼 프로젝트에 참가한 사람들을 언급할 때 가끔 '흰개미들'이라는 별명을 사용했다. 그런데 어느 날 이 별명 때문에 사소한 문제가 생겼다. 어느 학회에서 '흰개미들의 장수'라는 제목으로 주제발표를 하려고 했더니, 참석자들이 우리를 곤충학자로 오해하고 그냥 휙 지나가버린 것이다. 그 후 우리는 이 별명을 내부적으로만 조심스럽게 사용하고 있다.

어떤 연구 프로젝트든, 자료를 모으고 처리하는 것처럼 힘들고 단조로운 일들은 저명한 연구자들의 견습생으로 있는 대학원생들에게 돌아간다. 20년 가까이 많은 대학원생들이 우리의 특별한 프로젝트에 큰 도움을 주었다. 그런데 스스로를 소개할 때 '터먼 박사의 자료를 발전시키기 위한 프리드먼 박사의 프로젝트에 참여하는 학생'이라고 장황하게 설명해야 하는 것에 지쳐버린 그들은, 우리 연구자들에게도 멋진 이름을 지어주었다. 지난 2005년 우리 대학원생들은 우리에게 '터먼네이터 Termanator'라는 이름을 붙이고, 연구실 문 앞에 '터먼네이터 연구실'이라는 간판도 내걸었다.

우리가 일하는 캘리포니아 대학교의 리버사이드 캠퍼스가 할리우드에서 동쪽으로 80km 정도밖에 안 떨어져 있으니, '터먼네이터(영화 '터미네이터'와 발음이 비슷하다-옮긴이)'라는 이름이 썩 잘 어울리는 듯하다. 어쨌거나 우리의 연구 역시, 터미네이터처럼 폭력적이지는 않지만, 결국 인간의 생명을 구한다는 줄거리는 같으니까 말이다.

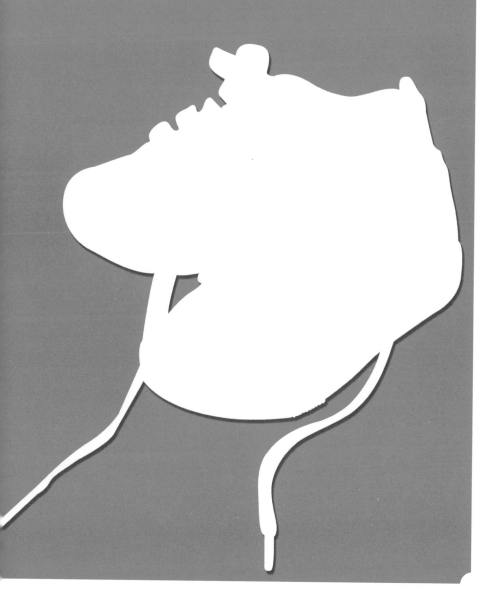

Part. 1

Personality and Long Life : Who Stays Well?

터먼 프로젝트의 시작

．
．
．

1,500명의 터먼 연구 참가자들 중 퍼트리샤와 존은 가장 오래 살았다. 두 사람 모두 나름대로 흥미진진한 삶을 살긴 했지만, 앤 호지스Ann Hodges에 비하면 상당히 평탄한 삶이었다고 말할 수 있을 것이다.³⁾ 앤 호지스가 누구냐고? 1954년 11월 30일, 앨라배마의 오크그로브에서 운석이 어느 집 지붕을 뚫고 거실로 떨어진 사건이 있었는데, 그때 소파에서 졸다가 운석을 맞은 사람이 바로 앤 호지스 양이다.

어쨌거나 퍼트리샤와 존 역시 살면서 누구나 겪을 법한 여러 희한하고 놀라운 일들을 경험했지만, 복권에 당첨되거나 자동차 추돌사고를 당하거나, 납치범과 정면으로 부딪친 일은 한 번도 없었다. 우주에서 날아온 운석에 깔리는 사고는 물론이고 말이다.

당신 집 지붕을 향해 떨어지는 운석을 사전에 막을 방도가 있을까? 아마 거의 없다고 봐야 할 것이다. 적어도 과학적으로 판단해봤을 때 몇몇 위험한 일들은 무작위로, 그리고 종잡을 수 없는 상황에서 벌어진다. 그러나 겉보기에는 우연한 일처럼 보이지만, 우연이 아닌 경우도 상당히 많다. 완전히 무작위로 벌어지는 것이 아니라는 말이다.

예를 들어, 캔자스시티에서 골프를 치던 사람들이 갑자기 몰아닥친 폭풍우를 피하기 위해 나무 아래에 모여 있다고 생각해보자. 이들은 로스앤젤레스의 도서관 사서보다 벼락에 맞을 가능성이 더 크다. 알다시피 로스앤젤레스는 좀처럼 천둥도 치지 않는 곳이니까 말이다.

놀랍게도 이런 사실은 건강 문제에 대해서도 마찬가지로 적용시켜볼 수 있다. 누가 독감에 잘 걸리고, 누가 빨리 회복되는지는 무작위로 정해지는 것이 아니다. 어딘가가 아프거나 건강이 안 좋아지는 대부분의 이유는 단순히 운이 나빠서가 아니라는 말이다. 부상을 입거나 병에 걸리는 민감성의 정도가 개인마다 다르기 때문이다.

그러한 개인차 중 일부는 성격에서 기인하는데, 연관된 생물학적 차이를 포함해서 개인별로 정신상태가 얼마나 안정됐는지에 따라 차이가 생긴다. 또한 어떤 차이들은 결혼, 가족, 친구관계, 신앙심 같은 사회적인 관계와 결부되어 있기도 하다. 스트레스를 유발하는 도전들과 스트레스에 직면했을 때 발휘되는 정신적인 능력에서 생기는 차이들도 원인이 될 수 있다.

중요한 것은 위험요인과 보호장치가 따로따로 분리되어 있는 것이 아니라, '유형'에 따라 함께 무리지어 있다는 것이다. 여기서 '유형'이라는 것은 건강하거나 건강하지 못한 인생길이나 자취, 즉 우리가 '경로'라고 부르는 것을 말한다. 어쨌거나 장수로 가는 인생경로에는 예측하기 어려울 만큼 구불구불하고 깜짝 놀랄 만한 사건들이 곳곳에 포진되어 있다.

• • •
건강과 행복을 좌우하는 최적의 인생경로

어린 퍼트리샤가 교실에서 불려나가 터먼 박사에게 몇 가지 질문을 받았을 당시, 퍼트리샤의 부모님은 이혼한 지 얼마 안 된 상태였다. 이혼가정의 자녀들은 훗날 건강이 안 좋아지는 것뿐만 아니라 많은 위험 요인들에 맞닥뜨린다(뒤에서 더 자세히 살펴볼 것이다). 그러나 퍼트리샤는 그런 위험들을 피할 수 있었는데, 그녀 자신이 성인이 된 후에 행복한 결혼생활을 유지한 것도 어느 정도 영향을 미쳤다.

반대로 같은 반 친구인 존은 결혼이 기질에 맞지 않아서 평생 독신으로 살았다. 그러나 존 역시 건강하게 장수하며 살았다. 우리는 성격, 결혼생활, 수명의 상관관계를 연구했고, 그 사이에 숨어 있는 인과관계들을 밝혔다. 사회적 통념으로는 그 이유를 설명하지 못하지만, 개인의 인생경로에 초점을 맞추면 이 문제를 제대로 꿰뚫어볼 수 있다. 또한 우리는 이를 통해 근거 없는 통념들까지도 산산조각 낼 수 있었다.

여기서 특히 중요한 것은, 자신만의 인생경로를 제대로 이해하는 것이다. 왜냐하면 현대의학 전문가들이 그런 것까지 일일이 진단해주지는 않기 때문이다. 알다시피 대다수의 의사들은 신체의 특정 부위나 기관, 계통을 치료하도록 고도의 훈련을 받았기 때문에, 성격적인 특성이나 어린 시절의 활동성 정도, 부모님의 이혼과 재혼 내력 등을 물어보지 않는다.

사실 개인들이 건강하게 장수하며 사는 최상의 경로가 무엇인지 알고자 할 때, 현대의학은 그 해답을 제대로 내놓지 못하는 편이다. 하지만 실망하기에는 이르다. 건강심리학, 의료사회학, 인생 전반에 대한 역학 연구, 유전학, 수명연구 같은 분야들이 든든하게 받혀주기 때문이다. 이러한 학문들은 우리에게 '왜 어떤 사람들은 건강하게 사는 반면에 어떤 사람들은 병으로 쓰러지는가?'를 이해하기 위해 필요한 개념과 과학적 측정치, 통계적 분석에 대한 좋은 정보와 지식들을 제공한다.

그러한 학문들의 도움을 받아 우리 연구가 발견한 바에 따르면, 사람들은 우주에서 날아온 운석에 맞는 것처럼 거의 일어나지 않는 일을 걱정하는 데 너무나 많은 시간을 보내면서 정작 본인의 성향이나 습관, 행동패턴, 건강궤적에 대해서는 별로 신경 쓰지 않고 있었다.

• • •

성격분석이 질병의 원인을 밝혀낼 수 있을까?

한 중년남성이 심장병에 걸렸다고 치자. 일반적인 심장전문의는 그 남성이 어렸을 때 신중하고 조용한 아이였는지, 현재 사회적으로 성공했는지, 이혼이나 재혼을 했는지 등은 조사하지 않는다. 그러나 성격, 가족관계, 직업, 사회관계가 모두 건강과 연관이 있고, 앞으로 건강하게 살지 아니면 골골대며 살지와도 밀접히 관련돼 있음이 밝혀졌다. 역설적이게도, 중세의 한 철학자가 오늘날의 건강 전문가들보다 훨씬 더 일찍 이런 개인차를 이해한 듯하다.

19세기 헝가리에 이그나즈 제멜바이스Ignaz Semmelweis라는 젊은 의사가 있었다. 그는 분만 과정에서 산모들의 목숨을 자주 앗아가는 '산욕열'에 대해 의사, 산파, 간호사가 손과 의료기구를 잘 씻고 소독하면 예방할 수 있다고 주장해 당시 의료계에 파란을 일으켰다. 처음에 사람들은 제멜바이스 박사의 뛰어난 통찰력을 믿지 않았고 멸시하기까지 해서, 박사는 신경쇠약에 걸릴 정도로 낙담했다. 하지만 죽어라 일하는 동료 의사들의 입장에서는 제멜바이스 박사의 주장이 어쩐지 좀 억울하고 불쾌할 수도 있지 않았겠는가? 환자의 병이 의사인 자신들 때문이라니 말이다.

그런데 얼마 후 프랑스의 생화학자 루이 파스퇴르Louis Pasteur와 동료들이 전염성 있는 미생물, 즉 세균이 존재한다는 사실을 실험으로 증명했다. 덕분에 세균을 억제하는 방법과 우유를 저온살균 하는 방법도 점점 발전했다. 게다가 그 후 수십 년 동안 의술에 일대 혁신이 일어났고 표준화된 치료방법들이 도입되기도 했다.

1890년 무렵, 외과의사들은 소독제와 수술실 소독의 중요성을 전적으로 인정했고, 소독 덕분에 외과수술은 점점 더 안전해져 현대의학도 급속도로 발전하게 되었다. 하지만 수술기술이 발전하니 다른 문제가 불거져 나오기 시작했다. 치료할 때 환자의 환부만 다룰 뿐, 개인적인 특징이나 환자가 처한 상황에 소홀해진다는 점이었다.

그 이전 시대에는 환자가 질병에 얼마나 민감한지를 설명할 때, 몸에 침투한 박테리아보다 그 사람 자체를 더 중요하게 여기곤 했다. 일례로 성직자들은 환자가 병을 일으킬 만한 죄를 짓지는 않았는지부터 살폈고, 회개하거나 악귀를 쫓아내는 푸닥거리를 하면 치료가 된다고 생각하기도 했다.

시간을 더 거슬러 올라가 히포크라테스Hippocrates 시대의 철학적 개념들도 사람을 중심에 두고 생각했다. '기질 테스트'에 관한 이야기를 들어봤을 것이다. 당신은 언제나 기운이 넘치고 낙천적이며 혈색이 좋은 사람인가? 그렇다면 당신은 피가 건강하고 안정적으로 공급되는 다혈질

sanguine로 분류된다. 다혈질인 사람은 외향적이고 낙천적이며 감정의 변화가 심한 것으로 알려져 있다.

히포크라테스와 갈레노스Galen 같은 고대 그리스 의사들을 추종하는 사람들은 약 2,000년 동안 소위 네 가지 '체액'을 건강의 핵심요소라고 생각했다. 황색 담즙, 검은 담즙, 점액, 혈액이 그것인데, 이 네 가지 체액의 양에 따라 사람의 성격이 달라진다고 보았다. 즉 담즙질, 흑담질, 점액질, 다혈질 네 가지로 사람의 기질을 분류할 수 있다는 것이다. 네 가지 기질을 간단히 설명하자면 다음과 같다.

첫째, 누런 담즙이 지나치게 많은 담즙질choleric의 사람은 걸핏하면 화를 내고 짜증을 잘 내며 성미가 까다롭다고 한다. 이러한 기질은 사람을 냉소적이고 화를 잘 내는 성격으로 만들기 때문에 열이 나는 질병과 관련이 있다. 둘째, 검은 담즙이 지나치게 많은 흑담질melancholic의 사람은 자주 슬픔에 젖거나 시무룩해지며 우울해진다고 한다. 이것은 우울증과 퇴행성 질환, 암을 유발하는 것으로 알려졌다. 셋째, 점액이 많은 점액질phlegmatic의 사람은 침착하긴 하지만 행동이 굼뜨고 감정을 잘 드러내지 않으며 냉정하고 심드렁할 때도 있다고 한다. 점액질은 류머티즘 질병과 관련이 있다. 마지막으로 혈액이 많은 다혈질의 사람은, 앞서 말한 것처럼 외향적이고 낙천적이다.

과학적으로 근거가 있는 것은 아니지만, 우리는 이런 분류가 현대인의 건강 문제에 대한 접근법으로 활용하기에 매우 유익한 아이디어라는 사실을 발견했다. 성격의 특성을 통해 과학적으로 질병의 원인을 더듬어갈 수 있기 때문이다. 오늘날 건강과 수명을 예측하는 훌륭한 수단이 바로 성격이다. 그리고 성격분석을 통한 연구는 종종 직관이나 상식을 뒤집는 전혀 색다른 결과를 알려주기도 한다.

· · ·

"20년에 걸친 연구라구요?
그런 미친 짓은 그만 두세요!"

20여 년 전, 젊은 교수와 정력적인 새내기 대학원생이었던 우리 두 사람은 개인차, 스트레스, 건강, 수명에 대한 지지부진한 연구상황에 점점 좌절감을 느끼던 중이었다. 어떤 사람들은 병에 더 잘 걸리고 회복되는 데 더 오랜 시간이 걸리며 더 일찍 죽는 반면에, 같은 나이인데도 건강하게 사는 사람들이 있다는 것은 명백한 사실이지만, 도무지 이유를 찾을 수가 없었다.

과연 더 자주 아프고 더 일찍 죽는 사람들의 공통점은 무엇일까? 온갖 추측이 난무했다. 걱정이 많은 성격, 운동부족, 피를 말리는 직장생활, 종교나 신앙심이 없는 것, 사교적이지 못한 성격, 와해된 사회적 관계, 비관주의, 빈곤, 의료서비스에 대한 부당한 차별, A형 행동양식(흔히 관상동맥 질환에 걸리기 쉬운 성격으로 지나치게 경쟁하느라 여유가 별로 없다) 등등. 그러나 이런 추측들을 확인해보기 위해 오랜 시간 사람들의 인생을 추적할 수 있는 방법이 없었다.

이런 문제들을 다루는 최고의 연구방법은 수많은 개인들의 일생을 장기간에 걸쳐 계속 관찰하는 것밖에 없다. 개인의 성격, 직업, 버릇, 스트레스, 건강, 수명을 모두 평가해야 한다. 우리가 과연 그런 연구를 할 수

있을까? 수백만 달러가 들어갈 테고, 뭐니 뭐니 해도 가장 큰 골칫거리
는 결론이 나기도 훨씬 전에 우리 자신들이 먼저 죽을 것이라는 점이었
다(웃으라고 하는 얘기가 절대 아니다).

그러던 어느 날 문득 한 가지 아이디어가 떠올랐다. 우리 연구실 바로
아래에서 동료인 캐럴 톰린슨-키시 Carol Tomlinson-Keasey 박사가 스탠퍼드
대학교의 어느 오래된 기록 보관소에서 찾아낸 자료들을 가지고 '여성
들의 스트레스'를 연구하고 있었다. 그것이 바로 터먼 박사의 연구였다.
우리는 당장 이 연구자료들을 우리의 연구에 활용할 수 있을지 검토했
다. 물론 장단점이 있었다. 우선, 안 좋은 소식은 그 자료에는 건강과 장
수에 관한 정보가 별로 없다는 점이었다. 하지만 좋은 소식은 수명에 관
한 80년 동안의 자료를 세세하게 기록한 것이라서 우리에게 필요한 새
로운 정보를 추가한다면 성공 가능성이 엄청나게 커진다는 점이었다.

이 오래된 자료를 가지고 톰린슨-키시 박사와 의논한 뒤, 우리는 연구
를 진행하기로 결정했다. 일단 6개월에서 1년 정도는 터먼 연구 참가자
들 사이에서 건강과 수명을 예측할 수 있는 변수가 무엇이 있는지 조사하
기로 했다. 그런데 20년이 흐른 지금까지도 우리는 여전히 그 일을 하고
있다. 참가자들의 삶을 파고들면 파고들수록 장수에 이르는 경로를 더 잘
이해할 수 있었기 때문이다(어쩌면 우리의 수업을 듣고 있는 학생들이 "20년에
걸친 연구라구요? 그런 미친 짓은 그만 두세요!" 하고 충고할지도 모르겠다).

터먼 박사는 1차 세계대전이 끝난 지 얼마 안 됐을 때, 즉 1919년 무
렵부터 정보를 수집하기 시작했다. 당시 터먼 박사는 오늘날 우리가 선
택한 것과 같은 종류의 측정치와 평가방법을 사용하지는 않았지만 그의

접근법은 놀랍도록 정교했으며 탁월한 선견지명이 있었다. 박사는 80년 뒤에도 후배 연구자들이 측정치로 써먹을 수 있는 온갖 종류의 사실과 자료를 모아두었던 것이다.

- - -
어린 시절의 성격으로 수명을 예측할 수 있다?

"아이는 어른의 아버지"라고 말한 시인 워즈워스William Wordsworth의 말이 사실일까? '세 살 버릇 여든까지 간다'는 속담처럼, 어린 시절의 특성들이 평생의 건강패턴으로 이어질 수도 있다. 예를 들어, 붙임성 좋은 아이는 붙임성 좋은 어른이 될 가능성이 높고, 이는 건강한 삶과 연관이 있을 수 있다. 정말 그럴까? 어렸을 때의 성격이 노년의 건강과 깊은 관련이 있을까? 어린 시절의 성격으로 훗날 얼마나 오래 살지 예측할 수 있을까? 성격을 바꾸면 더 건강해질까?

1922년, 터먼 박사는 퍼트리샤의 부모님과 선생님을 대상으로 설문조사를 실시했다. 열두 살인 퍼트리샤가 얼마나 신중한가, 얼마나 정직한가, 유머감각이 있는가, 명랑한 성격인가, 집에서 노는 것을 좋아하는가 아니면 밖에 나가서 노는 것을 좋아하는가, 파티에 가는 것을 좋아하는가와 같은 많은 질문이 쏟아졌고 답변도 적절히 기록되었다.

그러나 그 귀중한 평가서류들 대부분이 기록 보관소에서 먼지를 뒤집어쓴 채 잠들어 있었다. 성격이 일생의 건강과 장수를 예측할 수 있는지 조사해보려 했던 사람은 아무도 없었던 것이다. 그런데 어느 날 여러 갈래로 흩어져 있던 생각들이 하나로 모이면서, 우리는 우리가 적절한 시대에 적절한 곳에 있음을 깨달았다.

'성격은 변하지 않는다'는 생각에 의문이 제기되면서, 우리는 2,000년 전 네 가지 기질과 '체액'을 지지했던 그리스 사람들이 알고 있던 사실을 기록하는 데 지난 25년을 보냈다. 실제로 어떤 사람들이 다른 사람들보다 더 활달하거나, 걱정이 많거나, 조심성이 있거나, 사교적이거나, 창조적이라는 사실을 기록했다는 말이다.[4] 이런 것에는 엄청난 가변성이 존재하지만 질서와 불변성도 상당히 많이 존재한다. 쉽게 말해, 졸업한 지여러 해가 흐른 뒤에 고등학교 동창회에 가보면, 인기 많고 말재주 있던 외향적인 친구가 영업사원이나 변호사로 성공한 경우를 꽤 많이 보지 않았는가?

게다가 심리학계 내부에서 제기되는 새롭고 흥미진진한 연구들은 '어떻게 사람들이 변하는지'를 보여주기 시작했다. 물론 사람이 변하기란 쉽지 않다. 속도도 느리고 상당한 노력이 들어가야만 한다. 예를 들어 일부러라도 새로운 사람들을 만나는 모임에 자주 나가다 보면, 부끄러움이 많은 기질을 가진 사람도 상냥하고 사교적인 사람으로 바뀌는 데 도움이 된다.

만약 '신뢰할 만한 사람'이라는 특성을 기르겠다고 마음먹은 사람은 자신의 행동을 분석하고 이미 그런 특성을 갖고 있는 사람'처럼' 행동하며, 기준이 되는 행동을 상기하면서 항상 감시를 게을리 하지 않고 어떤 실수든 바로잡으려 한다. 이 모든 사실이 말해주는 바는 무엇일까? 본인의 성격적 특성이 장수와 거리가 멀다면, 장수에 필요한 측면들을 발전시키려고 노력하면 된다는 것이다. 건강하게 오래 산 터먼 연구 참가자들이 그랬듯이 말이다.

• • •
보기 좋게 빗나간 가설과 추측들

우리는 터먼 박사가 기록한 자료들을 열심히 파고들었다. 수십 년 동안 수집한 개별 참가자들의 정보가 수천 장이나 됐다. 그래서 우선 성격과 관련이 있어 보이는 항목들을 분류한 후 조사에 착수했다.

터먼 박사의 연구가 시작된 무렵인 1922년에 개별 참가자들의 부모(보통은 엄마가 했지만 아빠가 함께 참석한 경우도 있었다)와 담임선생님은 터먼 박사로부터 아이들의 특성을 최대한 다양하게 평가해달라는 요청을 받았다. 터먼 박사의 관심사는 그야말로 광범위했다. 박사는 아이들 각자가 가진 지능, 의지력, 도덕관념, 정서, 미적 감각, 신체적·사회적 기능까지 측정하려 했다.

예를 들어, 퍼트리샤의 엄마와 담임선생님은 13단계의 척도를 기준으로 다른 많은 특성과 특질 중에서 퍼트리샤가 얼마나 인기 있고 활달하고 신중한지를 평가했다. 이를 통해 드러난 사실은, 퍼트리샤가 친구들 사이에서 인기가 꽤 있기는 하지만 그렇다고 해서 반장을 하거나 가장 인기 있는 여학생은 아니라는 것이었다. 퍼트리샤는 학교 다니는 것을 좋아했고 출석률도 아주 좋았다. 담임선생님은 퍼트리샤가 지도책과 백과사전을 유난히 좋아하는 것 같다고 보고했다.

퍼트리샤는 책을 좋아하기는 했지만, 책만 보고 친구들과 놀지 않는 숫기 없는 아이는 아니었다. 몇몇 친한 친구들과 자주 시간을 보내면서 새와 야생동물, 뜨개질, 영화배우 같은 관심사를 가지고 이야기를 나누었다. 여러 해 동안 퍼트리샤의 인생을 조사하고 분석한 우리는 이 여성을 '신중한 퍼트리샤'라고 부르기로 했다.

터먼 박사가 제시한 본래의 성격평가 척도들은 거의 100년이나 지났는데도 놀랍도록 현대적인 모습을 갖추고 있다. 우리는 곧장 최신 통계들을 가지고 그것들을 분석했다. 퍼트리샤와 또래 친구들을 이해하는 데 필요한 몇몇 핵심적인 성격 특성들을 이끌어내 타당성을 확인해봤다. 그런 특성 중 하나는 '사교성'이었고 또 다른 특성은 '성실함과 사회적 신뢰성'이었다.

사교성 지표는 다른 사람들과 어울리는 것을 선호하는 기질을 반영한다. 다시 말해, 사람들이 많은 곳에 있는 것을 좋아하고, 다른 아이들과 노는 것을 더 좋아한다는 사실을 드러내며, 사회활동에 참여하는 것을 좋아하는 인기 있는 아이(반장인 경우가 많다)였는가를 알아낼 수 있다. 특별히 인기가 많거나 유별나게 사교적인 편이 아니었던 퍼트리샤는 이 척도에서 평균 정도의 점수를 얻었다.

반면 다른 참가자이자 반장을 하기도 했던 제임스라는 아이는 이 항목에서 상당히 높은 점수를 기록했다. 제임스는 혼자 심사숙고하는 경향이 있었지만, 친구들의 칭찬에는 아주 민감했다. 카리스마가 있고 유난히 눈치가 빠른 제임스는 반 친구들한테 호감을 얻는 데 성공했고 친구도 제법 많았으며 아이들에게 인기가 있었다.

성실함을 평가하는 척도는 부모님과 선생님이 평가한 다른 네 가지 특성과 결합돼 있었다. 즉, 아이가 얼마나 신중한가, 얼마나 성실한가, 얼마나 정직한가, 얼마나 겸손하고 이타적인가 등이다. 분석 결과, 일부 아이들이 다른 아이들보다 더 성실하고 신뢰성이 있다는 사실이 분명히 드러났다. 우리는 활달함과 변덕스러움 등 다른 핵심적인 성격 특성들도 측정했다. 이런 특성들은 앞으로 더 깊이 있게 다룰 예정이다.

여러 해 동안 연구 프로젝트에 공을 들이다 보면 위기의 순간이 다가온다. 의욕이 충천한 우리는 공들여 자료를 모으고, 유년기의 성격에 대한 측정치들의 타당성을 확인하며, 사망증명서를 찾아 도처를 헤매고 다녔다.

처음에 우리는 특정한 네다섯 가지의 성격적 특성이 특히 더 중요할 것이라고 예상했다. 가장 붙임성 좋은 아이들이 오래 사는 게 타당한 듯 보였다. 어쨌든, 이제까지의 연구들은 집단 속에서 원만하게 잘 지내는 사람들이 외톨이로 은둔해서 사는 사람보다 대체로 더 건강하다는 사실을 분명히 밝혀냈기 때문이다. 그래서 우리 역시 활달하고 낙천적인 아이들이 오래 살 것이라고 예상했다. 텔레비전이나 라디오에서도 건강하게 살려면 "기운 내세요!" 하는 충고가 끊임없이 흘러나오지 않았던가?

그러한 생각에 입각해서 우리는 성격과 장수에 관한 세 가지 가설을 세웠다. '아주 성실한 사람들이 더 건강하게 더 오래 살 것이다', '조심성이 많고 부지런한 사람들은 아마도 자기 자신을 더 잘 돌볼 것이다', 그리고 마지막으로 '걱정이 많고 잘 흥분하며 쉽게 화를 내거나 스스로가 불행하다고 생각하는 사람들, 기분변화가 심하고 늘 불안해하는 사람은 필시 덜 건강하게 살 것이다'라는 것이 그것이다.

그러나 자료를 분석한 결과는 참담했다. 우리의 예상은 보기 좋게 빗나갔던 것이다. 어쩌면 우리가 세웠던 가설 자체가 사실상 중요한 문제가 아니었는지도 모르겠다. 상식이라고 믿었던 사회적 통념들, 성격과 건강에 대한 단기적인 연구에서 나온 불확실한 아이디어에 사로잡힌 우리의 가설은 아주 가끔씩만 들어맞았다. 우리의 연구 프로젝트는 큰 위기에 직면하게 되었다.

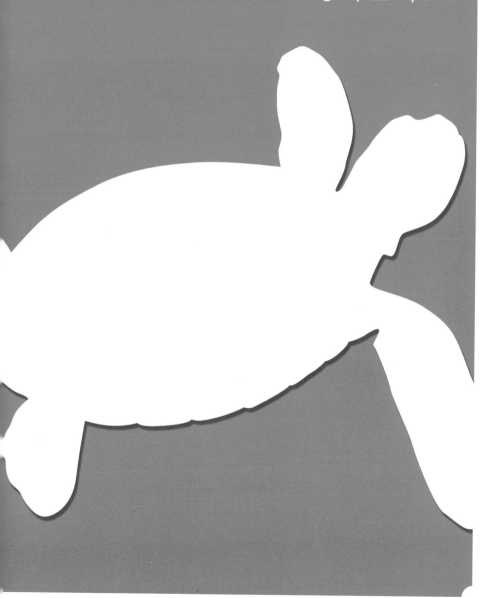

성격은 어떻게 수명을
결정하는가?

어느 날, 우리 연구실의 대학원생들이 성격과 장수에 대한 초기의 통계 결과들을 살펴보며 숨이 넘어갈 정도로 깔깔거리며 웃었다.

"하워드 교수님, 이거 완전히 교수님 얘기인데요!"

그들이 살펴보던 결과자료는 어린 시절의 성격 중에서 장수 여부를 예측할 수 있는 첫 번째 변수가 '성실성'이라는 사실을 분명히 보여주는 것이었다. 과학자이자 교수인 이 책의 공저자 하워드 박사처럼 신중한 성격에 아주 끈질기고 체계적인 사람, 다소 강박적일 만큼 성실하고 책임감이 투철한 성격을 말한다.

어린 시절의 수많은 성격 특성들 중에서 수십 년 뒤까지 장수할 수 있는지 여부를 알려준 것은, 활달한 성격도 사교적인 성격도 아니었다. 분명 어떤 다른 요인들이 연관돼 있겠지만, 신중하고 믿음직한 성격을 가진 아이들이 가장 오래 살았다.

사실 그 전까지 우리는 수명을 미리 알려줄 수 있는 변수가 아무것도 없을까봐 걱정했다. 하지만 '성실성'과 장수의 관계를 발견해낸 우리는 그런 걱정을 씻을 수 있었다. 터먼 박사가 1922년에 학부모들과 선생님들에게 물었던 질문들은 사실상 수십 년 뒤의 건강과 장수 여부를 예측하는 내용이었던 것이다. 우리는 첫 번째 발견을 축하하고 터먼 연구의 참가자들을 기리며 건배를 했다.

프롤로그에서도 언급했지만, 과학자들뿐만 아니라 거의 모든 사람이 어떻게 하면 건강하게 살 수 있는지, 현재 자신의 상태는 어떤지, 과연 몇 살까지 살 수 있을지에 대해 궁금해한다. 당신은 어떤가? 장수하는 사람들의 여러 특징들과 비슷한 점이 많은가? 반복해서 말하지만, 어떤 사람이든 건강상태와 수명을 예측하는 것은 불완전할 수밖에 없다. 그러나 자기 자신이나 친구, 가족들을 보며 건강한 습관이나 건강하지 못한 생활패턴을 발견하고 지적해주는 경우가 흔히 있지 않은가?

이제부터 성격측정 척도를 가지고 스스로를 평가해보자. 우리의 연구결과를 더 깊이 이해하고 각자 더 건강한 인생경로를 찾을 수 있을 것이다.[5]

다음의 셀프테스트 항목들은 터먼 박사의 질문에 우리 자신들의 연구를 덧붙여 발전시킨 것이다. 일부는 터먼 연구 참가자들이 성년기 초기에 자신을 평가하면서 사용했던 항목과 거의 비슷하다.

• 성실성에 관한 셀프테스트

다음에 나오는 각각의 서술이 당신 자신을 얼마나 잘 설명하는지 선택하면 된다. 성별과 나이가 같은 사람들을 비교해봤을 때, 평상시에 당신이 어떤지를 생각하면서 솔직히 답하기 바란다. '전혀 그렇지 않다'는 1점이고, '별로 그렇지 않다'는 2점, '보통이다'는 3점, '대체로 그렇다'는 4점, '매우 그렇다'는 5점이다.

☐ 나는 매사에 준비성이 철저하다.		1 2 3 4 5
☐ 나는 물건을 잘 어질러놓는다.		1 2 3 4 5
☐ 나는 추운 것을 생각하면 실제로 추위를 느낀다.		1 2 3 4 5
☐ 나는 일할 때 계획을 촘촘히 세우는 것을 좋아한다.		1 2 3 4 5
☐ 나는 일을 망쳐놓는 편이다.		1 2 3 4 5
☐ 나는 하기 싫은 일은 즉시 해버린다.		1 2 3 4 5
☐ 나는 가끔 거짓말을 해야 할 때가 있다.		1 2 3 4 5
☐ 나는 물건을 제자리에 갖다놓는 것을 자주 잊어버린다.		1 2 3 4 5
☐ 나는 정돈된 것을 좋아한다.		1 2 3 4 5
☐ 나는 내가 맡은 임무를 게을리한다.		1 2 3 4 5
☐ 나는 스케줄에 따라 생활한다.		1 2 3 4 5
☐ 나는 끈기 있게 내 일과 목표를 완수한다.		1 2 3 4 5

각 항목에 대해서 1~5점 사이의 점수에 체크했을 것이다. 그러나 2번, 5번, 8번, 10번 항목은 거꾸로 5~1점으로 계산한다. 예를 들어 "나는 물건을 잘 어질러놓는다."라는 항목에서 '전혀 그렇지 않다'(1점)를 택했다면 점수는 반대로 5점인 셈이다. 마찬가지로 2점을 선택했다면 4점을 얻는 식이다. '보통이다'라고 답했다면 그대로 3점이다.

그런 다음 3번과 7번 항목을 삭제한다. 주제와 상관없는 항목이기 때문이다. 2개를 빼면 문항이 10개 남는데, 그 점수를 다 합치면 총점이 된다.

총점은 10~50점 사이인데, 10~24점이라면 아주 성실하지 않다는 뜻이다. 최근의 성인 표본에서 하위 25%가 여기에 속했다. 그리고 37~50점이라면 대단히 성실한 것을 뜻한다.

당신의 성실성을 제대로 파악하고 더 유효한 평가를 내리는 또 다른 방법이 있다. 그것은 바로 당신을 잘 아는 다른 사람이 당신에 대해 생각하며 똑같은 테스트를 해보는 것이다. 1921년과 1922년에 터먼 박사가 아이들에게 직접 본인들의 성격을 묻지 않고 부모님들과 선생님들에게 대신 물었던 사실을 기억하는가? 당신을 잘 아는 사람들은 대체로 당신의 성격을 제대로 평가한다. 또한 가끔은 다른 사람의 시각이 우리 스스로를 더 객관적으로 보게 만들어주기도 한다. 방금 해봤던 테스트 항목들을 가지고 가까운 친구나 동료에게 당신을 평가해달라고 부탁해 보는 것은 어떨까?

• • •
20세기 자료로 21세기 수명을 예측한다면?

어린 시절의 성실성과 장수 사이에 연관성이 있다는 사실을 발견한 우리는, 혹시 이것이 '어쩌다 들어맞은' 사실이 아닐까 하는 의구심을 가졌다. 하지만 성실한 어른들을 연구함으로써 이 뜻밖의 발견이 어쩌다 들어맞은 게 아니라는 것을 확실히 입증할 수 있었다.

터먼 연구가 시작된 지 약 20년이 지난 1940년 여름에, 터먼 박사는 참가자들 몇 명을 선별해 다시 만났다. 거기에는 퍼트리샤도 포함되어 있었다. 박사는 그들을 대상으로 새로운 일련의 검사와 측정을 광범위하게 실시했다. 예를 들어 "매사에 근검절약하고, 돈을 빌릴 때 신중하게 생각하는 편입니까?", "목표를 달성할 때 얼마나 끈기가 있습니까?"

와 같은 질문이 들어 있었다. 여기에서 도출된 결과들을 가지고 우리는 여러 달 동안 일련의 성격척도들을 새로 고안하고 타당성을 검토했다. 1950년에 터먼 박사가 참가자들에게 던진 질문과 비슷한 질문들도 몇 가지 포함시켰다.

수명과 관련된 연구는 종종 아주 흥미로운 딜레마에 부딪힌다. 유년기와 성년기 초반의 성격이 장수 여부를 예측하는지 알려면, 수십 년이 지난 뒤에야 결과를 알 수 있기 때문에 불가피하게 '옛날' 자료들을 사용해야 한다. 즉 우리의 연구사례에서는 20세기 초반과 중반의 정보가 21세기의 수명예측에 사용되고 있다는 말이다. 그러나 수십 년 뒤 개선된 새로운 측정치들이 나오면 먼지 쌓인 옛날 측정치와 기법들은 비판의 대상이 되기 십상이다. 데일 카네기Dale Carnegie가 말했듯이, "어떤 바보든 비판하고 비난하고 불평할 줄은 안다. 또 대부분의 바보들이 그렇게 한다."[6]

시간여행을 하지 않는 한, 우리가 갖고 있는 1920년대, 1940년대, 1950년대의 측정치들이 현재 우리의 생각을 반영한다고 어떻게 확신할 수 있을까? 처음에는 단순해 보이던 것이 점점 더 복잡해졌다. 고민 끝에 우리는 현대인들 중 표본을 뽑아 터먼 설문지의 항목들을 물어보기로 했다. 터먼 박사가 서른 살이 된 퍼트리샤의 성격을 측정한 지 50년 이상이 지난 시점에, 우리는 캘리포니아에서 일단의 성년기 초반 사람들을 새로 모집해 정확히 같은 질문을 던졌다. 1920년대에 터먼 연구 참가자들의 부모들이 했던 것처럼, 젊은 자식들을 평가할 부모들도 모았다.

그런 다음 우리는 현대의 새로운 참가자 일부를 대상으로 타당성이 충분히 입증된 성격검사를 실시했다. 일련의 통계분석을 거친 뒤 옛날 자료를 새 자료와 대조해봤다. 그렇게 함으로써 우리는 퍼트리샤와 다른 참가자들에 관한 더 현대적이고 근거 있는 자료를 만들어낼 수 있었다. 마치 수십 년 전으로 돌아가 현대에 사는 프랭클린 루스벨트의 분신을 찾아내 그의 성격을 측정하는 일과 흡사했다.

우리는 최신 기술과 통계지식을 활용해 연구를 진행했고, 합리적이고 상식적인 방식으로 모든 척도항목들을 검토했다. 다행히 모든 분석결과들이 서로 아주 잘 맞아떨어졌다.[7] 터먼 박사의 성격연구법은 여전히 매우 유효해서 미래를 예측하는 데 도움을 준다는 것이 입증된 셈이다.

수명이나 장수 여부를 예측하려고 노력하다 보면, 정확한 통계분석이 생각보다 훨씬 더 어렵다는 것을 알게 된다. 장기간의 종적연구(장기적인 변화과정을 연구하는 것-옮긴이)는 특히 더 어렵고 도전적인 과제다. 왜냐하면 참가자들이 들어왔다 나갔다, 합류했다 떨어져 나갔다, 사라졌다 나타났다 하고, 살아 있는 사람도 있지만 죽은 참가자들도 있기 때문이다.

• • •
성실한 사람들이 더 오래 사는 이유

유년기에 장수 여부를 예측하는 제1의 변수는 '성실성'이었는데, 성년기에 측정했을 때도 성실성이 성격항목들 중에서 제1의 예측변수임이 밝혀졌다. 성년이 된 참가자들을 분석해보니, 근검절약하고 끈기 있는 사람, 세세한 부분까지 신경 쓰는 사람, 책임감 있는 사람들이 가장 오래 살았다. 퍼트리샤도 그런 사람 중 하나였다.

퍼트리샤는 터먼 박사에게 본인은 "일할 때 계획을 촘촘히 세우는 것"을 좋아하고 "구준히 노력하는" 경향이 있다고 말했다. 목표를 추구하는 전형적인 방식이 무엇이냐고 물었을 때, 퍼트리샤는 자신이 "끈기 있고, 분명한 목표를 가진" 사람임을 보여줬다. 또 "근검절약하는 편이고, 돈을 빌릴 때는 최대한 신중하게 생각하는 편"이며 "전혀 충동적이지 않다."고 보고했다. 실제로 퍼트리샤는 성년이 되어 터먼 박사를 다시 만났을 때, 다니고 있던 대학에서도 공부를 무척 잘해서 졸업 후에 좋은 직장을 구하리라 기대하고 있었다.

20세기 말이 되자 터먼 연구 참가자 중 남성 70%와 여성 51%가 사망했다. 그런데 사망한 사람들 중 유난히 많은 수가 '성실하지 않은' 성격의 사람들이었다. 성년기에 나타난 이런 증거는 특히 인상적인데, 성격측정 방법이 달랐기 때문이다. 유년기의 성실성은 부모님과 선생님의 평가로 측정한 반면, 성년기의 성실성은 자기보고 형태의 설문지로 측정했던 것이다(우리는 터먼 연구 참가자들이 자기 자신과 자신의 활동에 대해 서술한 내용을 분석했다). 유년기와 성년기 양쪽 모두에서 '성실성'은 성격 중에서 장수 여부를 예측하는 핵심변수였다.[8]

그렇다면 왜 성실한 사람들이 더 건강하게 오래 사는 걸까? 우리는 납득한 만한 이유 세 가지를 생각해봤다. 그런데 놀랍게도, 세 가지가 모두 사실이었다.

가장 확실한 것으로 생각되는 첫번째 이유는, 성실한 사람들이 건강을 지키기 위한 행동을 더 많이 하고, 위험한 활동에는 가급적 관여하지 않는다는 점이다. 이들은 술과 담배, 약물 같은 것을 멀리하고, 운전할 때도 과속하지 않을 가능성이 더 높다. 또한 잊지 않고 안전벨트를 착용하고, 의사의 지시를 성실하게 따를 공산이 더 크다. 위험한 일이라면 무조건 피하거나 싫어하지는 않겠지만, 어디까지가 자신의 한계인지 합리적으로 판단할 줄 아는 사람들이다.

가장 확실하지 않은 두번째 이유는, 성실한 사람들은 이미 건강상의 이점을 가지고 있다는 것이다. 일부 사람들은 생물학적으로 더 성실하고 더 건강한 성향을 갖고 있다. 그들은 사고로 죽거나 흡연, 음주와 관련된 병에 걸리지 않을 가능성이 높긴 하지만 단지 그 이유 때문만은 아니다. 성실한 사람들은 위험한 습관 때문에 생기는 질병뿐 아니라 다른 여러 질병 전체에 걸리지 않을 가능성이 높았다. 연구자들은 성실한 사람들이 그 어떤 원인으로든 사망할 가능성이 낮다는 아주 놀라운 사실을 거듭 밝혀내는 중이다. 그러나 아직까지 생리적인 이유는 정확히 밝혀내지 못했다.

한 가지 눈에 띄는 차이가 있다면, 성실한 사람과 성실하지 않은 사람의 두뇌에는 세로토닌serotonin을 포함해서 몇몇 화학물질의 양이 다른 듯하다. 세로토닌은 프로작Prozac, 팍실Paxil, 졸로프트Zoloft 같은 우울증 치료제가 겨냥하는 신경전달물질인데, 세로토닌의 양이 적은 사람들은 더 충동적인 경향이 있다. 중요한 사실은 세로토닌이 몸 전체의 수많은 작용들, 가령 얼마나 먹고 얼마나 자야 하는지 등을 조절하는 데 필수적이라는 점이다.

그러나 세로토닌이 적다고 해서 실망하거나 체념할 필요는 없다. 신경전달물질의 양은 시간이 흐르면서 달라질 수 있다. 또한 생물학적으로 특정한 생리적 작용에 쏠리기 쉽다는 것이 사형선고가 아니듯이, 우울증에 걸리기 쉬운 유형이라고 해도 그것이 오래 살지 못하거나 삶에 만족하지 못한다는 의미는 절대 아니다. 앞으로 살펴보겠지만, 어린 시절에 성실성이 낮았던 일부 참가자들, 즉 성급하고 충동적인 아이들도 건강하게 오래 살았던 경우가 있었다.

가장 그럴 듯한 세 번째 이유는 맨 마지막에 얘기하려고 아껴뒀다. 성실한 사람들이 더 오래 사는 이유 중 가장 흥미로운 것은, 성격이 성실하면 더 건강한 환경과 관계를 형성한다는 사실이다. 다른 말로 하면, 성실한 사람은 더 건강한 습관과 두뇌를 가졌을 뿐만 아니라 더 행복한 결혼생활, 더 좋은 친구관계, 더 건강한 근무환경을 만들 줄 안다. 건강하게 오래 살 수 있는 인생경로를 스스로 만들어내는 것이다.

• • •
만성질환을 부르는 성격은 따로 있다

성격이나 특징은 바뀌기도 한다. 좋은 것이든 나쁜 것이든 어렸을 때의 습관과 멀어지는 경우도 많다. 우리는 어린 시절부터 어른이 될 때까지 일관되게 '성실성'을 가진 사람들을 관찰하며 일관된 연관성을 발견하기도 했지만, 반면 인간이 일관성 없는 존재라는 사실도 확인했다. 제멋대로인데다 충동적이고 천방지축이었던 남자아이들이 마흔 살 생일 이후로 술을 끊는 경우도 있고, 신중하고 조심성 있던 아이가 중년이 되자 그동안의 반듯하고 합리적인 생활방식을 접고 지붕이 열리는 빨간색 스포츠카를 사는 일도 종종 있다. 그렇다면 건강과 관계된 성실성은 장기적으로 봤을 때 어떻게 달라질까? 우리는 네 가지 유형의 사람을 비교하기로 했다.

- 첫 번째는 퍼트리샤처럼 유년기와 성년기 모두 일관되게 매우 성실한 사람
- 두 번째는 어렸을 때는 성실했지만 어른이 돼서는 달라진 사람
- 세 번째는 눈치가 빠르고 카리스마 있는 제임스처럼 아이였을 때는 성실성이 부족했지만 성년기 초반에 도달할 무렵에는 가장 성실한 편에 속하게 된 사람
- 네 번째는 어린 시절에도 성실하지 않았고 어른이 되어서도 그대로인 사람

우리는 터먼 연구 참가자들 중에서 유년기와 성년기 모두 성실성에서 높은 점수를 받은 사람이 특정 나이에 사망할 위험이 가장 낮다는 사실을 발견했다. 퍼트리샤와 같은 첫 번째 유형의 경우다. 반면 유년기와 성년기 모두 성실성에서 낮은 점수를 받은 네 번째 유형은 사망할 위험이 가장 높았다. 두 번째와 세 번째처럼 성실성 정도가 달라진 사람들은 그 중간이었다.

그렇다면 이것을 일반화시킬 수 있을까? 전하는 바에 따르면, 19세기에 리투아니아 학자인 이스로엘 립킨Yisroel Lipkin(랍비 이스로엘 살란테르 Yisroel Salanter로 알려졌다)은 기차를 통해서 세 가지를 배울 수 있다고 말했다. 첫째, 1분이라도 늦으면 기차를 놓친다. 둘째, 아주 조금이라도 선로에서 벗어나면 대형참사가 벌어진다. 셋째, 티켓 없이 여행하면 처벌

을 받는다.[9] 립킨의 성실성 점수가 얼마인지는 모르겠지만, 제대로 된 티켓을 갖고 제대로 된 궤도를 따라 가는 것은 성실한 생활방식에 대한 훌륭한 비유인 것 같다.

그러나 터먼 연구 참가자들이나 랍비 립킨과 달리, 21세기를 사는 우리에게도 성실성이 중요하다고 확실할 수 있을까? 매우 성실하고 재능 있는 새내기 대학생이었던(현재는 박사다) 마거릿 컨 Margaret Kern이 이런 문제를 제기했다. 마거릿은 지난 10년 동안 수많은 연구자들이 우리의 연구결과를 철저히 조사하고 성격과 건강에 대한 훌륭한 연구들을 많이 실시했다는 사실을 알고 있었다. 그런데 왜 이런 것들을 한데 다 모아서 메타분석(사회과학에서 한정된 실험결과의 일관성을 검증하기 위한 분석방법으로, 과거의 실험 결과치를 이용해 어떤 실험결과를 일반화하는 분석을 의미한다- 옮긴이)이라는 통계 기법을 사용해 그 결과들을 결합시키지 않을까?

메타분석이 칸트의 명제나 연로한 프로이트주의자를 위한 치료요법처럼 들리겠지만, 사실 이것은 수많은 연구결과들을 결합해 단 하나로 요약하기 위한 꽤 간단한 수학적 도구다. 마거릿은 출판된 연구들 중에서 성실성과 관련된 특성(신중함, 책임감, 자제력, 충동적 행동)과 장수에 관한 측정치를 포함하고 있는 연구들을 하나도 빠뜨리지 않고 컴퓨터로 조사했다. 그녀는 21개의 연구를 찾았는데, 전체 연구 참가자가 약 9,000명에 달했다. 우리는 이런 연구들을 결합시켰고, 그 결과는 우리가 터먼 연구를 통해 발견한 사실들을 더욱 분명히 확증해주었다. 즉, 성실성 순위가 더 높은 사람들일수록 그 사람이 특정 나이에 사망할 가능성이 더 낮았다.[10] 이것은 젊은 사람들뿐 아니라 65세부터 100세 사이의 사람들에게도 해당되는 사실이었다.

그렇다면 과연 성실성이 심각한 만성질환과도 연관이 있을까? 만성질환을 일으키는 수많은 다른 요인들도 상당히 중요하겠지만, 중요도에 있어서 그런 요인들이 성실성보다 더 우위에 있을까? 당뇨병, 고혈압, 뇌졸중, 요통, 우울증, 방광염 같은 병들에 대해서는 어떨까? 어쩌면 신중한 성격과 연관이 있지 않을까?

우리는 컬럼비아 대학교의 역학자(epidemiologist, 어떤 지역이나 집단 안에서 일어나는 질병의 원인이나 변동 상태를 연구하는 학자-옮긴이) 르네 굿윈 Renee Goodwin과 함께 팀을 꾸려 전국적으로 수천 명의 대표적인 미국인 표본을 자세히 검토했다. 전국적인 규모의 최신 연구에서 방대한 양의 증거를 도출해내기 위해서였다.

결과는 우리의 예상과 꼭 맞아떨어졌다. 성실성에서 낮은 점수를 받은 사람들이 다양한 만성질환에 시달릴 가능성이 더 높았다. 그리고 임상적으로 우울증을 앓거나 불안감을 많이 느끼고, 담배를 피우고 혈압이 높으며 좌골 신경통에 걸릴 가능성이 더 클 뿐 아니라, 결핵이나 당뇨병, 관절질환, 뇌졸중에 걸릴 가능성도 더 높았다.[11]

물론 건강과 장수에 영향을 미치는 요인은 엄청나게 많다. 우리가 성격과 건강의 상관관계를 연구하는 목적은 더 건강하고 오래 살 수 있는 인생경로들, 그리고 '성실성'과 같은 여러 다른 성격적 특성들이 건강과 어떻게 결합되는지를 밝히기 위함이다. 이제부터 활달한 성격, 걱정이 많은 성격, 사교적인 성격 등, 여러 가지 특성들에 대한 놀랍고도 역설적인 발견들에 대해 각 장에서 자세히 살펴볼 것이다.

성격이 변화하는 경로

그런데 성실하고 믿음직스러운 사람들은 오래 사는 대신 따분하고 지루하게 사는 것 아닐까? 우리는 이런 고정관념이 전혀 근거 없다는 사실을 알게 됐다. 예비 우주비행사나 군대의 간부들 중에 게으름뱅이거나 못 말리는 괴짜가 있다고 치자. 과연 그가 우주선에 탄다거나 군 작전지휘를 책임지는 일을 맡을 수 있을까? 마찬가지로 조심성 없고 엉성하게 일하는 사람은 대개 판사, 외과의사, 중책을 맡은 조직의 대표로 선출되지 못한다. 터먼 연구 참가자들 중에서도 성실한 사람들 대부분은 다양한 분야에서 중책을 맡아 흥미진진하고 보람 있는 삶을 살았다.

성실성은 장수 여부에 관한 매우 중요한 예측변수다. 당신이 성실한 사람이라면 이는 기쁜 소식일 텐데, 그냥 이제껏 살아왔던 대로 열심히 살면 된다. 퍼트리샤와 같은 사람이라면 습관, 뇌의 생화학적 특성, 사회적 환경이 다 같이 한꺼번에 작용해 어느 날 갑자기 건강이 안 좋아지거나 요절할 위험이 적다고 보면 된다. 이런 사람은 심각한 병에 걸릴 위험도 훨씬 적고, 건강과 관련된 자신의 습관과 행동들에 대해 이미 충분히 고민하며 사는 사람일 것이다.

그러나 대단히 많은 사람들이 퍼트리샤처럼 아주 성실한 편은 아니다. 그 '대단히 많은' 사람 중에 당신도 포함되어 있다면, 당신은 필연적으로 불행해질 수밖에 없는 것일까?

다행히 그렇지는 않다. 그리고 아마 당신은 성격이나 생활방식을 재빨리 바꾸고 싶은 생각도 없을 것이다. 똑같은 새해 결심을 해마다 얼마나 많이 되풀이했는지도 중요하지 않다. 사실, 너무 빨리 그리고 한꺼번에 왕창 변화를 주면 누구라도 금방 포기해버리는 것이 정상이다. 조금씩, 꾸준히, 한 발짝씩 나아가야 변화에 적응할 수 있다.

책임감을 고취하는 상황들을 찾아내면 사람들은 생활패턴과 습관을 천천히 바꿀 수 있고, 또 그렇게 한다. 제임스의 경우에는 이런 변화가 거의 10년에 걸쳐 이루어졌다. 1922년에 제임스의 성실성 점수는 참가자들 중 하위 25%에 속했었다. 제임스의 엄마와 담임선생님은 제임스가 자만심이 강한 아이라고 평가했고, 장래는 전혀 생각하지 않으며 전적으로 현재에 충실한 자세로 산다고 했다. 또한 늘 신뢰할 만하거나 정직한 아이는 아니라고 했다.

다른 모든 연구 참가자들처럼 제임스도 똑똑해서, 열일곱 살에 대학 1학년을 마쳤다. 그러나 제임스는 학교생활이 지루했고, 본인의 능력에 훨씬 못 미치는 공부를 하고 있다고 불만스러워했다. 그래서 그는 1년 동안 학교를 쉬었는데(이 기간 동안에는 별로 한 일이 없다) 가족들의 성화에 못 이겨 다시 학교로 돌아가, 전공을 두 번이나 바꾼 뒤 결국 커뮤니케이션학으로 학위를 받아 대학을 졸업했다.

1936년에 20대 중반인 제임스를 평가했을 때, 그는 홍보 분야에서 꾸준히 일을 하는 중이었고 막 결혼도 한 상태였다. 터먼 박사는 제임스의 가족으로부터 성년기 초반인 제임스의 특성에 대한 정보를 얻었다. 제임스의 엄마는 제임스가 돈 걱정을 한다고 했고, 아내는 그가 일반적인 관행을 순순히 따르는 사람은 아니지만 그렇다고 충동적인 사람도 아니라고 평했다.

그런데 1940년에 평가했을 때 제임스의 성실성 점수는 상위 25%로

확 올라갔다. 제임스는 자기 일을 좋아했고, 전보다 더 세밀한 부분까지 신경을 썼으며, 끈기가 대단했고, 분명한 목표도 있었다. 여전히 자만심이 좀 셌지만 제임스의 성격적 특성은 중년으로 가면서 어렸을 때와 달리 매우 신중해졌다. 결국 제임스는 노련한 할아버지가 될 때까지 건강하게 살아남았다.

제임스가 하룻밤 사이에 불성실한 사람에서 성실한 사람으로 변한 것은 아니었다. 우리의 자료가 말해주는 바에 따르면, 제임스가 점차 성숙한 어른으로서 책임감을 갖게 되면서 점점 더 건강한 습관들을 받아들이게 된 것이 분명하다. 더구나 제임스는 육체적인 활동량을 유지하고 심지어 늘리기까지 했는데, 그것 자체는 장수의 핵심요인이 아니었다.

중요한 것은 제임스가 더 건강한 사회적 환경과 관계 속에 있으면서 결과적으로 더 건강해졌다는 것이다. 앞으로 더 자세히 살펴보겠지만, 결혼생활도 괜찮았고(이에 관해서 아내도 동의했다) 홍보 관련 직업이 억만장자로 만들어주거나 남들의 이목을 집중시킬 만한 것은 아니지만 제임스는 자기 일에 무척 큰 자부심을 느꼈다.

성인이 됐을 때 제임스는 본인을 진실하고 정직한 사람이라고 평했다. 성격이 서서히 변하는 것과 동시에, 새로 생긴 습관과 관계들이 제임스가 건강하게 오래 살 수 있도록 단단한 기반을 마련해주었다. 이제 우리가 풀어야 할 다음 퍼즐은, 다른 사람들이 건강에 해로운 길로 가는 동안 제임스는 어떻게 건강한 인생경로로 편입할 수 있었는가 하는 문제다.

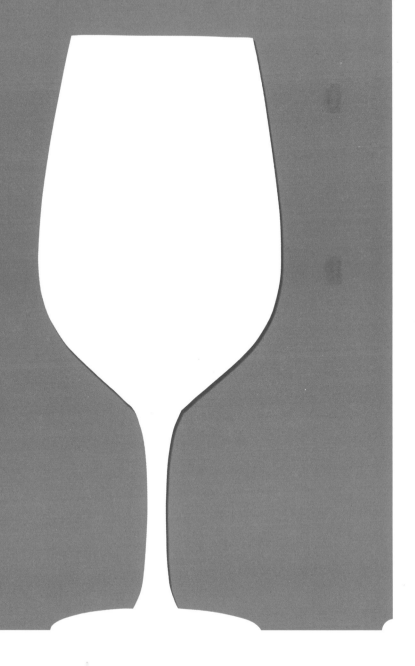

Part. 3

Friendly and Convivial : Healthy or Trivial?

사교성의 딜레마

미국인들은 대체로 사교적이고 외향적인 성격이 바람직하다고 생각한다. 그래서 자녀가 숫기가 없거나 내성적이면 덮어놓고 걱정부터 한다. 그러나 붙임성이 아주 좋거나 활달한 성격이 늘 좋기만 할까? 우리의 연구결과는 그렇지 않다는 것을 보여주었다.

사회적 유대관계는 경우에 따라 건강에 도움이 될 때도 있지만 해로울 때도 있다. 예를 들어 어려운 상황에 처했을 때 친구나 지인, 친척들이 우리를 성심성의껏 도와준다. 그런데 간혹 전혀 도움이 필요하지 않은 상황에서 불필요하게 간섭하거나, 어떻게 도와줘야 하는지도 모르면서 설쳐대면 상당히 성가신 존재가 된다. 오죽하면 이런 농담도 있지 않은가? "행복이란, 서로 잘 돌봐주고 다정하며, 유대감이 끈끈한 가족을 갖는 것이다. …… 멀리 떨어진 다른 도시에 말이다." 반면, 친구가 없고 외로운 사람은 스트레스를 많이 받고 건강상태도 좋지 않다. 고독한 자기성찰을 추구하는 사람이 아니라면 말이다.

우리는 붙임성 좋은 아이가 자랐을 때 평균적인 성인보다 더 건강하게 살 것이라는 가설을 세우고 성실성 지표와 같은 방식으로 사교성 지표를 만들었다. 이는 다른 사람들과 어울리는 것을 더 좋아하는 기질뿐만 아니라 유년기의 여러 특성들을 결합시킨 성격 측정치다. 당신은 어린 시절에 어땠는가? 인기가 많고 어딜 가나 '대장' 노릇을 했으며 사람들이 많은 곳에 있는 것을 좋아했는가? 혼자 놀기보다 친구들과 노는 것을 더 좋아하고, 사회활동에 참여하는 것을 좋아했는가?

폴의 예를 들어보자. 폴은 모든 사항에 "그렇다."라고 대답했다. 폴은 인기도 많고 낙천적이며 옷도 센스 있게 잘 입는 5학년 학생이었다. 자신감도 있고 다른 아이들의 의견에 잘 대응했던 폴은 활달하고 의욕적인데다 친구들 사이에서 인기도 많았다. 폴은 성적도 좋았지만 담임선생님은 "공부보다 그룹활동에 더 관심이 많다."고 했다. 폴은 팀을 만들어 공부할 때 제일 즐거워 보였고, 농담도 무척 좋아했으며, 조금 이기적이기는 했지만 반에서 인기 있는 학생이었다.

수십 년간 누적되어온 자료들을 조사한 결과, 우리는 사교성 있는 아이들이 더 오래 사는 것은 아니라는 사실을 발견했다. 사교성이 좋은 것으로 나타난 아이들을 조사해보았더니, 공통적인 패턴이 발견되지 않았다. 폴을 포함한 일부 아이들은 젊었을 때 죽었고 다른 아이들은 고령까지 잘 살았던 것이다. 이러한 사실은 어린 시절의 사교적인 성격과 오래 사는 것은 대체로 연관성이 없음을 의미했다.

6개월 이상 이 문제에 대해 곰곰이 생각한 우리는 마침내 이 역설을 이해할 수 있는 방법을 찾았다. '사교성'이 가진 상반된 두 가지 성격을 분리해보니, 몇 가지 의문점들이 명쾌하게 해결되었다. 우리는 그 과정에서 아주 놀라운 사실 하나를 추가로 발견할 수 있었다.

과학자들은 왜 오래 살까?

1954년, 터먼 박사는 세상을 떠나기 전에 했던 마지막 연구에서 이런 질문을 제기했다.

"과학자들은 뭔가 다른 점이 있지 않을까?"

터먼 박사는 평소에 '어떻게 하면 유능한 학생들을 더 많이 모아서 후배 과학자들을 많이 양성할 수 있을까?', 혹은 '어떻게 하면 과학자와 변호사 사이의 관계가 매끄러워질까?' 궁금해했다(얼마 뒤, 물리학자이자 소설가인 C. P. 스노우C. P. Snow가 "과학자와 인문학자 사이의 문화적 간극은 서로를 이해하지 못하는 데서 오는 격차다."라는 유명한 말을 남겼다).

무엇이든 직접 확인해봐야만 직성이 풀리는 우리의 경험주의자 터먼 박사는 자신의 연구 참가자들 중에서 과학자가 된 사람들과 기업가, 변호사, 관리자가 된 사람들을 구별하는 자질이 무엇인지 찾아보았다. 조사결과 그 차이는 어마어마했고, 터먼 박사는 능력, 직업적 관심사, 사회적 행동 면에서 과학자와 엔지니어는 기업가, 변호사와 정반대라고 결론 내렸다.

특히 과학자들은 사교성 측면에서 현격히 떨어졌다. 커서 과학자가 된 아이들은, 어린 시절에 엄청 부끄럼을 타고 사회활동에 소극적이었으며, 커서도 사회적 인간관계에 관심이 적은 편이었다. 이런 차이점이야말로 우리에게 꼭 필요한 사실이었다. 이것은 사교성이 장수 여부를 예측하지 못하는 이유를 밝히는 중요한 실마리였다.

우리는 터먼 박사가 했듯이 과학자들과 과학자가 아닌 사람들을 분류해 얼마나 오래 살았는지 분석했다. 결론적으로 과학자들이 비과학자들보다 더 오래 살았다. 비과학자 중에는 3분의 2만이, 과학자 중에는 거의 4분의 3이 70세 이상까지 살았다.[12]

존은 부끄럼을 많이 타는 성격이라 사람들이 많은 데서 노는 것은 웬만하면 피하려고 하는 아이였다. 존은 체스나 꼬리에 꼬리를 무는 체커 게임(실내에서 두 사람이 64개의 사각형이 표시된 판으로 하는 놀이 - 옮긴이), 몸짓놀이(한 사람이 하는 몸짓을 보고 그것이 나타내는 말을 알아맞히는 놀이 - 옮긴이)를 하는 것을 더 좋아했다. 그런 존은 커서 물리학자가 되었는데, 상당히 일반적인 유형에 속한다고 볼 수 있다.

존처럼 과학자가 된 터먼 연구 참가자들은 변호사, 기업가, 영업사원이 된 참가자들보다 사교성이 떨어졌다. 성실성이라는 측면에서는 두 집단이 엇비슷했다. 터먼 박사는 비과학자들이 사회적 관계에서 과학자들보다 더 높은 점수를 받은 것이 틀림없다고 주장했다(터먼 박사의 보고서를 보면, 1950년대에 새로 개발된 IBM 전기 컴퓨터를 사용한 것을 무척 자랑스럽게 얘기하고 있다. 이는 사회과학 연구에서 사용된 최초의 컴퓨터들 중 하나로서, 통계 계산에 큰 도움을 주었다).

그렇다면 오래 사는 데 사교성은 별로 필요가 없는 것일까? 어쨌든, 사교성 있는 아이가 자라서 사회적 관계가 더 좋은 어른이 됐고, 또한 좋은 사회적 관계는 보통 '건강하다'는 징후가 아닌가?

하지만 과학자들에게 '비장의 카드'가 있음이 드러났다. 과학자들은 안정된 직장을 선호하고, 결혼생활을 오래 지속했으며, 일할 때 책임감 있는 태도로 임하는 경향이 있었다. 반면 기업가, 변호사, 영업사원 같은 사람들은 변화가 더 심하고 덜 안정적이며, 건강을 해치기 쉬운 업무를 하거나, 그렇게 행동하는 경향이 있었다. 전반적으로 봤을 때 사교성은 장수에 플러스도 마이너스도 되지 않는 항목이었다. 이런 발견은 소위 '건강에 관한 상식'들이 겉으로 보이는 것과 다르다는 점을 다시금 분명히 상기시킨다.

• • •

때로는 건강을 해치는 사교성

성인이 됐을 때 건강에 해가 되는 행동을 할지, 안 할지를 어떻게 알수 있을까? 과연 어린 시절의 성격을 바탕으로 수명을 예측할 수 있을까?

우리는 터먼 연구 참가자들이 40~50대 무렵에 보이는 건강 관련 행동들을 파악했다. 붙임성 좋은 아이들은 성인이 됐을 때 수십 년 동안 술과 담배를 더 많이 했다. 성실한 아이들은 어른이 된 후에 이전보다 더 건강한 방식으로 행동했는데, 그들과 달리 더 외향적이고 사교적인 사람들은 음주나 흡연에 대한 권유나 사회적 압력을 받아들일 가능성이 더 높았다.[13]

또한 그들은 음주나 흡연이 '당연하게 여겨지는' 환경에 있는 경우가 더 많았다. 흥미롭게도, 외향적이고 사교성 있는 사람들이 술, 담배가 주는 들뜬 기분을 통해 보상받으려는 심리가 본질적으로 더 많이 내재되어 있다는 과학적 증거들도 상당히 많다.[14]

특히 더 흥미로운 사실은, 사교성이 건강에 미치는 영향이 청소년기뿐 아니라 성인이 돼서도 수십 년 동안 지속된다는 점이었다.

• 사교성에 관한 셀프테스트

아래에 있는 각 항목에 대해서, 당신의 감정을 가장 잘 표현하는 대답을
골라보라.

☐ 1. 많은 사람들과 함께 있는 것에 대한 호감도

　　1) 나는 사람들이 많은 곳에 있는 것을 정말 좋아한다. 혼자 있으면 왠지 불행해진
　　느낌이 든다.

　　2) 나는 내가 '사회성 있는 사람'이라고 생각한다.

　　3) 나는 내가 약간 '혼자 있기를 좋아하는 사람'이라고 생각한다.

　　4) 나는 혼자 있거나 가까운 친구 한두 명과 있는 것을 늘 더 좋아한다. 사람들로
　　북적대는 곳은 싫다.

☐ 2. 인기도

　　1) 나는 친구가 별로 없다. 사람들 만나는 것을 꺼리는 편이다.

　　2) 나는 보통 사람들에 비해 인기가 없다.

　　3) 나는 인기가 좀 있다.

　　4) 나는 인기가 많다. 사람들이 나를 찾고 친구도 많다.

☐ 3. 여가시간 보내기

　　1) 나에게 3시간이 있다면, 파티에 갈 것이다.

　　2) 나에게 3시간이 있다면, 가까운 친구 몇 명과 함께 시간을 보내고 싶다.

　　3) 나에게 3시간이 있다면, 친구 한 명과 뭔가를 하거나 그냥 혼자 보낼 수도 있다.

　　4) 나에게 3시간이 있다면, 고독을 즐기면서 혼자 보낼 것이다.

☐ 4. 분위기 메이커

　　1) 모임이 따분할 때, 나는 분위기를 띄우는 사람은 결코 아니다.

　　2) 모임의 분위기를 띄울 필요가 있을 때, 나는 가끔 그렇게 하려고 애를 쓴다.

　　3) 모임이 따분하면, 나는 분위기를 띄우려고 애쓸 것이다.

　　4) 내가 있으면 모임이 절대 따분해지지 않는다. 나는 언제나 흥을 돋우는 편이다.

1번과 3번 항목은 점수를 거꾸로 계산하면 된다. 예를 들어 '사람들이 많은 곳을 정말 좋아하고 혼자 있으면 왠지 불행해진 느낌이 든다'고 답했다면, 1점이 아니라 4점이다. 또는 2점을 골랐으면 3점을 주면 된다. 이렇게 바꿔서 계산한 뒤, 1~4번 항목의 점수를 다 합치면 된다.

총점은 4~16점 사이에서 나올 것이다. 존처럼 내성적인 사람들은 최저인 4점에 가까운 점수를 얻은 반면, 폴처럼 사교적인 사람들은 그 두 배가 넘는 점수를 얻기도 했다. 사교성은 정확히 판단하기가 비교적 쉬운 성격 특성이다. 때문에 당신 역시 스스로의 점수에 그리 놀라지 않을 것이다.

우리는 주위 사람들의 사교성을 잘 평가하는 경향이 있다. 왜냐하면 사교성에는 우리가 손쉽게 관찰할 수 있는 행동과 특성이 포함돼 있어서, 집단 내에서 누가 가장 인기 있는 인물인지 금방 알 수 있기 때문이다.

앞서 얘기했듯이, 사교성의 정도는 간단히 말해서 건강이나 수명과는 관련이 없다. 터먼 박사의 연구에서 언급된 과학자, 변호사, 기업가의 경우와 마찬가지로, 당신도 사교성이 미치는 영향을 알려면 자신의 '넘치는' 사교성 때문에 건전하지 않은 친구관계를 맺는다거나, 건강에 안 좋은 곳에 자주 드나드는 게 아닌지 곰곰이 생각해봐야 한다.

• • •
성공하는 리더들의 필수요소, 정서적 사교성

우리는 더 심도 깊은 조사를 하기 위해서 사교성의 특별한 측면을 연구했다. 그것은 바로 '정서적 사교성'이다. 이것은 매우 효과적인 방식으로 다른 사람들과 정서적으로 교감하게 만드는 유형의 사교성이다. 우리가 개발한 '정서적 사교성'에 대한 새로운 접근법은 아래의 척도를 통해 분명히 알 수 있다.

- 정서적 사교성에 관한 셀프테스트

각 문항에 대해 1점부터 9점까지 점수를 주면 된다. 전혀 그렇지 않으면 1점, 매우 그렇다는 9점이다.

□ 1. 나는 멋진 댄스 음악을 들으면 곧장 몸이 들썩거린다.　　1 2 3 4 5 6 7 8 9

□ 2. 뜻밖에 생긴 여가시간을 배우자와 함께 보내는 것이 더 좋다.　1 2 3 4 5 6 7 8 9

□ 3. 내가 웃으면 사람들은 진심이 담긴 웃음이라는 것을 안다.　1 2 3 4 5 6 7 8 9

□ 4. 나는 세세한 것에 주목한다.　　1 2 3 4 5 6 7 8 9

□ 5. 나는 전화통화를 할 때, 내 기분과 감정을 크고 또렷한 목소리로 표현한다.　　1 2 3 4 5 6 7 8 9

□ 6. 나는 매사에 준비성이 철저하다.　　1 2 3 4 5 6 7 8 9

□ 7. 친구들이 나한테 와서 자기 고민을 털어놓고 조언을 구하는 경우가 많다.　　1 2 3 4 5 6 7 8 9

□ 8. 나는 스케줄에 따라 생활한다.　　1 2 3 4 5 6 7 8 9

□ 9. 나는 어떤 일을 할 때 모든 것이 완벽해질 때까지 집요하게 계속한다.　　1 2 3 4 5 6 7 8 9

□ 10. 친구들은 나에게 '배우'가 되어도 좋을 것이라고 한다.　1 2 3 4 5 6 7 8 9

□ 11. 나는 계획을 짜서 충실히 지킨다.　　1 2 3 4 5 6 7 8 9

□ 12. 나는 물건을 제자리에 갖다놓는 것을 가끔 잊어버린다.　1 2 3 4 5 6 7 8 9

□ 13. 몸짓놀이처럼 연기와 의사소통이 중요한 게임을 잘한다.　1 2 3 4 5 6 7 8 9

□ 14. 사람들이 나를 나이보다 어리게 보는 경우가 많다.　　1 2 3 4 5 6 7 8 9

□ 15. 회의, 바비큐 파티, 그 밖의 다른 모임들에서 가장
주목받을 때가 자주 있다.　　　　　　　　　　1 2 3 4 5 6 7 8 9

- -

□ 16. 내가 좋아하는 사람들과 이야기할 때, 껴안거나 스킨십을
하면서 애정을 보여주는 일이 많다.　　　　　　1 2 3 4 5 6 7 8 9

- -

　총점을 계산하려면, 1번, 2번, 4번, 6번, 9번, 12번, 14번, 15번 항목에서 선택한 점수를 더한다. 다른 질문들은 테스트와 무관한 것으로 무시해도 된다. 총점은 8~72점 사이일 것이다.

평균 점수는 40점 정도인데, 36점 이하면 하위 25%에 해당되고, 50점 이상이라면 상위 25%, 58점 이상이면 최상위 5%에 해당된다.

　이 두 번째 척도는 마음을 주고받는(마음의 동기부여) 의사소통을 측정하는 방법이다. 즉, 자신의 감정을 다른 사람들에게 얼마나 잘 전달하는가 하는 문제다. 이 테스트에서 높은 점수를 받은 사람들은 대개 판매라든가 설득에 뛰어나다. 이런 특성을 갖고 있는 터먼 연구 참가자들 대다수가 자기 분야에서 리더가 됐다. 여기서 높은 점수를 받은 개인들은 열정, 정서적 유대감, 사교기술을 두루 갖추고 있기 때문에 건강하게 살 수 있는 기질이 본래부터 내재되어 있다고 볼 수 있다.

　마냥 사교성이 좋아서 위험한 환경이나 쾌락에 지나치게 빠져드는 사람들과는 달리, 정서적 사교성이 탁월하고 마음을 주고받는 의사소통에 능한 사람들은 감정을 효과적으로 다루는 기술을 갖고 있기 때문에, 현명하게 선택하기만 한다면 오랫동안 아주 건강하게 살 수 있다.

• • •
건강한 사람 주위에는 건강한 사람들이 많다

건강, 노화, 행복, 웰빙에 관해 전반적으로 연구를 하면서도, 우리는 언제나 '누가 가장 오래 살까?' 하는 질문만 던졌다. 왜 그런지 궁금하지 않은가? 우리가 장수 분석에서 시작하는 이유는 건강을 측정하는 가장 좋은 방법이 바로 수명이기 때문이다. 공공보건 기관들이 특정 나라의 전반적인 건강상태를 평가할 때, 언제나 평균 기대수명에서 출발하는 데는 그럴 만한 이유가 있다. 삶의 질과 건강을 측정하는 방법들을 둘러싸고 수많은 논쟁이 벌어지고 있지만, 어쨌거나 확실한 것은 사망한 사람은 사망할 당시에 건강이 안 좋고 삶의 질도 낮았다는 점이다. 앞서 말했듯이, 장수한 사람들은 보통 아주 건강하게 살았다.

우리는 사고, 암, 심장병 등의 사망원인도 아주 자세히 조사했다. 그래서 각 주를 돌아다니며 연구 참가자들의 사망증명서를 단 한 장도 빠뜨리지 않고 힘들게 얻어냈다. 그 후 질병분류학자(질병을 분류하는 전문가)의 도움을 받아 근본적인 사망원인에 따라 사망증명서를 분류했다. 사망원인 전문가이자, 의사이며, 전염병학자인 마이클 크리키Michael Criqui 박사가 핵심적인 기여를 했는데, 그는 우리 연구가 '건강에 도움이 되는 행동'에 초점을 맞추도록 도와주었다. 대부분의 '성격과 건강' 연구는 스트레스와 마음속의 심리적 충돌을 우선시하는데, 마이클은 건강에 좋거나 좋지 않은 행동패턴에 계속 집중하도록 만들었다. 결국 시대에 상관없이 이런 행동패턴들이야말로 장수를 이해하는 핵심요소임이 입증됐다.

일반적으로 사람들이 생각하는 것처럼, 사교성이 건강을 지켜주는 것이 아니라는 사실은 꽤 놀랄 만한 발견이었다. 사회에 나가서 사람들과 더 적극적으로 어울려야 하는지가 늘 걱정인, 부끄럼이 많은 어른이나 숫기 없는 아이의 부모에게는 정말 반가운 소식일 것이다. '사람들과 어울리기를 좋아하는 사람'은 분명 사는 데 유리한 점이 있지만, 사교성이 좋은 사람들은 아무래도 건강에 해로운 행동을 부추기는 환경에 놓이는 경우가 많다. 그래서 순간적으로 위험에 처하거나 건강에 해로운 행동을 하기도 한다.

사교적인 사람들에게 한 가지 조언을 하자면, 건강하게 오래 살고 싶다면 어울리는 사람들을 신중하게 선택하라고 말해두고 싶다. 그것이 사교적인 성격이 가진 장점과 특권을 누리면서 동시에 위험을 최소화하는 방법이다. 뒤에서 더 자세히 살펴보겠지만, 사교성이 뛰어난 사람들 중 현명한 길을 선택한 이들은 오랫동안 건강하게 잘 살았다.

터면 연구 참가자들 중 내성적인 편에 속했던 아이들 대다수는, 자라서 안정적인 직업을 갖고 친구관계도 꾸준히 발전시켰는데, 이는 건강과 장수에 매우 도움이 되었다. 자신이 사람들과 어울리는 것을 별로 좋아하지 않는다 해도 고민할 필요가 없다. 우리도 그러니까 말이다.

그렇다면 내성적이거나 소극적인 성격으로 건전한 친구관계를 만들고 싶다면 어떻게 해야 할까? 정서적 사교성에 대한 셀프테스트 문항을 가지고 자신이 '마음을 주고받는 진실한 의사소통'을 하고 있는지 평가해보기 바란다. 그런 다음, 밖으로 나가서 매주 한 사람씩 늘려가며 사람들과 얘기를 나누는 것으로 천천히 시작해보자.

이때 특히 유의해야 할 것은 감정의 신호다. 다른 사람들에게 당신의 이야기를 전달하고자 하는 감정의 신호 말이다. 셀프테스트 문항을 다시 훑어보면, 신체적 접촉이나 몸의 움직임, 목소리를 통한 감정표현처럼 말을 사용하지 않는 의사소통이 중요하다는 것을 발견할 수 있을 것이다.

사람들과 어울릴 때 뻣뻣하게 앉아 있거나 눈도 별로 안 마주치고 단조로운 목소리로 말하면 정서적으로 소통할 수가 없다. 반대로 편안한 자세로 앉아 충분히 눈을 마주치며 다양한 억양으로 이야기하고, 어떤 주제에 대해 관심을 전달하거나 상대방의 이야기에 고개를 끄덕이며 흥미를 나타내는 경우엔 원활하게 소통할 수 있다. 당신이 하는 비언어적 행동들을 통해 서로 다른 반응을 끌어낼 수 있음을 알아두기 바란다.

긍정적인 반응을 얻으면 자극을 받아서 계속 더 열심히 노력할 것이다. 처음에 시작하기는 힘들어도 연습을 하면 할수록 확실히 더 나아진다는 사실들이 연구결과에서도 증명되었다. 사람들과 어울리는 것은 시작에 불과하다. 사람들이 사귀고 싶어 하는 유형의 사람이 되려면 또 다른 난관을 넘어야 한다.

사교성 그 자체가 수명을 결정짓는 것은 아니라고 밝혀졌지만, 그렇다고 사회적 관계가 건강과 전혀 관련이 없다거나 중요하지 않다는 의미는 아니다. 개인의 사교성은 핵심이 아니지만, 사회적 유대관계는 대단히 중요한 요인이다. 예를 들어, 터먼 연구 참가자 중 여성들이 남성들보다 오래 살았다. 여성들이 오래 살 수 있었던 많은 이유 중에서 이혼 뒤 달라진 사회적 유대관계를 포함해서 사회적 이유가 특히 중요한 역할을 했다. 앞으로 살펴보겠지만, 사회적 유대관계가 건강에 미치는 영향에 관한 발견들 중 전혀 예상하지 못한 뜻밖의 사실들이 많다.

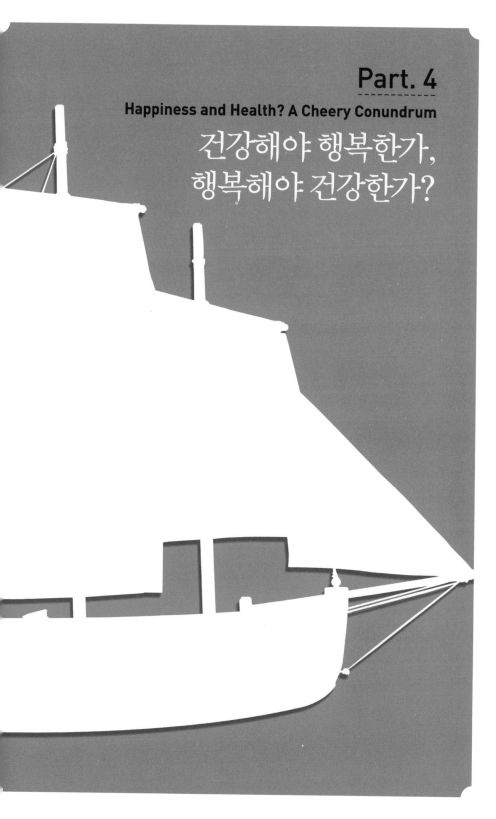

Part. 4

Happiness and Health? A Cheery Conundrum

건강해야 행복한가,
행복해야 건강한가?

1922년, 터먼 연구 참가자로 새로 등록한 어린이의 부모들은 아이가 얼마나 활달하고 낙천적인지를 평가해달라는 요청을 받았다. 폴처럼 농담을 좋아하는 아이들은 빗자루를 타고 날아다니는 흉내를 내거나 훌라후프 돌리기, 술래잡기 놀이를 즐겨했다. 반대로 엠마처럼 좀 더 성숙하고 진지한 아이들도 있었다. 엠마는 스케이트, 춤, 도미노 게임을 즐겨했지만 폴과 비교해서 엠마를 더 활달한 아이라고 보는 사람은 아무도 없었다. 우리의 머릿속에는 이런 질문이 떠올랐다. 진지한 아이와 활달한 아이 중에 누가 더 오래 살까?

대다수 현대인들은 행복, 낙관주의, 명랑함과 활기가 건강의 비결이라고 생각하고 남들에게도 그렇게 말한다. 이 말이 사실이라면, 몸이 아플 때 긍정적인 태도를 취하면 병이 저절로 나아야 하는 것 아닐까? 심지어 좀 지나치다 싶게 노는 것을 정당화시키는 도구가 될 때도 있다. "저기, 여보…. 오늘밤에 친구들이랑 실컷 마시고 놀아도 되지? 그래야 스트레스도 풀리고 건강도 지키지!"

일부 과학자들도 건강하게 살려면 많이 웃으라고 말한다. 물론 우리도 행복과 웃음이 중요하다는 사실을 발견했지만, 이제까지 당신이 알고 있었던 그런 이유 때문만은 아니다. 폴과 엠마를 비롯한 참가자들의 인생을 수십 년에 걸쳐 살펴보는 동안, 우리는 프로젝트 전체에서 가장 충격적인 사실을 하나 발견했다. 즉, 활달하고 낙천적인 아이들이 조용하고 진지한 아이들에 비해 고령까지 살 가능성이 적다는 것이다. 이것은 어쩌다 우연히 들어맞은 얘기가 아니었다.

우리는 활달한 성격과 일찍 죽는 것 사이에 얼마나 해로운 연관성이 있는지를 알아보기 위해 고혈압과 높은 콜레스테롤 수치 같은 다른 사망 위험요인들과 비교해봤다. 엠마처럼 진지한 사람들이 폴처럼 활달한 사람보다 더 오래 살았다는 놀라운 발견 때문에 우리는 쾌활한 기질과 건강의 상관관계를 조사하기 시작했고, 이 연구는 여러 해 동안 계속됐다. 그 과정에서 건강한 사람들이 행복하지만 행복한 사람들이 반드시 건강한 것은 아니라는 사실을 발견했다. 과연 왜 그럴까?

• • •
명랑한 성격에 관한 오해

터먼 연구 참가자들 중에 성격이 활달한 아이들의 부모와 담임선생님은 그 아이들이 낙천적이고 명랑하다고 보고했다. "아주 쾌활하고 낙천적임. 어두운 면을 당최 찾아볼 수가 없음. 무언가를 걱정하는 일도 없음." 이런 참가자들은 주위 어른들이 보기에 유머감각이 있는 아이로 분류됐다. 예를 들면 이렇다. "재치 있음. 농담을 잘함. 어떤 것이든 재미있는 측면을 보려고 함." 폴은 주위 사람들에게 재미있는 아이로 통했다. 폴은 자주 웃었고 병치레도 거의 없어서 아주 가끔씩 감기에 걸리는 것이 다였다.

불안감이나 걱정이 유달리 많은 아이는 아니지만, 폴의 부모님은 폴이 남들의 칭찬이나 비난에 특히 예민한 것 같다고 생각했다. 폴의 엄마는 폴이 보통 하루에 8시간 정도 깊이 잔다고 보고했으며, 활동적이고 붙임성이 좋지만 보통 아이들보다 좀 이기적이라고 했다. "지도자 기질이 있다."는 얘기도 했다. 폴을 비롯해서 터먼 연구 아이들 중 아주 활달한 아이들 대다수는 유난히 낙천적이고 재미있는 것을 좋아하는 성격 빼고는, 또래 아이들과 비교해 눈에 띌 정도로 다른 차이점은 없었다.

농담을 즐기고 재치 있는 사람들은 병에 덜 걸릴 것이라고 사람들은 생각하지만, 우리는 그런 성격에 안 좋은 면도 있음을 발견했다. 기쁨이나 즐거움 같은 긍정적인 감정들을 많이 경험하면, 아이를 기르거나, 팀이 힘을 합쳐 일하거나, 어려운 사람들을 돕는 것처럼 신나는 일들을 더 많이 하게 된다.

한 연구에 따르면, 즐겁게 열심히 사는 개인들이 더 건강하고 다른 사람들과 긍정적인 관계를 더 잘 형성한다. 실의에 빠져 있고 우울한 사람들에 비하면 특히 더 그렇다. 그러나 이것이 활기 넘치는 모임에 나가거나 우울증 치료제를 먹으면 건강해진다는 얘기는 아니다. 본질적인 질문은 바로 이것이다. 건강함이 먼저인가, 쾌활함이 먼저인가?

많은 사람들이 행복하면 건강해진다고 믿는데, 겉으로 봤을 때 행복과 건강이 밀접하게 연관되어 있는 것처럼 보이기 때문이다. 이런 연관성은 많은 연구에서 중요한 사실로 입증됐지만, 이는 행복이 건강의 직접적 원인임을 뜻하지는 않는다. 사실, 우리는 대부분의 사례에서 사람을 더 건강하고 행복하게 만드는 어떤 다른 특성이 있음을 알게 됐다. 이런 구분은 매우 중요한데, 왜냐하면 그에 따라 건강을 유지하기 위해 무엇을 해야 하는지가 달라지기 때문이다.

그렇다면 이제까지 이루어진 많은 과학자들의 연구는 무엇이 잘못되었던 걸까? 행복은 아주 쉽게 측정할 수 있다. 얼마나 행복한지 또는 얼마나 만족하며 사는지를 그냥 물어보기만 하면 된다. 그러나 건강은 어떻게 평가해야 할까?

아주 쾌활한 사람, 평범한 사람, 아주 진지한 사람 등 개개인을 평생 따라다니며 그 사람들이 얼마나 오래 살고 어떤 심각한 병에 걸렸는지 연구할 수 있는 연구자들은 그리 많지 않다. 대신, 연구자들은 연구대상에게 "얼마나 건강하세요?" 하고 물어본다. 그런데 이 방법은 문제점이 있다. 정말 행복하다고 말하는 사람이 자신은 아주 건강하다고 말할 가능성이 크다는 것이다. 그런 사람은 주치의로부터 경고 받은 사항, 이를테면 관상동맥이 매우 좁아졌다는 얘기는 연구자들에게 전혀 하지 않는다.

이런 주장이 완벽한 시나리오가 되려면 아픈 사람을 행복하게 만든 뒤 병이 낫는지 아닌지를 철저히 연구해야 한다. 예를 들어, 똑같은 암에 걸린 사람 중 일부는 행복 전문가의 치료와 지시를 체계적으로 받고, 비교집단은 일반적인 암 치료만 받는 식으로 말이다. 이런 방식으로 연구했을 때, 행복감과 활달함이 만병통치약이라는 확고한 증거는 거의 찾을 수 없었다.[15]

코미디언들이 더 빨리 죽는 이유

명랑하고 활달한 성격은 건강한 사람의 특징일까? 코미디언들 중 일부는 어린 시절에 겪었던 힘들고 억압적인 상황 때문에 오히려 익살스러운 농담을 잘하게 되었다고 고백한다. 간혹 정신적 충격이나 학대경험을 애써 숨기기 위해 유머와 농담을 사용하는 사람들도 있다. 이것의 긍정적인 측면은 그들이 여러 난관을 극복하는 데 도움이 되는 방법을 찾았다는 점이다. 반면 안 좋은 측면은, 우선 그런 힘든 상황을 경험해야 했다는 점이다. 많은 코미디언들이 힘겨웠던 과거와 눈에 보이지 않게 씨름하고 있다.

코미디언들은 대체로 건강하게 사는 가장 좋은 생활방식들을 따르지 않는 경향이 있다. 코미디언에 관한 많은 연구들은 코미디언들이 일반인들보다 더 오래 살지 않았다는 사실을 밝혀냈다. J. D. 샐린저(J. D. Salinger, 《호밀밭의 파수꾼》의 저자 – 옮긴이)는 이렇게 말했다. 그는 이 얘기를 할 때 뭔가를 알고 있었던 것 같다. "나는 정반대의 의미에서 일종의 편집증 환자다. 나는 사람들이 날 행복하게 만들기 위해 뭔가 음모를 꾸미는 게 아닌지 늘 의심한다."[16]

왜 엠마처럼 진지한 사람들이 폴처럼 활달한 사람들보다 오래 사는지를 자세히 조사하면서 우리는 수많은 가능성을 고려했다.[17]

첫째, 우리가 수집한 사망증명서에 적혀 있는 사망원인을 통해 그들이 결국 무엇 때문에 죽었는지 조사했다. 활달한 성격을 가진 참가자들은 요절할 가능성이 더 높았지만, 암이나 심장병으로 죽을 가능성은 보통 사람보다 비교적 낮았다. 대신 자살, 사고, 살인사건으로 사망할 가능성은 조금 더 높았다.

또한 활달한 아이들은 자라서 좀 더 태평한 사람이 됐다. 즉, 1940년에 터먼 박사가 말했듯이, '일어날 수 있는 불행에 대해 전혀 걱정하지 않는 부류'들이었다. 다른 말로 하면, 활달한 아이들은 살면서 힘든 점을 일부러 숨기는 경우도 있었고, 아니면 주변의 위험을 인식하지 못하는 경우도 있었다. 하지만 그렇다고 해서 활달한 아이들이 어른이 된 후 특별히 사회적응을 못한 것은 아니었다.

건강을 해치는 요인들은 다양하지만, 그중 일부는 일상생활에서 나타나는 습관적인 행동(건강에 좋거나 좋지 않은 행동들) 때문이라고 우리는 생각했다. 쾌활한 아이들이 자라서 건강에 안 좋은 습관을 갖게 된 이유는, 건강을 해치는 것들에 대해 경각심이 적어서 그런 것 아닐까?

우리는 어린 시절에 활달함 항목에서 더 높은 점수를 받은 사람들이 커서 술이나 담배를 더 많이 한다는 사실을 발견했는데, 그 반대도 마찬가지였다. 활달함 점수가 낮은, 진지한 사람 중 하나인 엠마는 담배 한 모금 피워본 적도 없고 술도 좀처럼 마시지 않았다. 술잔을 부딪치면서 건배할 때 "치어스(cheers, '활달하다'는 뜻 – 옮긴이)!"라고 말하는 것이 결코 우연의 일치는 아니었나 보다.

그렇다면 자신이 늘 행복하다고 생각하는 명랑한 사람들이 실제로 위험한 상황을 추구하면서 위태로운 삶을 살았을까? 그 답을 찾기 위해서 우리는 참가자들의 취미를 위험성의 정도에 따라 분류했다. 어떤 참가자들은 비행과 사냥 같은 스릴 넘치는 취미활동을 즐긴 반면에, 어떤 사람들은 독서나 음악감상 같은 비교적 안전한 활동을 선호했다. 위험성에 따라 취미를 분류해보니 확실해졌다. 활달한 아이들은 어른이 된 후 좀 더 위험한 취미를 가졌다. 그리고 그들은 전반적으로 건강문제에 대해 태평했고 건강을 챙기는 일도 등한시했다. '항상 웃고, 활기차게 살면 장수한다'는 통념도 틀렸다는 말이다.

우리는 이런 주장에 복잡한 면이 있다는 사실을 알게 됐다. 늘 행복감을 느끼면서 명랑하게 사는 것은 분명히 긍정적인 면이 있지만, 부정적이고 위협적인 면도 있다. 우리는 다른 연구자들의 관련 연구들을 연계시켜 이 문제를 더 깊이 파고들었다.

$\bullet \quad \bullet \quad \bullet$

팅커벨 원리, 낙천주의와 플라세보

낙천적이고 쾌활한 성격이 건강의 비결이라는 생각은 몸이 아픈 사람들에게 특히 호소력이 있다. 더 심각하고 낫기 어려운 병일수록, 사람들은 긍정적인 생각이 원기와 활력을 준다는 심신心身효과에 대해 큰 희망을 품는다. 우리는 이것을 '팅커벨 원리'라고 이름 붙였다. 《피터 팬》에 나오는 팅커벨은 사람들이 요정을 믿어야만 살 수 있었다.

고통이나 소소한 문제들을 극복하기 위해 다른 곳에 관심을 돌리는 것을 포함해서, 어려움을 이겨내는 '정신력'이라는 것을 입증할 만한 좋은 증거들은 분명 있다. 그런데 낙천적인 생각이 실제로 종양을 줄어들게 하거나 막힌 동맥을 뚫을 수 있을까? 만약 그렇다면, 우리는 어떻게 해야 낙천적인 생각을 더 많이 할 수 있을까?

아픈 사람에게 낙천적인 생각을 더 많이 하게끔 하는 좋은 방법 중 하나는 플라세보(placebo, 위약-옮긴이)를 먹이는 것이다. 녹말로 만든 가짜 약을 먹거나 자기요법(전기 자극을 질병 치료에 이용하는 대체의학 요법 중의 하나-옮긴이)을 쓰거나, 심지어 퇴마사를 찾아가는 것도 때로는 '효과'가 있다.[18] 사실, 3분의 1 정도의 사람들이 이런 방법들로 좋은 효과를 보고 있다(정밀한 과학적 연구들의 결과도 마찬가지다). 특히 힘든 치료의 고통을 참아야 할 때 효과가 좋은 방법들이다. 앞서 말했듯이, 더욱 흥미로운 문제는 낙관주의와 플라세보가 심각한 질병을 앓고 있는 사람들을 치료하는 데 실제로 도움이 되는지 여부다.

낙천적으로 생각하거나 플라세보 효과를 믿는 것은 우리 몸의 생리작용에 어느 정도 영향을 미치지만, 그것 자체가 병을 치유할 정도로 면역체계를 기적적으로 향상시킨다는 확실한 증거는 없다고 봐도 좋다. 대신, 플라세보가 효과적이라는 단서 중 하나는 낙천적인 사람들은 미래가 긍정적인 일들로만 가득 찰 것이라고 생각한다는 점이다. 미래를 낙관하며 치료에 노력하다 보면 결국 좋은 결과를 얻는다. 이것은 낙천적인 사람들이 장애물과 역경을 만나더라도 더 적극적으로, 그리고 더 끈기 있게 목표를 향해 매진한다는 의미다. 환자의 가족들도 낙천적이면 더욱 좋다. 복잡한 처방전과 고통스러운 재활치료, 화학요법 등을 앞둔 사람들에게 이런 낙천적인 태도가 얼마나 도움이 될지는 쉽게 유추할 수 있을 것이다.

다른 말로 하면, 낙천적인 생각을 하면 건강에 도움이 되는 행동을 더 많이 하게 되고, 결국 병이 낫거나 건강해지는 데 도움이 된다는 것이다.

이는 심각한 병에 걸린 사람에게 스스로 물을 마시거나 침대에서 일어나도록 독려하는 것일 수도 있고, 만성질환을 앓는 사람에게 제시간에 약을 먹고 술을 끊으며 좋은 의사를 찾아가게 하는 것일 수도 있다.

폴 같은 낙천주의자들은 보통 단기간에 난관을 극복하는 데 더 뛰어나다. 이런 특성이 있으면 응급상황을 무사히 넘기는 데 도움이 된다. 예를 들어, 겉으로 봤을 때 폴이 42세 무렵에 폐렴을 잘 이겨낼 수 있었던 이유는 '반드시 나을 것'이라는 낙관적인 믿음 덕분이었다. 폴은 불편하고 지루한 심호흡 운동을 포함해서 의사가 추천한 처방을 착실히 지켰다.

게다가 환자가 플라세보 치료를 받은 후에 마음의 안정을 느낀다면, 전보다 더 잘 자고 잘 먹을 것이다. 당연히 스트레스 수치는 낮아지고 몸은 평정을 되찾기 위해 더 노력할 것이다. 열악한 영양상태와 스트레스가 병의 근본적인 원인이 아니더라도, 낙천적인 생각이 적극적인 치료에 동기를 부여해 환자 스스로 행동하게끔 자극제 구실을 한다.

그러나 아주 낙천적인 생각과 아주 활달한 성격이 장기적으로 봤을 때 반드시 유익하다고 단언할 수는 없다. 예를 들어, 회복이 오래 걸리는 어려운 수술을 받은 사람이라면 현실적인 낙관주의가 도움이 된다. 즉, 더 빨리 털고 일어나 집으로 돌아올 수 있다. 그러나 낙관주의가 지나치면 예상치 못한 오랜 고생 때문에 더 놀라고 더 실망하여 엄청난 좌절감을 느끼기도 한다. 이런 상황에서는 적당히 걱정하며 사는 사람이 사실상 더 낫다. 이에 대해서는 나중에 더 자세히 알아보자.

팅커벨은 살아남았는지 몰라도, 환자 본인의 낙천주의와 친구들의 응원이 병을 호전시키는 요인이라는 확실한 증거는 불행히도 찾을 수 없었다. 오히려 우리는 '걱정'이 회복에 도움을 주기도 한다는 사실을 알아냈는데, 그에 관해서는 뒤에서 설명할 예정이다.

• • •
100세 노인의 낙천성은 원인이 아니라 결과다

낙관주의가 가진 가장 나쁜 점은 실질적으로 건강을 위협하는 요소들을 간과하거나 무시한다는 것이다. 이것은 '착각을 불러일으키는 낙관주의'라고 불린다. 일부 대책 없는 낙관주의자들은 건강을 해치는 위험 요인들을 과소평가해서 예방조치를 취하지 않고 의사의 조언도 따르지 않는다. 막연히 '난 괜찮아질 거야'라는 생각이 흡연자나 고혈압 환자, 과식하는 사람들에게 치명적이라는 사실을 입증한 연구도 있었다.

게다가 낙천적인 사람들은 상황이 안 좋다는 사실을 알게 되면 특히 더 큰 충격을 받는다. 그래서 그들은 직장을 잃거나 가족이 죽거나 암이 재발하면, 일반인들보다 훨씬 더 심한 스트레스를 받고 생명을 위협하는 나쁜 습관들을 다시 갖게 된다.[19]

그런데 노인들 중에도 가장 나이가 많은 노인들, 즉 노후 중에서도 최후의 노후를 보내는 사람들 중에는 긍정적인 인생관을 가진 사람이 더 많지 않은가? 100세 이상의 노인에 대한 연구들을 살펴보면 장수한 사람들의 성격이 낙천적이라고 얘기한다. 그러나 이런 연구들은 심각한 결함이 있다. 적절한 비교집단이 하나도 없다는 점이다.

100세까지 산 사람들이 삶을 긍정적으로 바라본다고 하는데, 과연 누구와 비교해서 그렇다는 것인가? 50세 때까지 불평만 늘어놓던 사람도 50년이 더 흐르는 동안 건강하게 살아 100세가 되면 긍정적인 사람이 되기도 한다. 사실 초가 100개나 꽂혀 있는 환한 생일 케이크 앞에서 누군들 희망적인 생각을 하지 않겠는가?

이런 결함은 과거 장수비결을 연구한 수많은 연구결과들이 왜 거의 다 유효하지 않은지 설명하는 데 도움이 된다. 당신이 죽도록 요구르트만 먹는다 해도 여전히 100세까지 살 가능성은 희박하다는 말이다. 우리 역시 터먼 연구 참가자들을 분석하면서 초고령까지 산 사람들을 조사하고 분석했지만, 그들의 삶을 따라가며 어린 시절부터 인생 전체의 맥락을 살폈다. 사실, 심리상태와 노화에 대한 다른 연구들은, 나이를 먹고 어른이 됐을 때 일반적으로 더 행복하고 부정적인 감정을 덜 느낀다는 것을 밝히고 있다.[20] 그 말은 우리 중에 가장 나이가 많은 사람이 비교적 더 행복하지만, 그 행복은 장수의 비결이 아니라는 것이다.

다른 연구 프로젝트들이 이런 생각을 입증할 수 있을까? 터먼 박사의 프로젝트를 제외하고, 행복과 건강의 문제를 적절한 방법으로 연구한 프로젝트는 그다지 많지 않았다. 하지만 그중에서도 가장 훌륭한 연구는 '하버드 대학 성인발달 연구'다. 이것은 1930년대에 하버드 대학에서 학부과정을 다닌 250명가량의 학생들을 그때부터 계속 관찰한 연구다. 이 연구는 성숙한 태도로 인생의 난관을 극복하고 깊이 있는 사회적 관계를 유지한 사람들이 가장 성공했다는 사실을 밝혀냈다. 이런 사람들은 안정된 결혼생활을 유지했고, 흡연과 과음을 피하고 늘씬한 몸매를 유지하며 비교적 건강한 생활습관을 지켜갔던 것이다.

이 연구의 책임 연구원인 조지 베일런트George Vaillant 박사가 내린 가장 통찰력 있는 결론은 행복과 건강에 대한 우리 연구와 특히 깊은 연관이 있다. 베일런트 박사는 '행복하고 건강한 삶'과 '불행하고 아픈 삶'을 대조했는데[21] 하버드 대학 사람들 중 일부는 행복하고 건강한 길로 간 반면 어떤 사람들은 불행하고 아픈 길로 갔다. 결론적으로 행복은 건강의 원인이 아니었고, 불행 역시 질병의 원인이 아니었다. 대신 베일런트 박사는 건강과 질병처럼 행복이나 불행도 결과일 뿐이라고 결론 내렸다.

데이비드 스노우든David Snowdon 박사는 또 다른 보기 드문 장기 연구 프로젝트인 '수녀 연구'를 진행해오고 있는데, 이 연구는 700명가량의 수녀들에 대한 수십 년에 걸친 정보를 수집했다. 말할 필요도 없이, '노트르담 수녀학교'의 수녀들은 흡연이나 음주습관도 없었고 성적으로 문란한 생활을 하지도 않았다. 또한 수녀들은 적당한 거처와 의료서비스, 사회적 관계를 갖고 있었다. 그런데도 사람마다 차이가 나타났다.[22] 언변이 뛰어나고 교육을 더 많이 받은 수녀들, 그리고 성년기 초반에 긍정적인 생각을 많이 한 수녀들이 더 잘 지내고 더 오래 살았던 것이다. 또한 일기장에 희망과 감사의 마음을 더 많이 표현한 젊은 수녀들은 슬픔과 두려움을 드러낸 사람들보다 더 건강하게 살았다.

그러나 일부 수녀들은 심리상태, 언어, 그리고 건강 측면에서 하락과 쇠퇴의 길을 가기도 했다. 흔히 행복과 건강은 동시에 달라진다. 예를 들어, 알츠하이머병에 걸린 사람은 정신기능이 점점 악화되면서 긍정적인 감정도 점점 더 모호하게 표현했다. 그들이 '불행하다'고 느껴서 정신적 쇠퇴가 빠르게 진행된 것은 분명히 아니었다.

이처럼 장기간 동안 지속되는 언짢은 기분이나 걱정, 근심 등에 대해 정확히 알려진 사실은 생각보다 훨씬 적다. 그래서 우리는 수십 년 동안의 심리상태, 걱정, 정신건강 문제로 곧장 관심을 돌렸다.

• • •
감정기복과 기분변화가 심한 사람들의 문제

필립은 한시도 가만히 있지 못하는 성격이다. 기분변화가 심하고 신경이 날카로우며 예민했다. '지칠 줄 모르는' 필립은 행동으로 다른 사람들의 관심을 끌려는 경향이 있는데도 학교 친구들한테 인기가 많았다. 필립은 특별히 성실한 아이는 아니었고, 본인이 관심을 가진 일에만 아주 열중하는 스타일이었다. 필립 엄마는 필립이 보통 아이들보다 신경이 과민한 아이라고 했다. 혼자 있을 때 '집에 강도가 들지 않을까'를 포함해서 온갖 일을 걱정하기 일쑤였다고 한다.

1922년에 터먼 박사는 연구 참가자의 부모님들과 선생님들에게 아이들의 기분변화가 얼마나 심한지 평가해달라고 요청했다. 즐거운 감정과 슬픈 감정 사이를 자주 왔다 갔다 할 정도로 기분변화가 심한 편인지, 아니면 안정되고 변함없는 편인지를 물었다. 필립 엄마는 아들에 대해서 "기분변화가 매우 심하다."라고 응답했다. 터먼 박사는 이런 반응들이 아이들의 노후와 연관이 있을지도 모른다고 생각했고, 곧 자신의 생각이 옳다는 것을 밝혀냈다.

하지만 뭔가 깔끔하게 정리되지 못한 문제가 몇 가지 남아 있었다. 기분변화가 심한 성격이 건강과 장수에 대개 부정적인 영향을 미치지만, 이런 걱정 많은 성격이 나이 들어서 도움이 되는 경우도 가끔 있었다.

1940년에 터먼 연구 참가자들은 서른 살 안팎이었다. 어렸을 때 기분변화가 아주 심했던 필립은, 자라서 걱정이 무척 많은 사람이 됐다. 결혼도 하고 귀여운 딸도 생겨 자랑스러운 가장이 되었지만, 여전히 기분변화가 심하고 다른 사람들이 그런 자신을 어떻게 생각할지에 대해 걱정이 컸다. 제임스도 걱정이 꽤 많고 초조해 하는 성격이었지만, 그래도 하나에 더 집중하는 편이었다.

예민한 아이는 자라서 예민한 어른이 되고, 격변하는 세월 내내 자주 불안해하고 안절부절못하며 돈 문제와 다른 여러 가지 일들을 걱정한다. 우리는 과학자들이 '신경증'이라고 일컫는 것을 측정하는 더 공식적인 방법을 만들고 싶었다. 신경증은 걱정이 많고 변덕스러우며 신경이 날카롭고 쉽게 노발대발하거나 우울증에 걸릴 위험이 큰 기질을 말한다. 우리는 믿을 만하고 근거가 확실한 척도가 필요했기 때문에, 터먼 박사의 질문지에 있는 많은 항목들을 분류해서 그것들이 서로 어떻게 연관 있는지 면밀히 조사했다. 또한 선진적인 통계분석을 사용해 신뢰할 만한 항목들을 뽑았다. 그런 다음 신경증에 대한 현대적 측정치와 비교해서 우리가 만든 척도의 타당성을 입증했다.

• 신경증적인 성격에 관한 셀프테스트
다음의 문항들은 기분변화가 심하고 걱정이 많은 성격과 장수의 관계를 이해하는 데 도움을 준다. '아니다'는 1점, '잘 모르겠다'는 2점, '그렇다'는 3점을 주면 된다.

□ 칭찬이나 비난에 영향을 많이 받는가?		1 2 3
□ 비참한 기분을 자주 느끼는가?		1 2 3
□ 특정 화제에 민감한 편인가?		1 2 3
□ 쓸모없는 생각이 계속 떠올라 괴로운가?		1 2 3
□ 회한과 후회의 감정 때문에 자주 괴로워하는가?		1 2 3
□ 굴욕적인 일을 지나치게 오랫동안 걱정하는가?		1 2 3
□ 특별한 이유 없이 행복한 감정과 불행한 감정 사이를 왔다 갔다 하는가?		1 2 3
□ 쉽게 마음에 상처를 입는가?		1 2 3
□ 기분변화가 심한가?		1 2 3
□ 아주 감정적으로 행동하는 경향이 있는가?		1 2 3

점수는 각 질문에 대한 점수를 모두 합치면 된다. 10~30점 사이의 점수가 나올 것이다. 18점 이하를 받았다면, 틀림없이 여유 있고 느긋한 유형의 사람이다. 우리의 자료를 바탕으로 했을 때, 신경증 척도에서 하위 25%에 속하는 점수다. 그러나 23점 이상이라면 어느 정도 신경증적인 사람으로, 상위 25%에 속한다.

여기서 '신경증적인'이라는 용어는 진료상의 의미로 사용되는 것이 아니라는 점을 알아두기 바란다. 모든 사람이 조금씩, 또는 그 이상 가지고 있는 성격적 특성을 설명하는 말이다. 중간 점수를 받았다면, 아마도 가끔 몹시 예민해지고 약간 신경질적인 모습을 보이지만, 평소에는 차분하고 침착한 사람일 것이다.

터먼 박사는 청장년층이 된 참가자들을 만나서 평소에 기분이 좋은지, 차분하고 느긋하며 인생에 만족하는지를 물었다. 우리는 그들의 대답을 분석하면서, 노년에는 어떻게 답했는지를 비교했다. 혹시 노년에 건강이 나빠졌거나 심장병이나 암에 걸리지 않았는지, 다른 사람의 도움이 없으면 일상적인 활동도 하기 어렵다고 보고하지는 않았는지 등을 유의해서 살펴보았다.

예를 들어, 어렸을 때 진지한 아이였던 엠마는 은퇴하고 혼자 살면서도 행복하다고 말했다. 그 보고서를 작성할 당시에 엠마는 지난 수개월 동안 "꽤 활기차고 느긋하게 지냈다."고 스스로 평가했다. 은퇴한 지 얼마 안 돼서 유방암 진단을 받은 엠마는 유방암을 잘 이겨냈고, 계속 활기차게 살면서 심지어 가끔씩 여행도 다녔다. 엠마의 경우는 다른 사람들과 대비되는 경우였다. 다른 참가자들은 자기 몸 하나 돌보는 것도 힘들어했고, 불안해하거나 우울하게 지내며, 자기 인생이 "매우 불행하다."고 생각했다.

어른이 됐을 때의 성격, 노년의 행복, 건강, 장수 문제에 전념하는 동안, 우리는 터먼 연구 참가자들 중에 성년기 초반에 걱정이 많은 성격이었던 여성들이 나중에 더 아프고 더 불행하게 산다고 보고한 사실을 알게 됐다. 그 여성들은 일찍 죽을 가능성도 더 높았다. 신중하거나 성실하지 않을 경우에 특히 더 그랬다. 만약 그녀들이 성실한 성격에 자기관리도 잘하고 좋은 친구들도 있었다면, 걱정 많은 성격이 건강에 훨씬 덜 해로웠을 것이다.

그런데 남성들의 경우에는 결과가 조금 달랐다. 터먼 연구 참가자들 중에 성년기 초반에 걱정 많은 성격이었던 남성들은 대체로 노년기에 더 아프고 더 불행하게 산 것으로 기록됐다. 그러나 일찍 사망할 가능성은 여성에 비해 낮았다. 신경증적이더라도 성실한 스타일이면 상황이 더 괜찮았다.

제임스처럼 성실하면서도 신경증적인 남성은 나이 들어서도 무척 잘 지냈다. 적어도 수명에 관해서는 말이다. 특히, 신경증적이고 걱정이 많은 노인들이 자기 몸을 적극적으로 돌보는 동기에는 신체적 증상에 대한 집착도 포함되어 있다. 이 노인들은 죽을까 봐 조바심친다기보다 목숨을 유지하는 것 자체가 걱정거리다.

처음에 우리는 신경증적인 사람들에게 의외의 이점이 있다는 분명한 사실을 믿을 수가 없었다. 사망증명서를 반박하기란 어려운데도 말이다. 그런데 이와 똑같은 양상을 발견한 다른 연구가 두 가지 더 있었다. 그중 한 연구는 70세 이상의 신경증적인 노인들이 그 다음 4년 동안 죽을 가능성이 더 낮은 사실을 밝혀냈다. 또 다른 연구는 메디케어(medicare, 미국에서 65세 이상의 노인을 대상으로 시행하는 공공 의료보험 제도–옮긴이) 노인 환자들에 대한 연구인데, 놀랍게도 신경증이 건강을 지켜준다는 사실을 밝혀냈다.[23] 또한 터먼 연구에 참가한 남성들 중에서 아내와 사별한 사람들을 따로 조사해보았더니 우리가 발견한 사실이 특히 더 잘 들어맞는다는 것을 알게 되었다. 결국 우리의 연구결과를 믿을 수밖에 없었다.

우리가 발견한 여성과 남성의 극적인 차이, 특히 사별한 남녀의 차이는 이 책의 뒷부분에서 다시 살펴볼 것이다. 현재까지의 교훈은 '걱정이 많은 성격'이 건강에 매우 좋을 때도 분명 있다는 사실이다.

상냥한 성격이 늘 좋은 것은 아니다

다정하고 협조적이며 사람을 잘 믿는 경향이 있고 친절한 사람을 심리학자들은 '상냥한' 사람이라고 부른다. '상냥함'이라는 특성은 얼마나 남을 잘 도와주고 주위 사람들에게 힘이 되어주는지에 관한 개인차를 개괄하는 데 좋다. 우리는 터먼 연구 참가자들의 상냥함을 측정하기 위해서, 참가자들이 성년기 초반에 답한 셀프테스트 질문들을 참조했다. 예를 들어, 말다툼을 피하려고 애쓰는지, 다른 사람들에게 비판적이지 않은지, 남들의 마음에 상처 주지 않는지, 다른 사람들의 감정에 신경을 쓰는지, 언제나 자기 뜻대로 하려고 하지는 않는지 등이었다.

1940년에 엠마는 자신을 평가하면서, "나는 제때 일을 끝내지 못한 노동자를 호되게 나무라지는 못할 것 같다."고 말했다. 또한 성질을 부리거나 남들을 비난하거나 남의 감정을 무시하지도 못할 것 같다고 했다. 엠마는 자신이 쉽게 친해질 수 있는 사람이라고 생각했으며, 실제로 상냥함 테스트에서 아주 높은 점수를 얻었다.

우리는 다른 훌륭한 연구가 보여준 사실, 즉 상냥하고 이타적인 사람들이 더 오래 살고 행복한 삶을 유지하는 경향이 있다는 사실을 입증해보려고 했지만, 상냥한 것 자체가 장수의 비결은 아니었다. 상냥한 사람들이 더 건강하게 살고, 특히 사회적 관계가 좋을 수 있는 조짐은 분명히 있었다. 그러나 육체적 건강과 장수에 더 중요한 요소로 드러난 것은 사회적 관계 자체였다.

엠마는 상냥한 성격 때문에 친구도 많이 사귀고 다른 사람을 돕기도 했지만, 이것은 엠마의 건강과 직접적인 연관이 없었다. 우리는 행복이 건강에 정말 중요하다는 또 다른 주장이 과장되거나 잘못 해석되는 경우가 많다는 사실을 발견했다. 사회적, 이타적 활동에 참가하는 사람들은 행복해 하는 경향이 있다. 그러나 행복하고 쾌활한 사람이라고 해서 반드시 이타적인 자선활동에 참가하는 것은 아니다.

걱정 많은 성격이 건강에 반드시 나쁘지 않은 것처럼, 상냥한 성격도 늘 건강에 좋은 것은 아니다. 살면서 어떤 길을 걸어 왔는지, 현재 어떤 상황에 직면했는지에 따라 달라진다. 감정이 건강과 관련 없다는 뜻이 아니다. 오히려 문제를 좀 더 꼼꼼히 들여다보고 개인에 따라 감정이 얼마나 중요한지 생각해봐야 한다는 뜻이다.

무엇이 인간을 행복하게 만드는가?

정말 키가 큰 사람이라면 '엑스트라 롱extra long' 사이즈의 옷을 구입하겠지만, 키를 더 자라게 하려고 엑스트라 롱 사이즈 옷을 사는 사람은 없을 것이다. 유전자와 영양상태 같은 근본적인 원인들이 있고, 그로 인한 결과가 서로 연관되어 있다는 것은 너무나 분명하다. 그러나 건강에 관해서 사람들은 무엇이 무엇을 야기했는지 이해하는 데 끊임없이 혼란을 겪고 있다.

우리의 동료인 소냐 류보미르스키Sonja Lyubomirsky는 사람을 더 행복하게 만드는 데 어떤 것이 개입하는지를 연구하는 대표적인 인물이다. 소냐와 다른 행복 연구자들은 우리에게 행복한 생활을 유지하고 더 행복해지는 방법들을 조언해줬는데, 어느 날 우리는 그것들을 살펴보다가 놀라운 유사성과 연관성을 깨달았다. 즉, 그 조언들 대부분(전부는 아니다)이 건강을 유지하는 방법들과 거의 똑같았던 것이다. 예를 들어, 더 행복해지려고 노력하는 사람들은 다음과 같은 조언을 듣는다.

- 텔레비전 보는 시간을 줄여라.
- 사회적 관계를 개선해라. 예를 들어 친구들과 즐거운 시간을 보내라.
- 육체적 활동의 양을 늘려라. 예를 들어 산책을 조금 더 오래 하라.
- 다른 사람들을 도와주고, 도움을 받았다면 그 사람에게 감사의 마음을 전하라.
- 현재에 충실하면서도 늘 생기 넘치게 살기 위해서 새로운 것에 도전하라.

이런 것들은 모두 '건강하게 오래 사는 것'과 연관돼 있다. 그러나 우리는 약간 생각이 다른데, 이런 과정을 다른 식으로 짜보려 한다. 즉, 터먼 연구 참가자들을 연구한 우리는 각각의 항목을 실천하라고 조언하기보다 각각의 항목이 자연스럽게 이뤄질 수 있는 생활방식을 찾아보라고 제안한다. 다시 말해서, 이런 활동들은 건강하고 행복한 개인을 특징짓는 장기적인 생활패턴의 일부다. 건강한 생활패턴과 인생경로가 우선이고, 그것을 따르면 결과적으로 건강과 행복을 모두 얻을 수 있다.

건강한 인생을 위한 지침

솔직히 말해서, 좋아하는 텔레비전 프로그램을 보지 말고 맛있는 간식도 치우고 아침마다 밖에 나가 조깅하라는 조언을 들었다 해도 그것을 실천할 가능성은 매우 낮다. 어떤 충격적인 사건으로 정말 큰 자극을 받았더라도, 잠시 동안만 노력할 뿐이지 곧 옛날 습관으로 돌아가기 쉽다. 그러나 친구, 가족, 종교, 스포츠 활동, 고된 직장생활, 여행, 독서모임 등으로 바쁜 사람이라면, 소파에 누워서 간식을 먹으며 텔레비전을 볼 시간이 많지 않을 것이다.

훌륭한 조언들을 억지로 실천하려고 애쓰는 것도 마찬가지다. 얼마 동안은 의욕적으로 해보겠지만, 습관으로 형성되지 않으면 중도에 포기하게 된다. 정말 행복하게 산 터먼 연구 참가자들은(대다수가 정말 행복하게 살았다) 행복해지는 방법을 제대로 배운 적이 한 번도 없었다. 그들은 웃음치료를 받은 적도 없고, 자신감 클리닉에 다닌 적도 없으며, 응석을 다 받아주는 부모님과 살지도 않았다.[24] 대신, 행복하고 건강하게 사는 길, 풍족하면서도 현명하게 살 수 있는 인생경로를 따라갔다.

사실, 늘 행복하다고 건강한 것도 아니고 가끔은 걱정도 쓸모가 있다는 것을 많은 사람들이 알고 있다. 오랫동안 행복하게 산 터먼 연구 참가자들은 냉소적인 반항아나 혼자 있기를 더 좋아하는 사람들이 아니었다. 그들은 정말 뛰어나고 자기 인생에 만족하는 개인들이었지만, 행복을 좇지는 않았다. 그들이 행복하게 웃으며 살았던 까닭은, 건강하고 부유하며 현명했기 때문이었다. 행복은 장수에 이르는 길에 얻은 부산물이었다. 앞으로 살펴보겠지만, 그들 특유의 사회적 관계, 직업, 취미, 습관의 유형이 건강으로 가는 정말 훌륭한 길을 닦아 놓았던 것이다.

건강한 사람은 행복하다. 하지만 행복한 사람이 반드시 건강한 것은 아니다. 더 건강한 사람이 더 행복한 것은 키 큰 사람이 엑스트라 롱 사이즈를 입는 것처럼 지극히 당연하고 자연스러운 일이다. 물론 행복한 사람들이 아주 힘든 시기를 무사히 헤쳐 나가면서 건강을 잘 유지하는 경우도 종종 있다.

"쾌활한 사람이 더 오래 산다."는 말은 지나치게 단순화된 해석이지만, 어쨌거나 더 행복해지고 더 건강해지는 방법은 자기 스스로 옳다고 생각하는 일을 하는 것이다.

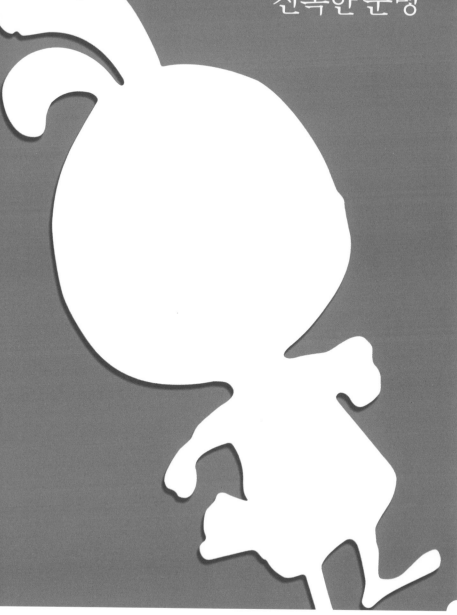

도토리가 머리 위에 떨어지는 것을 보고 하늘이 무너진다고 단정하는 사람을 심리학자들은 '파국론자'라고 부른다. 사람들이 악재를 설명하거나 해석하는 방식에는 유형이 있다. 즉, 파국론자는 어디에 있든지 파멸이 곧 닥칠 것이라고 생각하는 반면, 성격이 좀 더 밝은 사람은 나쁜 일이 벌어진 와중에도 재빨리 행운의 징조를 발견한다. 실제로 어떤 구체적인 두려움에 시달리는 파국론자도 있다. 이런 모습은 점점 증가하는 사망 위험요인에 대한 경고신호이기도 하다.

우리는 터먼 연구 참가자들이 성년기 초반이었을 때 세상을 어떻게 바라보고 설명했는지를 조사해보기로 했다. 특히 파국론적인 생각이 수명과 사망원인에 어떤 영향을 미쳤는지 밝히기로 했다.

치킨 리틀Chicken Little은 영국 전래동화에 나오는 닭으로, 머리 위에 떨어진 도토리를 보고 하늘이 무너지는 줄 안 치킨 리틀이 왕에게 소식을 전하러 간 이야기다. 현재는 비관론자나 기우가 심한 사람을 지칭하는 말로 쓰인다. 치킨 리틀 같은 파국론자들은 어떤 일이 벌어졌을 때 일반인들이 어떻게 받아들이고 어떤 식으로 반응하는지 잘 모른다. 그러다 보니 스스로 화를 자초한다는 문제점이 있다. 다행히, 파국론적 생각을 하더라도 그런 생각은 언제나 바뀌거나 개선될 수 있다.

우리의 연구 프로젝트·중 이 부분은 크리스 피터슨Chris Peterson 교수와 마틴 셀리그먼Martin Seligman 교수가 참여했다. 이 두 사람은 개인들이 나쁜 사건의 원인을 설명하는 방식인 '설명양식'의 전문가다. 예를 들어, 어떤 사람들은 일이 잘못됐을 때 다른 사람에게 책임을 전가하거나 운이 나빴다고 생각하기보다 자기 자신을 탓하는 경향이 있다. 또 어떤 사람들은 문제가 벌어졌을 때 즉시 해결되기보다 영원히, 혹은 오래 지속될 문제로 여긴다. 그 사람들은 "이 문제는 영원히 계속될 거야."라고 생각하며 괴로워한다.

하지만 가장 심각한 부류는 모든 일을 지나치게 일반화시키는 사람들이다. 그들은 문제를 제한되고 특수한 것으로 보지 않고, 그 문제가 자신들이 하는 모든 일을 위태롭게 만들 것이라고 생각한다. 그러다 보니 그들의 인생은 '완전히 엉망진창'이 되며, 이들이야말로 진정한 파국론자의 길을 가게 된다.

이 사람들은 재앙이라 할 정도로 온통 잘못된 것만 보는 비관적인 인생관을 갖고 있다. 카렌이 그랬다. 카렌은 소심하고 자신감이 부족했는데 어렸을 때조차 그랬다. 그래서 카렌은 초등학교 때 반 친구들에게 반감을 살 정도로 유별나게 예민한 아이로 통했다. 카렌의 담임선생님은, 카렌은 친구들과 똑같은 벌을 받아도 유난히 더 괴로워하고, 벌 받았다는 사실을 쉽게 잊어버리지 못하는 것 같다고 말했다. 마찬가지로 그 무렵에 카렌의 엄마가 얘기하기를, 카렌은 자신이 납치당할까 봐 끊임없이 두려워했다고 한다. 요컨대, 어린 카렌은 한 가지 나쁜 일 뒤에 또 다른 악재가 줄줄이 뒤따르는 것이 인생이라고 받아들인 듯했다.

터면 박사는 20대 후반이 된 연구 참가자들에게 자신의 결점이 무엇이고, 현재 어떤 안 좋은 일에 직면했는지를 물었다. 특히 주목할 만한 질문은 '지금까지 살아오면서 가장 심각했던 성격이나 기질의 결함이 무엇이었는지'에 대한 것이었다. 또한 오랫동안 자신에게 영향을 미친 실망감, 실패, 사별, 다른 사람들과의 비우호적인 관계에 대한 질문도 있었다.

어떤 사람들은 야심이 지나치거나 무언가에 너무 집착하는 것과 같은 사소한 성격적 결함을 적었다. 카렌처럼 부모의 이혼을 겪고서 행복한 결혼이 가능하리라는 생각을 전혀 하지 않게 된 사람들도 있었다. 또한 어떤 사람들은 혹독하게 자신을 비판했다. 카렌은 숫기 없는 성격이 자기 인생에 미친 영향에 대해 생생하게 묘사했고, 그것이 도저히 극복할 수 없는 성격적 결함이라고 생각하게 된 이유까지도 자세히 적었다.

우리의 공동 연구자들은 '내용분석'이라고 불리는 기술을 활용해 터면 연구 참가자들이 쓴 것들을 분석하고 분류했다. 숙달된 검토자가 연구 참가자들이 사용하는 어휘 같은 것을 기준으로 그들이 각각 성년기 초반에 어느 정도 파국론자였는지를 평가했다. 그들은 약 1,200명의 참가자들이 작성한 3,000개가 넘는 자기평가를 검토한 뒤 우리에게 그 분석결과를 보내줬다. 우리는 곧장 그것을 가지고 파국론적인 인생관과 장수가 연관 있는지를 밝히는 통계 분석을 실시했다.

• • •
파국론자, 비명횡사로 삶을 마감하다

결과는 분명했다. 파국론자들이 더 일찍 죽었다. 이런 차이는 남성들 한테서 특히 더 분명하게 나타났다.[25] 파국론자들은 일반적으로 다른 사람들과 피상적인 관계를 유지하고 본인의 문제를 직시하지 못한다.[26] 필립은 연구 참가자들 중 가장 심각한 파국론자 중 하나였다. 필립은 불행이 인생의 구석구석에 숨어 있다 나타나며, 자신의 성격적 결함이 인생의 모든 면에 침투했다고 생각했다(필립은 충동적인 성격 때문에 음주를 통제하지 못하는 것이 자신의 가장 큰 결함이라고 했다). 카렌처럼 필립도 불행 하나하나를 인생 자체보다 더 심각하게 받아들였던 것이다. 필립은 65세 생일을 맞이하기도 전에 심장마비로 죽었다.

그렇다면 파국론자들 상당수가 왜 젊었을 때 죽었을까? 우리는 사망증명서에서 관련 정보를 발견했다. 우리는 사망원인을 네 가지 범주로 나누었다. 심혈관 질환(심장마비나 심장발작), 암, 사고나 폭력(살인, 자살, 교통사고 등), 그리고 전염병과 같은 특수한 원인으로 말이다.

분명히 파국론자들은 사고나 폭력으로 더 많이 죽는 편이었다. 반면 파국론자들이 다른 원인 때문에 죽는 비율은 일반인들에 비해 약간만 더 높았다. 이것은 왜 파국론적 생각이 특히 더 치명적이고 위험한지에 대한 좋은 단서였다.

파국론자들은 한 가지 문제만 생겨도 그것이 엄청난 악재들이 줄줄이 뒤따를 신호탄이라고 믿고, 그런 생각이 반복될수록 자꾸만 자신을 위험한 길에 밀어넣게 된다. 특히 비명횡사로 일찍 죽을 수 있다는 측면에서 그렇다. 또한 그들은 매사에 지나치게 자신을 탓하며 고통스러워했다. 카렌의 경우에는 옆에서 보기에도 가슴 아플 정도로 그런 모습을 보였다. 결국 카렌은 30대가 되기도 전에 자살했다.

그러나 모든 파국론자가 일찍 죽을 운명인 것은 아니었다. 그들 중 다수는 시간이 지나면서 자신의 관점을 바꾸고 인생의 방향을 틀었다. 그렇기는 해도, 사람들이 자신을 둘러싼 세상을 어떻게 해석하는지는 몇 가지 테스트로 일부분 예측할 수 있었다.

• **파국론적 생각에 관한 셀프테스트**

아래에 나오는 문항을 보고 당신의 성향과 얼마나 비슷한지 체크해보자. '전혀 그렇지 않다'는 1점, '별로 그렇지 않다'는 2점, '보통이다'는 3점, '대체로 그렇다'는 4점, '매우 그렇다'는 5점이다.

☐ 1. 내 인생이 점점 더 나빠질 것 같아 걱정이다.   1 2 3 4 5

☐ 2. 세상이 돌아가는 모습을 보면 어디든지 기회가 있다고 생각한다.   1 2 3 4 5

☐ 3. 신기하게도 내가 어떤 문제에 끼어들면 모든 일이 잘 돌아간다.   1 2 3 4 5

☐ 4. 기회를 날려 버리거나, 들어온 기회를 망쳐버리는 경우가 많다.   1 2 3 4 5

☐ 5. 가장 안 좋은 일이 일어날까 봐 두렵다.   1 2 3 4 5

☐ 6. 내가 사소한 일을 망치면, 다른 일들도 엉망이 되기 시작한다.   1 2 3 4 5

점수를 계산하는 방법은 다음과 같다. 2번과 3번 문항은 점수를 거꾸로 계산하면 된다. 즉, 5점은 1점으로, 4점은 2점으로, 3점은 그대로 3점으로 계산한다. 1번, 4번, 5번, 6번 항목은 체크한 점수를 그대로 더한다.

각 항목의 점수를 합치면 총점이 6~30점 사이에서 나올 것이다. 파국론적 생각에 대한 평균점수는 약 12~13점이다. 총점이 10점 이하라면, 당신은 사소한 사고 정도는 특별히 신경 쓰지 않는 사람이다. 하지만 24점 이상이라면 확실한 파국론자라고 볼 수 있다.

• • •
더글러스 켈리의 불가사의한 최후

공개적으로 자신이 터먼 연구 참가자임을 밝히고 다닌 더글러스 맥글라샨 켈리Douglas McGlashan Kelley는 가장 흥미로우면서도 이해할 수 없는 사람 중 하나였다. 터먼 박사는 샌프란시스코에서 어린 시절을 보내던 켈리를 연구에 참가시켰다. 켈리는 버클리에 있는 캘리포니아 대학교에서 학부과정을 마쳤고, 그 후로 유명한 정신과의사이자 캘리포니아 대학교 교수가 됐다.

어린 시절에 켈리는 보통 아이들보다 성실하지는 않았지만 활동적이고 어디서든 적응을 잘하는 아이였다. 감정이입을 잘하고 다른 사람들의 기분을 세심하게 신경 쓰는 편이었지만, 훗날 인생이 극적으로 바뀌는 전조가 될 만한 놀라운 일을 유년기에 겪었던 것은 아니었다.

더글러스 켈리는 농담과 마술을 정말 좋아했다. 실제로, 1941년에 〈타임Time〉 지는 켈리에 대한 특집 기사를 썼는데, 켈리가 사교장에서나 써먹을 만한 재주를 환자들에게 가르쳐주는 정신과의사라는 내용이었다. 1942년에 29세였던 켈리 박사는 미군 의무대에 불려간 뒤 유럽으로 가서 본인의 전문 분야인 법정 정신의학자(죄수들이 재판을 받기에 정신적으로 문제가 없는지 등을 판단하는 의학자-옮긴이)로 복무하게 되었다.

전쟁이 끝났을 때 켈리는 특별한 임무를 맡았다. 그는 독일 뉘른베르크에서 열리는 국제군사재판에 소속돼 일했는데, 그곳에서는 나치의 전쟁범죄 재판이 한창 준비 중이었다. 켈리는 체포된 최고위 나치 관료들 중 일부, 즉 외무부 장관 요아힘 폰 리벤트로프Joachim von Ribbentrop와 가장 악명 높고 영향력 있는 나치 중 한 명인 헤르만 괴링Hermann Göring 같은 사람들을 조사했다.

켈리 박사는 투옥된 나치 지도자들을 대상으로 '로르샤흐 잉크 얼룩 검사(스위스의 정신과의사 로르샤흐가 1921년에 개발한 성격검사 방법으로, 좌우 대칭의 불규칙한 잉크 무늬를 보고 어떤 모양으로 보이는지를 말하게 해서 그 사람의 성격과 정신상태 등을 판단하는 검사법-옮긴이)' 같은 심리평가를 실시했다. 켈리는 로르샤흐 검사 전문가였다. 나치 지도자들의 생각에 매료된 켈리는 그들과 많은 시간 이야기를 나누었고, 그들이 어떻게 같은 인간에게 그렇게 끔찍한 범죄를 저질렀는지 이해하려고 노력했다. 켈리는 나치 지도자들이 정신적으로 재판을 받기에 적합하다고 결론 내렸다. 결국 폰 리벤트로프와 다른 고위 나치 관료들은 사형에 처해졌다. 헤르만 괴링은 사형집행 전에 몰래 청산가리를 먹었다.

그 후 더글러스 켈리는 교수이자 범죄학자가 됐다. 그는 뉘른베르크에서 했던 것처럼, 법정에서 피고인의 정신상태를 증언하는 일을 했다. 게다가 켈리는 '펜토탈sodium pentothal' 같은 약물을 내면의 이야기를 이끌어내는 자백약(사람들에게 진실을 말하게 하는 효과가 있다고 여겨지는 약-옮긴이)으로 사용해 정신의학계에 새로운 지평을 열었다. 켈리 박사는

《뉘른베르크의 22개 감방 22Cells in Nuremberg》이라는 책도 썼다. 이상하게도 그는 나치 기념품을 수집했다.

1958년 새해 첫날, 더글러스 켈리가 집에 있다가 갑자기 가족들 앞에서 자살하는 사건이 벌어졌다. 당시 그의 나이는 고작 마흔다섯 살이었고, 충격적이게도 청산가리를 삼켜 자살했던 것이다. 다음 날 〈뉴욕 타임스 New York Times〉는 경찰의 말을 인용해서 이렇게 보도했다. 경찰에 따르면, 그 청산가리 캡슐은 "켈리 박사가 뉘른베르크에서 기념품으로 집에 가져온 여러 독약 캡슐 중 하나였다. 그것은 1946년 10월 16일 사형집행 2시간 전에 비슷한 캡슐을 삼켜 자살한 헤르만 괴링에게서 발견된 캡슐과 같은 것이었다."[27]

성공한 의사인 더글러스 켈리가 사랑하는 아내와 아직 어린 세 자녀를 남겨두고 갑자기 자살한 이유를 정확히 아는 사람은 아무도 없었다(역설적이게도, 켈리 박사가 죽은 뒤 그에게 바치는 기념 헌사에서 캘리포니아 대학교의 동료들은 "그는 아주 쾌활한 성격이었다."라고 썼다). 그러나 켈리가 20대 후반에 경험한 일들을 반추해보면 갑작스러운 자살의 실마리를 찾을 수 있지 않을까?

그는 성년기 초반에 '세상이 대단히 잘못됐음'을 어느 정도 알게 됐다. 세심한 사람이 극도로 끔찍한 인간의 참사를 어쩔 수 없이 보게 되면, 그 험악하고 억압적인 측면에 대해 보통 사람들보다 훨씬 더 크게 충격 받고 놀랄 수밖에 없다. 켈리는 많이 배운 사람들조차 얼마나 사악하고 교활한지 직접 체험을 통해 알았다. 그처럼 인생을 바꿀 만한 경험을 한 뒤 수년 동안 겉으로는 성공한 듯 보였어도, 켈리의 낙천성과 긍정성, 가치관은 엄청난 충격을 받았던 것이다.

그녀들은 왜 약을 먹고 자살했나?

우리의 공동 연구자인 캐럴 톰린슨-키시는 자살에 관한 아주 흥미로운 조사를 진두지휘했다. 그중 하나는 터먼 박사의 표본 중에서 자살한 것으로 분명히 확인된 8명의 여성들에 관한 연구였다.[28] 어쩌면 참가자들 중에는 자살한 사람들이 더 있을 수 있다. 사망증명서에 '약물과용'으로 기록된 사람들 중 일부는 아마도 사고가 아닌 자살일지도 모르기 때문이다. 그러나 우리는 가장 확실한 결론을 얻기 위해 사망증명서에 '자살'로 기록돼 있는 사람들과 유서를 남긴 사람들만 조사했다.

남성들은 일반적으로 목숨을 끊을 때 총이나 다른 폭력적인 수단을 선호하는 반면, 여성들은 약을 먹는 경우가 많다. 터먼 연구 참가자들 중에서 자살로 확인된 여성들의 절반 이상이 약물을 과다하게 복용했는데, 치사량의 바르비투르(barbiturate, 진정제나 최면제로 쓰이는 약물 – 옮긴이)를 먹은 경우가 가장 많았다. 그러나 총을 쏘거나 일산화탄소 중독으로 자살한 경우도 종종 있었다. 대부분의 자살은 인생의 전성기인 30~44세 사이에 일어났다.

과연 무엇 때문에 이 똑똑한 여성들은 목숨을 끊었을까? 더 나은 곳으로 떠남으로써 거듭되는 고통, 불안감, 우울증에서 벗어나려고 한 것일까? 기분변화가 심하고 변덕스러운 기질 때문에 순간적인 충동에 못 이겨 자살한 것일까? 아니면 사랑하는 사람을 잃어서 그랬던 것일까?

자살과 가장 관련이 깊은 요인이 무엇인지 알아내려면 적당한 비교집단이 필요했다. 첫 번째 대조군은 터먼 연구 참가자들 중에서 자살한 여성들과 같은 나이에 죽었지만 자연사한 여성들이었다. 이 대조군을 통해서 암으로 죽은 사람의 전형적인 인생경로와 자살한 사람(예를 들어 수면제 한 통을 다 먹고 죽은 사람)을 비교 평가할 수 있었다.

두 번째 비교집단은 적어도 1964년까지 살았던 여성 참가자들을 무작위로 뽑아서 구성했다. 1964년은 연구 참가자들의 자살사고 중에 마지막 자살이 일어난 해였다. 이 대조군을 통해서 요절한 여성들(자살로 죽었든 지병으로 죽었든)과 노년까지 산 여성들을 구별 짓는 어떤 요인들이 있는지 여부를 조사할 수 있었다.

우리는 이런 형태의 탐사연구를 통해서 관련된 예측변수들을 알아내고자 했다. 그러나 운이 좋아서 어쩌다 들어맞은 것이라든지, 똑같은 것을 다시 찾을 수도 없는 것을 알아내고 싶지는 않았다. 문제는 우리가 비교하면 할수록, 단지 우연히 생겨난 의미 없는 차이점들을 발견할 가능성이 높아진다는 것이었다. 다시 말해서, 연구자들이 터면 연구 참가자들의 세 집단(자살한 사람들, 젊은 나이에 자연사한 사람들, 노년까지 산 사람들)을 놓고 수천 개의 변수를 비교하면, 세 집단 사이에 상당히 다른 몇몇 변수들을 단지 우연히 발견할 것이다. 이런 문제를 피하기 위한 해결책은 다른 연구들에서 다루고 있는, 자살과 관련 있다고 알려졌거나 의심되는 측면과 특성에 초점을 맞추는 것이었다.

이런 변수들 중 첫째는 육체적 건강이고, 그 다음은 스트레스다. 연구자들은 유년기의 스트레스 측정치, 성년기의 스트레스 측정치, 연구 참가자가 스무 살 이전에 아버지를 잃었는지 여부(여자아이들의 정신건강에 영향을 미치는 위험요인으로 알려졌다)를 분류한 것, 터면 박사와 멜리타 오든

Melita Oden이 개발한 정신건강 지표를 이용해 스트레스를 측정했다. 그런 다음 기질에 대한 측정치를 합쳤다. 즉, 자살로 생을 마감한 여성들이 1940년에 기분변화가 심하고, 불행하다고 생각하며, 충동적이고, 감정적이고, 자신감이 부족하며 스스로 열등하다고 느꼈는가? 마지막으로, 연구자들은 측정한 점수를 자살학자인 에드윈 슈나이드먼Edwin Shneidman이 자살의 특징이라고 부른 것에 적용해봤다. 슈나이드먼이 말한 자살의 특징은 자살위험을 증가시키는 정신건강과 관련된 요소들인데 우울증, 약물남용, 불안감, 정서불안, 자살기도 전력이 포함된다.

이런 잠재적인 자살 예측변수들이 '판별함수discriminant function 해석'이라고 불리는 통계 절차에 사용됐다. 미국 국세청은 과거에 세금을 속인 적이 있는 사람들을 미리 조사하고, 소득신고서의 다양한 요소를 기반으로 '판별함수 해석'을 사용해 어떤 사람이 세금을 속일지 여부를 예측한다. 우리는 이런 형태의 분석을 이용해 자살한 사람들의 개인적 이력과 인생경로 중에 '스스로 목숨을 끊을지'를 예측할 수 있는 요소가 무엇인지 측정했다.

이처럼 자살충동과 관련된 특징들을 분석해보았더니, 그 사람이 자살할지, 젊은 나이에 자연사할지, 나이들 때까지 살지를 예측할 수 있었다. 특히 스트레스, 극심한 감정변화, 충동적 기질의 정도가 높으면 자살위험이 높아졌다.

그러나 가장 흥미로운 점은 개인의 특성, 사회적 환경, 그리고 스트레스와 연관된 도전들이 모두 자살가능성을 높이는 원인이 된다는 점이었다. 자살가능성을 높이는 요소는 특정한 한두 가지가 아니었다. 불안감과 우울증, 알코올 중독, 어린 시절에 받은 스트레스, 인간관계와 직업의 불안정 등이 '모두 다' 중요했다. 즉, 한 인간의 인생경로 전체가 자살가능성에 영향을 미쳤다.

터먼 연구에 참여한 많은 사람들이 살면서 걱정할 일도 많았고 심각한 도전에 부딪히기도 했지만 오래 살았다. 건강하게 살기 위한 지침을 무시한 사람들이 가장 건강이 안 좋았는데, 그들은 점점 더 건강이 악화되다가 결국 죽음에 이르렀다. 반면 건강한 길로 다시 돌아온 사람들은 대개 장수하며 살았다.

• • •
자살은 예측할 수 있다

작고한 자살학자 슈나이드먼 박사는 '뇌 속 화학물질의 불균형 때문에 자살한다'는 지나친 일반화에 반대했다. 박사는 자살이 삶과 죽음의 의미를 둘러싼 문제와 더 깊이 연관돼 있다고 했다. 또한 문화, 시대, 환경에 따라 자살이 매우 다양하게 평가되는 것도 사실이다. 슈나이드먼 박사는 단순히 '뇌 질환'만으로는 자살을 제대로 이해할 수 없고 우울증 치료제로 자살을 완전히 예방할 수도 없다고 결론 내렸다. 박사는 '파국론적 생각'이라는 용어를 쓰지는 않았지만, 사람들이 세상을 바라보는 방식이야말로 자살을 이해하는 핵심적인 열쇠라는 사실에 동의했다.

어느 날 슈나이드먼 박사가 우리에게 전화를 걸어왔다. 박사는 먼저 자신이 누구인지 밝혔는데, 우리는 이미 박사가 누구인지 잘 알고 있었다. 슈나이드먼 박사는 자살연구의 권위자로 터먼 연구 참가자들 40~50대에 자살한 남성 5명의 삶을 연구하기도 했었다.[29]

여성 참가자들에 대한 연구처럼, 이 프로젝트 역시 2개의 통제집단(실험결과를 대조할 때 표준으로 삼기 위한 집단-옮긴이)을 사용했다. 그것은 비슷한 나이에 병으로 사망한 남성 집단과 장수한 남성 집단이었다. 독창적인 연구가 진행되는 동안 슈나이드먼 박사는 조교를 시켜 어렸을 때부터 서른 살 무렵까지 개별 남성들의 일대기를 미리 자세히 조사하고, 그 이후의 장수에 대한 정보는 모두 삭제하게 했다. 슈나이드먼 박사는 각각의 서류철에 있는 자료들을 꼼꼼히 읽었는데, 연구대상이 어느 집단에 속한지 모른 채, 다시 말해 서른 이후에 결국 어떻게 됐는지 모르는 상태에서 읽었다. 슈나이드먼은 몰랐지만, 5명은 총으로 자살했고, 10명은 비슷한 나이에 자연사했고, 15명은 그때까지 살아 있었다.

슈나이드먼 박사는 두 가지 특성을 가지고 이 터먼 연구 참가자들을 각각 평가했다. 첫 번째 특성은 박사가 '심리적 동요'라고 부른 것으로 심리적 불안과 장애, 평정심 부족이 어느 정도인지 측정했다. 또 어렸을 때 부모와의 관계에 주목하고, 인생이 어느 정도 성공하거나 실패했는지 평가하고, 알코올 중독이나 우울증, 정서불안처럼 좋지 못한 정신상태를 표출할 만한 것이 존재하는지 측정했다.

두 번째 특성은 슈나이드먼 박사가 '치사율'이라고 부르는 것으로서, 어떤 사람이 자살가능성이 있는지를 반영하는 인생의 특징들이 포함됐다. 최근 사고나 죽음을 생각했는지, 곤란을 겪을 거라고 예상했는지, 성과에 대해 실망했는지 등을 말한다(예를 들어, 터먼 연구 참가자들 중 한 사람은 자신이 어렸을 때 보였던 지적재능은 단지 한순간만 반짝했던 재능이었다고 스물아홉 살 때 말했다). 미리 준비된 일대기를 검토하고 '심리적 동요'와 '치사율'을 평가한 뒤, 슈나이드먼은 자신이 분석한 남성 30명에 대해 임상적 판단으로 자살가능성 순위를 매겼다.

슈나이드먼 박사는 놀라울 정도로 정확하게 분류했다. 자살가능성이 가장 높다고 본 6명 중에 실제로 자살한 사람 5명이 전부 들어 있었다. 판별함수나 수치자료를 사용하지 않았는데도, 그의 임상적 판단은 정확히 맞았던 것이다. 슈나이드먼은 자살여부를 예측할 수 있는 인생의 여러 측면들을 포착해냈다.

자살한 남성들은 자기 인생에서 어떤 중요한 것이 빠졌다고 생각했다. 그리고 거기에서 더 나아가 본인의 인생이 살 가치가 없는 인생이라고 결론 내렸다. 게다가 불안정한 삶과 성과에 대한 실망감(열망한 것과 실제로 이룬 것 사이의 불일치)이 그들의 마음을 아주 무겁게 짓누르면서 '만사가 글러 먹었다'고 생각하게 됐다. 이런 생각은 우리가 연구한 파국론적 생각과 무척 비슷한데, 결국 파국론적인 생각은 비명횡사로 요절하는 것과 아주 많이 연관돼 있었다.

그런데 한 가지 흥미로운 사실은, 슈나이드먼 박사가 자살을 연구하기 전에 허먼 멜빌Herman Melville의 소설과 수필을 연구했었다는 점이다. 박사는 어두운 분위기의 모험담 소설인 《백경Moby-Dick》을 특히 좋아했다. 《백경》의 주인공 이스마엘은 마음속에 축축하게 가랑비가 내리는 11월이 오고 관이 쌓여 있는 창고 앞에서 발걸음이 저절로 멈춰질 때면, 되도록 빨리 바다로 나가야 할 때가 된 것임을 알았다. 그러나 현실에서 멜빌의 아들 맬컴은 권총자살로 생을 마무리했다. 슈나이드먼, 멜빌, 더글러스 켈리는 파국론적 생각이 내포하고 있는 더 깊은 실존주의적 문제에 매료됐다는 공통점이 있었다.

··· '죽음'이 아니라 '삶'을 이야기하라

슈나이드먼 박사가 우리에게 전화를 건 이유는, 우리가 진행하고 있던 터먼 연구 참가자들에 대한 연구소식을 듣고서 음성녹음 테이프를 보내주기 위해서였다. 그 테이프들은 1980년대에 슈나이드먼 박사가 노령이 된 터먼 연구 참가자들과 진행한 심도 깊은 인터뷰를 담은 것이었다. 그 인터뷰를 할 당시에 박사와 연구 참가자들은 모두 일흔 살이 넘었었다.

당시 슈나이드먼 박사는 로스앤젤레스에서 살고 있었는데, 터먼 연구 참가자 45명도 거기에 살고 있었다. 박사는 1981년부터 1987년까지 약 7년 동안 매년 그들을 만나서 주로 그들의 인생에 대해 물었다. 박사가 쓴 보고서들 중에서 특히 흥미로운 것은 현직 변호사이거나 퇴직한 변호사인 11명에 관한 것이었다.

슈나이드먼은 이 전현직 변호사 11명의 인터뷰를 모두 문서로 기록해 두었는데, 인터뷰 시간은 장장 51시간이었고 문서로는 24만 1,985단어에 달했다. 박사는 참가자들이 자유질문에 답하면서 사용한 단어의 빈도수를 전부 분석했다. 박사는 이런 어휘분석을 통해서 노인들이 자신의 삶을 어떻게 생각하는지 어느 정도 알 수 있다고 예상했다.

이 변호사 집단의 사람들은 대체로 성공했고 나이에 비해 비교적 건강했다. 대부분 70대와 80대 초반까지도 여전히 일을 하고 있었다. 최소한 파트타임으로라도 말이다. 우리는 파국론적 생각을 통해서 요절할 가능성을 예측할 수 있다는 사실은 알았지만, 이 성공한 노인들 사이에 어떤 공통된 사고방식이 있는지는 잘 몰랐다.

어쩌면 충분히 예상할 수 있듯이, 이들은 여전히 사회에 공헌하고 싶어 했고, 실제로 그럴 수 있었다. 슈나이드먼의 인터뷰에 기꺼이 응하면서, 자신의 인생을 곰곰이 되돌아볼 수 있었던 이 노인들은 파국론자들과 완전히 달랐다. 그들이 나눈 대화에서 가장 중요한 주제는 직업, 가족, 건강이었다(주제 산출은 사용된 서로 다른 단어의 수와, 주제와 관련된 단어가 나오는 횟수의 총합을 바탕으로 했다).

그런데 그다음 알게 된 사실은 상당히 충격적이었다. 이 노인들과 진행한 모든 인터뷰(약 25만 단어)에서 자신들의 불가피한 죽음에 대해 이야기하면서도 '죽음'이라는 단어를 입 밖에 낸 사람이 단 한 명도 없었던 것이다! 최근 세상을 떠난 친구 이야기를 하면서 '죽음'을 의미하는 단어를 몇 번 사용하기는 했지만, 대체로 일과 가족 이야기를 했다. 어떤 사람들은 건강에 관한 얘기를 무척 많이 했지만(그리고 건강을 유지하기 위해 자신과 주치의가 얼마나 노력하는지에 대해서도), 그런 얘기들의 초점이 죽음에 맞춰져 있지는 않았다. 즉, 이 노인들은 '죽음'이 아니라 '삶'에 대해 이야기했다.

이 말이 무슨 뜻일까? '죽음'이라는 말을 절대로 입 밖에 내지 않는 것이 장수비결이라는 말이 아니다. 재미있는 텔레비전 프로그램을 보는 것이 장수비결이 아닌 것과 마찬가지다. 장수한 터먼 연구 참가자들이 인생을 이해하고 해석한 방식은 오랜 세월에 걸쳐 더욱 발전되고 심화된 '건강한 생활패턴'의 일부분이었던 것이다.

다시 태어난다면 어떤 인생을 선택할 것인가?

1986년, 75세 정도가 된 터먼 연구 참가자들은 "다시 태어난다면 어떤 인생을 선택할 것인가?"라는 질문이 포함된 설문지에 답을 기입했다. 이 설문지는 참가자들이 인생을 되돌아보도록 만들어졌기 때문에, 그들의 생각을 더 잘 이해할 수 있다. 코넬 대학교의 연구자들은 이 질문들을 자세히 분석했다.[30]

슈나이드먼 박사는, 직업적으로 열망했던 것과 실제로 이룬 것 사이의 불일치가 사람들의 마음을 아주 무겁게 짓누르고, 결국 자살을 심각하게 고민하게(그리고 실제로 자살을 감행하게) 만든다는 사실을 밝혔다. 그렇다면 노령까지 산 터먼 연구 참가자들은 후회하는 것이 별로 없었을까? 슈나이드먼 박사는 70대 참가자들의 답변을 취합한 후, 자신이 한 일에 대해 대체로 후회하는(혹은 다른 식으로 했기를 바란) 사람들과 그렇지 않은 사람들로 분류했다. 후회하는 일의 흔한 예로는 너무 일찍 결혼한 것, 담배와 술을 너무 많이 한 것, 직장생활에 너무 얽매어 있었던 것 등이 있었다. 하지 못한 일 때문에 후회하는 경우도 많았는데, 대학을 졸업하지 않은 것, 학창시절에 열심히 공부하지 않은 것, 직업적인 목표를 충분히 높게 잡지 않은 것, 사회적 관계를 별로 중요하게 생각하지 않은 것 등이 있었다.

그리고 이미 했던 일에 대한 후회에 비해 하지 않아서 후회하는 것(즉 기회를 잃어버린 것)이 후회의 강도가 훨씬 더 세다는 사실이 드러났다. 참가자들은 직장생활을 아주 열심히 했는지 돌이켜보기보다는 더 즐겁게 일할 수 있었던 다른 직업이 있지는 않았는지에 대해 생각했다.

다른 말로 하면, 터먼 연구 참가자 중 이 노인들은 일반적으로 인생에 대해 긍정적 생각을 드러냈다. 그들은 당시 70대 중반의 나이임에도 불구하고 성실하게 질문지에 답을 적을 수 있을 정도로 몸과 정신이 꽤 건강했다. 그들은 인생을 되돌아보면서, 자신에게 아주 안 좋았던 것으로 결론내릴 수 있는 일들은 거의 생각하지 않았다. 또한 대다수는 살면서 자신이 한 일을 별로 후회하지 않았다. 그러나 그들은 주어진 기회를 더 잘 활용했더라면 인생이 더 괜찮았을 것이라고 생각했다.

이런 측면에서 카렌, 더글러스 켈리, 필립, 그리고 다른 모든 터먼 연구 참가자들을 연구하면서, 우리는 성실성이 장수의 핵심요인이라는 것을 더 깊이 확신하게 되었다. 그렇다면 과연 성실성은 요절과 연관된 파국론적 생각과 상관이 있을까?

결론부터 말하자면 상관이 있었다. 성실한 참가자들은 파국론자가 될 가능성이 적었다. 사실, 유년기에 나타난 정신질환의 징후가 계속됐을 때조차 성실한 아이들은 자살가능성이 적었다.[31]

성실한 사람들이 더 오래 사는 이유 중 하나는, 그들이 치료에 성실하게 협조하기 때문이다. 놀라운 사실은 아니지만 분명 중요한 사실이다. 의사가 처방한 대로(예를 들어 식후 세 번 약을 챙겨먹는 것) 약을 먹지 않는 사람이나 약 먹는 데 전혀 신경 쓰지 않는 사람은 틀림없이 치료에 성공할 가능성이 낮다. 사실, 아주 많은(미국에서만 수백만 명) 환자들이 의사의 지시를 잘 따르지 않는다. 치료를 받을 수 없는 형편인 경우도 있고, 견디기 너무 힘든 치료과정 때문에 거부하는 경우도 있다. 가끔 의사를 싫어해서 그러기도 한다.

그러나 이런 비협조적인 경우의 대부분은 환자 자신의 성격 탓이다. 치료방법을 제대로 이해하려고 하지도 않고, 의사의 지시를 따르는 데도 별로 신경 쓰지 않는 사람들이 있다. 그리고 어떤 경우든 자신은 죽을 운명이라고 생각하는 사람들도 있다. 병 때문에 모든 것이 끝났다고 파국론적으로 생각하는 것이다. 그런 사람들은 성실하지도 신중하지도 않으며, 삶의 의욕도 없다.

그런데 파국론적으로 생각하지 않는 성실한 태도의 중요성은 아주 놀랍게도 왜곡돼 있어서, 대다수의 의사들조차 그 중요성을 잘 알지 못한다. 성실한 태도가 건강에 미치는 광범한 영향은 치료에 협조하거나 지시사항을 엄수하는 태도가 미치는 영향을 훨씬 능가한다.

수년 전에 예일 대학교에서 심장마비를 일으킨 후의 약물치료에 관한 무작위 추출 연구가 진행됐는데, 이 연구가 앞에서 말한 점을 분명히 보여주었다.[32] 환자들을 두 집단으로 나눠서 한쪽은 프로프라놀롤(Propra-nolol, 부정맥 등의 치료제 - 옮긴이)을 먹고, 다른 쪽은 설탕으로 만든 플라세보를 먹었다. 그 뒤 연구자들은 어떤 환자가 오래 살고 어떤 환자가 일찍 죽는지 계속 관찰했다. 이 연구의 놀라운 점은, 개별 참가자들이 치료에 얼마나 잘 협조하고 얼마나 약을 잘 먹는지도 평가했다는 것이다. 그 분야에서는 흔치 않은 방법이었다.

이 연구의 첫 번째 발견은, 심장전문의들에게는 꽤 솔깃한 소식일 것 같다. 의사가 처방한 치료방법에 협조하지 않은 환자, 다시 말해서 처방약의 75% 미만만 먹은 환자는 처방약을 다 먹은 환자보다 그다음 1년 이내에 죽을 가능성이 2배 이상 높았다. 당연한 얘기지만, 약을 먹지 않는데 어떻게 약의 도움을 받겠는가?

그런데 가장 흥미로웠던 사실은, 치료방법을 잘 지키는 성실한 환자의 경우 프로프라놀롤을 먹었든 플라세보를 먹었든지 간에 살아남을 가능성이 가장 컸다는 점이다. 치료에 완전히 협조하는 성실한(의사의 지시를 엄수하는) 자세가 약물치료 그 자체보다 더 중요했다는 것이다. 약물이 아니라 인생에 대한 전반적인 관점이 가장 중요한 요소였다.

그렇다고 약물치료는 집어치우고 '긍정적으로 생각하라'는 이상한 결론을 내린 뒤 그와 관련된 연구만 해서는 안 된다. 낙천적이고 인기 있던 폴(장난기 많고 활달하며 어렸을 때 술래잡기 놀이를 즐겨했던 사람)은 40대 초반에 폐렴에 걸렸다. 폴은 건강을 회복하기 위해서 낙천적인 성격만이 아니라 전문적인 의학지식에도 의존했다. 이처럼 건강한 인생경로를 따라가는 사람들은 건강에 좋은 생각(감정과 행동에 연관된)도 많이 하는데, 이것이 건강하게 오래 사는 데 매우 긍정적인 영향을 준다.

. . .
건강한 인생을 위한 지침

더글러스 켈리는 나치의 횡포가 전범재판으로 종결되는 것을 목격한 지 10년 이상 흐른 뒤 청산가리를 삼켰다. 사실 켈리의 자살은 정당한 이유가 없는, 갑작스러운 일처럼 보였다. 어쨌든 그 세월 동안 켈리는 가족을 꾸리고 교수, 의사, 연구자로서 성공적으로 명성을 쌓았으니까 말이다. 그러나 터먼 연구 참가자들을 철두철미하게 연구한 우리는 자살한 사람들이 '갑작스럽게, 혹은 뜬금없이' 경로에서 이탈한 것이 아니라는 사실을 알게 되었다. 부정적인 생각이 눈덩이처럼 점점 더 커져 마음 전체를 사로잡고 결국 감정과 행동에 영향을 미치기 시작한 것이다.

세기의 연인 마릴린 먼로Marilyn Monroe가 서른여섯 살에 바르비투르 과다복용으로 숨진 채 발견됐을 때, 사고인지 자살인지, 혹은 타살인지에 대해 수많은 추측이 난무했다. 검시관과 함께 불려간 슈나이드먼 박사는 '심리적 부검'이라는 것을 실시했다. 박사는 마릴린 먼로가 불안정한 가정에서 태어났고, 우울한 어린 시절을 보냈으며, 충동적이고 신뢰감이 다소 떨어지는 사람이며, 애정관계가 복잡했고, 결혼도 세 번이나 했으며, 인기와 유명세에 대한 압박과 스트레스 때문에 술과 처방약을 먹었음을 알았다. 먼로가 자살충동을 느끼는 사람의 양상을 정확히 보였기 때문에 검시관은 먼로가 자살했을 가능성이 있다고 결론을 내렸다.

파국론적 생각에 대한 우리의 연구는 터먼 연구 참가자들 중 자살한 사람들을 탐구한 톰린슨-키시 박사, 슈나이드먼 박사, 그리고 다른 박사들의 연구들과 결합해, 60세 이전에 비명횡사할 가능성이 있는 사람들을 다양한 측면에서 찾아낼 수 있었다. 이런 사람들은 지나치게 극단적인 생각을 할 뿐 아니라 극단적이고 급작스러운 행동을 하는 경향이 있었다. 또 단지 실패를 걱정하는 것이 아니라 '부모의 사랑' 같은 어린 시절의 무언가를 그리워하는 경우도 많았다. 그들은 흔히 술, 이혼, 외로움의 길을 걸었지만, 더글러스 켈리처럼 가늠할 수 없는 세상의 심연 속으로 빠져든 사람도 더러 있었다.

이미 자멸의 길에 발을 깊이 들여놓은 사람의 경우, 약물중독을 치료하고 술에서 헤어나게 만드는 집중치료법은 잘 알려져 있다. 예를 들면, 전문가가 일정 기간 동안 그 사람의 일거수일투족을 관찰하는 방법이 자주 거론된다. 그런데 이런 길로 쉽게 빠져드는 기질을 갖고 있긴 하지만, 장점도 많은 사람은 어떻게 해야 할까?

좋은 소식은 파국론적 생각 같은 부정적인 사고방식이 바뀔 수 있다는 것이다. 우리는 '생각의 힘'에 집중할 필요가 있다. 바로 이런 생각이 인지요법(모든 기분은 인지 또는 생각에 따라 달라진다는 전제 하에 우울하고 불쾌하게 만드는 정신적 문제들을 정확히 인식해서 효과적으로 기분을 다루는 방법으로 자살예방 치료 등에 사용된다 - 옮긴이)의 기본 전제다.

인지요법은 '생각 멈추기' 같은 기술을 사용해 유해한 생각을 바꾸는 데 주안점을 둔다. 파국론적 생각이 떠오르기 시작하면, 말 그대로 '그만해!' 하고 마음속으로 생각한다. 그런 다음 곧장 생각을 '대체'해서 부정적인 생각을 긍정적인 생각으로 바꿔버린다.

사실 의식적으로 어떤 것을 전혀 생각하지 않는다는 것은 무척 어려운 일이다. 자주색 펭귄에 대해 생각하지 않으려고 노력해보자. 바로 1분 전까지만 해도 자주색 펭귄 따위는 생각하지도 않았을 것이다. 그러나 지금은 머릿속에 온통 자주색 펭귄이 뛰어다니면서 펭귄 생각을 지우는 것이 쉽지 않다. 펭귄 생각을 사라지게 만드는 최고의 방법은 다른 데 신경을 쏟는 것이다. 부정적인 생각을 멈춘 사람은 그 대신 주의를 돌릴 다른 생각을 할 필요가 있다.

파국론적인 사고방식과 믿음을 이성적으로 검토해보는 것 역시 유용하다. 아마도 대다수 사람들은 어떤 일이 벌어졌을 때 사태의 심각성을 이성적으로 판단하고 인식할 것이다. 그러나 파국론자들은 재앙과도 같은 인지의 혼돈 한가운데에서 갈팡질팡한다. 시간을 두고서 상황을 곰곰이 평가해보고(예를 들어, "최악의 시나리오는 무엇일까?" 또는 "내 친구들

전부가 나를 정말로 싫어할 가능성이 얼마나 될까?") 부정확하고 파국적인 생각과 믿음을 이성적이고 현실적인 생각으로 바꿔보면, 보람 있는 훈련이 될 것이다.

생각을 하나하나 적어보는 것도 도움이 된다. 실제로 일기를 계속 쓰는 것이 파국론적인 생각에서 벗어나는 데 도움이 되는데, 일기를 쓰면서 오늘 있었던 좋은 일들을 자꾸 상기하고 나쁜 생각을 떨쳐버리며 적절한 내일 계획을 세운다. 그러나 만성적인 정신질환으로 고통 받고 있다면 누구라도 스스로 진단하고 스스로 치료하려고 해서는 안 된다. 전문가의 진찰을 받으면 가장 성공 가능성이 높은 치료법으로 도움을 받을 수 있다.

그리고 이런 방법이 간단하게 보일 수는 있어도 습관적인 사고패턴을 바꾸려면 참을성, 인내심, 투지가 꼭 필요하다. 많은 사람들이 파국론적인 생각 때문에 자포자기한 상태라 혼자서는 극복할 수 없어서 전문가의 도움을 받고 있다. 어떤 방법이든 파국론자들이 좀 더 현실적인 사람으로 변신하기 위해 최선을 다해 노력하고 있으며, 머리 위에 도토리가 떨어져도 그냥 웃어넘기는 법을 배운다는 것은 분명 좋은 소식이다.

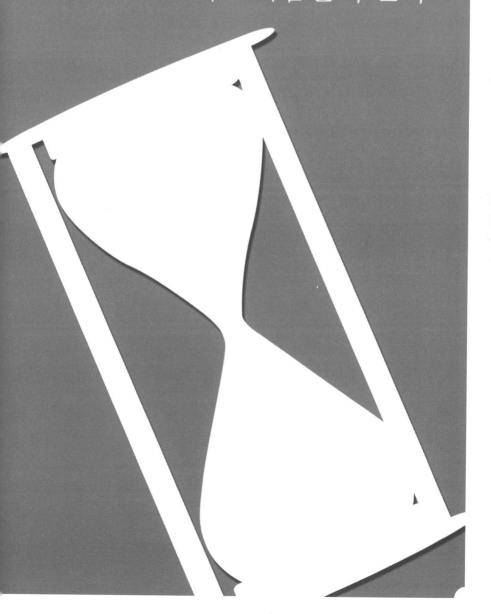

Part. 6

Childhood and School Days : Head Start, Early Finish

이른 출발이
이른 죽음을 부른다

필립은 태어날 때 3.2kg의 건강한 아기였다. 필립은 모유를 먹지는 않았지만 별 탈 없이 잘 자랐고, 아장아장 걷는 나이에도 이렇다 할 특별한 일은 없었다. 총명하고 학습속도가 빨랐던 필립은 다섯 살에 초등학교에 들어갔다. 어린 시절의 이런 특성과 경험이 훗날 건강과 수명에 어떤 영향을 미쳤을까?

어린 시절의 일들이 어른이 됐을 때 건강에 미치는 영향은 상당히 복잡하다. 예를 들어, 아주 어릴 때 영양상태에 문제가 있었다면 아이가 자라서 심장병이나 다른 성인병에 걸릴 확률이 높아지고, 양육방식에 결함이 있었던 경우에는 자라서 스트레스에 취약해질 수 있다. 그러나 대다수의 아이들은 영향을 받지 않은 듯하다. 심각한 결함은 분명 문제지만, 별 대수롭지 않은 차이들도 수없이 많지 않은가? 어린 시절에 겪을 수 있는 이러한 위험요인들은 대체로 과장된 것일까, 아니면 진지하게 걱정해야 할 정도로 심각한 요인일까?

터먼 연구에 참가한 아이들은 태어날 때 몸무게가 2.7kg 미만부터

4.5kg까지 다양했는데, 평균 몸무게는 3.6kg 정도였다. 태어난 첫해에 건강이 좋지 않은 아이들도 있었고, 매우 원기 왕성한 아이들도 있었다. 터먼 박사와 연구원들, 의사들이 판단해봤을 때, 유년기 후반에 건강이 평균 이하인 아이들도 있었고 매우 우수한 아이들도 있었다. 또한 유년기 초반에 수술을 받거나 심각한 사고를 당한 아이들도 있었고, 반대로 한 번도 입원한 적이 없는 아이들도 있었다. 물론, 아이들 모두 터먼 프로젝트에 뽑힐 만큼 건강하기는 했다. 그래서 우리는 아주 많이 아프거나 정신적으로 외상을 입은 아이들에 대해서는 그 어떤 결론도 내릴 수 없었다.

놀랍게도, 어린 시절과 관련된 많은 건강지표들은 수명과 연관성이 없었다. 쉽게 말해, 어렸을 때 건강상 어떤 강점이나 약점을 갖고 있었는지는 훗날의 건강궤적에 결정적인 영향을 미치지 않았다. 물론 이 말이 수십만 명의 아이들을 조사한 대규모 연구에서 어떤 작은 연관성도 찾을 수 없었다는 뜻은 아니다. 영양실조가 심각했다거나, 너무 일찍 태어났거나, 술을 많이 마시는 부모를 포함해서 안 좋은 환경에 많이 노출돼 있었을 경우라면, 장기적으로 건강에 매우 심각한 위해를 입을 수 있음은 분명하다.

그러나 우리의 연구결과를 살펴보면 다음과 같은 주장을 의심하지 않을 수 없다. 즉, 일반적으로 대다수의 중간계급 사람들에게 어렸을 때의 건강이라는 단 하나의 지표가 수십 년 동안 계속 중요하다는 주장 말이다. 우리는 어린 시절의 많은 측면이 실제로 이후의 인생에 중요하다는 사실을 발견했지만, 그것은 인생을 살면서 만들어지고 더 확고해지는 일반적인 패턴의 일부분일 뿐이었다.

모유수유에 대한 과장된 집착과 맹신

터먼 연구에 참가한 아이는 보통 8개월 정도까지 모유를 먹었다. 그러나 모유를 전혀 먹지 않은 아이들도 많았고, 세 살까지 모유를 먹은 아이들도 소수 있었다.

모유수유는 자주 뜨거운 논쟁을 불러일으킨다. 많은 여성들이 아기에게 모유를 먹여야 할지 말지, 얼마나 오랫동안 먹여야 할지 고민하며 안달복달한다. 미국에서 모유수유는 건강에 좋은 행동으로 떠받들어지고 있으며 많은 사람들이 이 문제에 대해 애태운다.

모유수유가 일반적으로 아기의 건강에 좋다는 데는 의심할 여지가 별로 없다. 특히 병에 걸릴 위험이 높거나 안전한 생활환경에서 지낼 수 없는 가난한 가정의 아기들에게 좋다. 모유는 영양분과 면역항체가 풍부하게 제공되는 원천이고, 이를 통해 엄마와 아기 사이에 건강한 애정관계가 지속된다.

그러나 모유를 먹지 않고도 훌륭한 영양분을 섭취할 수 있는 아기들과 형편이 넉넉해서 깨끗하고 안전한 환경에서 자라는 아기들에게는 얼마나 큰 혜택이 있을까? 모유수유는 '반드시 해야 하는' 일로서 장기적으로 건강에 주요한 영향을 미칠까? 아니면 도움은 되지만 건강을 증진시키는 필수요건과는 거리가 먼 수많은 행동들 중 하나일까?

터먼 연구에 참가한 아이들이 그 대답을 주었다. 우리는 모유수유를 인생이라는 더 큰 맥락에서 연구해야 한다는 사실을 알았다. 우리는 약 1,200명의 터먼 연구 참가자들의 부모들한테서 수집한 모유수유 여부에 관한 정보들을 분석했다.

생물학적으로든 사회적으로든, 모유수유와 관련된 많은 행동과 과정은 수십 년간 건강에 영향을 미쳤을 것이다. 그러나 가장 간단하면서도 가장 효과적인 분석방법은 모유를 먹은 아이들이 더 오래 살고, 특정한 질병으로 죽을 가능성이 더 적었는지를 알아보는 것이다.

다른 연구와 마찬가지로, 우리는 모유수유가 아기의 건강에 더 좋다는 사실을 발견했다. 그러나 일평생을 놓고 보면 어떨까? 장기적으로 모유수유 여부에 따른 차이는 미미하다는 사실이 밝혀졌다. 모유를 먹은 남성이 좀 더 건강해 보이기는 했지만, 분명한 패턴이 존재하지는 않았다. 자세히 조사해보니, 모유수유는 성격과도 별로 관련이 없는 것으로 나타났다.[33]

다른 연구자들이 제공한 과학적 증거와 결합된 우리의 연구결과는 모유수유가 대체로 건강에 좋은 관습이라고 보는 편이다. 그러나 영양상태가 좋은 환경에서 모유수유는 성년기의 장기적인 건강과 수명에 아주 미미한 영향만 미칠 뿐이었다.

• • •
학교에 일찍 보내는 것이 과연 유리한 출발일까?

유년기의 교육을 조사해보니 더욱 흥미로운 사실이 나타났다. 어린 시절의 다양한 면면 중에서 훗날의 건강에 가장 중요한 영향을 미친 것은, 가족을 제외하면 학교와 친구들이었다.

아기들한테는 새로 형성된 재능과 기질이 많다. 유전자 때문에 생긴 것도 있고 엄마 뱃속에서 경험한 것(이를테면 호르몬에 노출되는 것)이나, 어린 시절의 집안환경 때문에 생긴 것도 있다.

터먼 연구에 참가한 아이들 중에는 활동적인 아이도 있고 좀 느긋한 아이도 있었으며, 수줍음이 많은 아이들도 있고 본질적으로 다른 아이들에게 호기심이 많은 아이들도 있었다. 그러나 이런 기질과 유년기의 집안환경이 미친 영향을 뛰어넘는 것은 대개 학교생활과 또래의 친구들이다. 우리는 학교와 친구들을 통해서 경쟁심이나 협동심, 인내심이나 충동적 행동, 고립감이나 사회적 통합, 능동성이나 수동성 같은 일생의 생활패턴을 형성하기 시작한다. 결국, 이런 생활패턴들이 훗날의 건강과 수명에 중요한 영향을 미친다.

터먼 연구에 참가한 아이들의 유년기 교육에 대해 살펴보기 전에, 다음과 같은 셀프테스트를 해보자. 이 질문들은 터먼 연구 참가자들의 부모들이 받은 질문들 중 일부다.

• 유년기 교육에 대한 셀프테스트

□ 유치원에 다녔는가?

□ 몇 살 때 초등학교에 입학했는가?

□ 학교에 들어가기 전에 글자를 배웠는가?

□ 다녔던 초등학교가 엄격하고 경쟁이 심한 곳이었는가?

□ 월반한 적이 있는가?

이 질문들은 모두 학교과정과 학업성적에 관련된 질문이지만, 다 합쳐서 총점을 낼 수 있는 문항이 아니다. 실제로 우리는 이 항목들을 더 자세히

분석해봤을 때, 사망위험과의 연관성 측면에서 각 항목들이 상이하게 다르다는 사실을 발견했다. 따라서 총점을 계산하기보다는 당신의 대답을 기억해두었다가 앞으로 나올 이야기에 대입해보기 바란다.

터먼 연구에 참가한 어린이들은 다들 훌륭한 학생들이었다. 아이들 대부분이 초등학교 때 문학, 작문, 역사, 과학, 토론에서 뛰어난 재능을 보였다. 그러나 미술, 공작, 글씨체는 평균 정도이거나 그 이하였다. 터먼 박사는 '악필'에 관한 일반적인 고정관념의 실질적인 증거를 발견한 최초의 과학자였다. 즉, 미래에 의사, 변호사, 엔지니어가 된 아이들은 어떤 재능이 있든지 간에 글씨를 또박또박 쓰는 것에는 다들 몹시 서툴렀다는 사실을 발견한 것이다.

조숙하지만 다소 산만한 아이였던 필립은 만 다섯 살에 초등학교에 들어갔다. 연구 참가자들 중 많은 아이들이 필립처럼 학습능력이 충분하다는 이유로 학교에 일찍 들어가거나 월반을 했다.

반대로 린다는 아주 똑똑하고 어른스러운 아이였는데도, 다섯 살에 유치원에 다니고 일반적인 관례대로 만 여섯 살에 초등학교 1학년이 됐다(미국의 경우 우리 나이로는 7세인, 만 6세 어린이들이 초등학교에 입학하는데, 9월에 새로운 학년이 시작되기 때문에 9월 이후에 태어난 아이들은 우리 나이로 8세에 입학한다-옮긴이). 린다가 정규교육을 일찍 시작했다면 더 좋았을까? 학교에 일찍 혹은 늦게 들어가는 것이 장기적인 건강과 수명에 영향을 미칠까?

전통적으로 미국에서 아이들은 만 5세에 유치원에 들어가고 만 6세에 초등학교 1학년에 입학한다. 터먼 연구 참가자들의 거의 절반가량이 만

6세 무렵에 초등학교에 입학해 정규교육을 시작한 것은 놀라운 사실이 아니다. 그러나 꽤 많은 아이들이 만 다섯 살이나 심지어 그보다 더 어린 나이에 학교에 들어갔다. 그 아이들의 부모들은 아이가 똑똑해서 학교에 갈 '준비가 됐다'고 생각했다. 부모들은 자식이 가능한 한 빨리 많은 것을 배우기를 원했다. 하지만 린다 엄마처럼 서두르지 않는 부모들도 있었다. 린다 엄마는 린다가 반 친구들보다 어린 것이 싫었다.

린다 엄마가 무언가를 알고 있었던 걸까, 아니면 너무 조심스러웠던 걸까? 분명 반 친구들보다 어리다 보면 자존감이 낮아질 수도 있고, 충분한 기초교육 없이 학교에 들어가면 제대로 적응하지 못할 수도 있다. 다른 한편으로, 지적능력이 더 뛰어나지만 또래들과 같은 나이에 학교에 들어간 아이들은 학교생활을 지루해하고 그 때문에 문제행동을 할 수도 있다. 이것도 걱정되고, 저것도 걱정된다면 과연 어떻게 하는 것이 가장 좋을까? 그래서 우리는 초등학교 입학연령이 수십 년 동안 건강과 수명에 미친 영향을 추적했다.[34]

우리는 너무 어린 나이에 학교에 들어간 터먼 연구 참가자들이 평생 동안 난관에 부딪히는 일이 많았음을 알게 됐다. 예를 들어, 필립처럼 학교에 일찍 들어간 남자아이들은 커서 사회생활에 잘 적응할 가능성이 낮았다. 또한 일찍 학교에 들어간 여자아이들은 커서 술을 지나치게 많이 마실 가능성이 높았다.

그런데 아주 놀랍게도, 취학연령이 장수 여부까지도 예측했다. 다섯 살 때 1학년에 들어간 아이들은 일찍 죽을 가능성이 더 높았고 원래대로 여섯 살 때 학교에 들어간 아이들은 더 오래 살았다. '성실성'이라는 성격 요소가 이후 수십 년 동안의 건강과 매우 깊은 연관이 있다는 것을 발견했듯이, 겉보기에는 건강과 아무 관련 없어 보이는 취학연령 역시 장수 가능성을 알려준다는 사실을 알아냈다.

평균연령보다 어린 나이에 학교에 들어가면 일찍 죽을 위험이 커진다는 것을 설명할 만한 요소는 단 하나도 없었다. 사실, 터먼 연구 참가자들 중 조숙한 편이었던 아이들 대다수가 건강하게 오래 살았다. 그러나 빨리 앞서 나가라는 압박이 지나치면 아이에게 큰 문제가 생길 수 있다. 반 친구들과 어울리는 것은 어린 아이들에게 무척 중요한 일이기 때문에, 또래들과 출발부터 다른 경우 일부 아이들은 엉뚱한 길로 갈 수 있다. 그래서 우리는 더 어릴 때 더 많은 것을 배우길 바라는 부모가 아이를 학교에 다섯 살 때 보내는 것은 옳지 않다고 결론 내렸다. 일찍 학교에 들어가면 또래들보다 앞서갈 수 있다는 얘기는 근거 없는 통념일 뿐이다.

그렇다면 월반은 어떨까? 린다는 일찍 학교에 들어가지는 않았지만 순조롭게 학교생활을 시작했다. 린다는 모든 과목을 잘했고 심지어 글씨도 잘 썼다. 린다는 친구가 많았고 담임선생님은 린다가 남을 배려하는 아이이며, 지력이나 상식 수준은 '평균 이상'이라고 했다. 린다는 인형을 가지고 놀거나 사방치기 놀이를 자주 했는데, 이처럼 린다는 취학연령과 발달상황 모두 '표준을 따르는 사람'이었다. 공부도 좋아한 린다는 배우는 것이라면 다 쉬워 보였고, 결국 3학년 과정을 단기 수료하고 같은 해에 두 학년 과정을 마친 뒤 5학년으로 월반했다. 그렇다면 이것은 괜찮은 생각이었을까?

터먼 연구 아이들은 서로 다른 나이에 입학하고, 월반하거나 유급한 아이들도 있었기 때문에 초등학교 시절의 경험이 무척 달랐다. 8학년 말에는 반 친구들과 나이가 같은 아이들이 있는 한편, 나이가 많거나 적은 아이들도 꽤 있었다. 우리는 청소년기의 시작이 인생의 주요한 전환점이 되었는지 궁금했다. 그러나 그렇지도 않았다. 10대 때 동기들과 나이가 같은 것은 사망 위험요인과 별로 상관이 없었다. 오히려 크게 영향을 미친 것은 학교에 입학한 나이였다. 예를 들어, 린다는 월반을 한 후에도 여전히 인기가 많고 잘 적응하며 공부를 꾸준히 잘했는데, 3학년과 4학년을 건너뛰고 5학년에 가서도 나빠지지 않았다.

. . .
건강하게 성장하려면 놀이시간이 필요하다

학교에 일찍 보내는 것에는 과연 어떤 문제가 있을까? 어쩌면 더 빨리 더 많은 걸 배우도록 가차 없이 밀어붙이는 부모의 강압적인 태도가 이른 출발을 불리하게 만드는 문제 아닐까? 우리는 이 점을 확인해보기 위해서, 혹시 아이가 글자를 배우는 시기가 진짜 문제인 것은 아닌지 고찰해봤다.

실제로, 터먼 연구에 참가한 아이들 중 3분의 1가량이 초등학교에 입학하기 전에 글자를 배웠다. 그 아이들은 취학 전에 다양한 교육을 받았으며, 그들의 부모들 역시 좋은 직업을 가졌고 학력수준도 높은 편이었다. 그렇다면 이것이 문제였을까? 수명에 관해서는 그렇지 않았다. 너무 어릴 때 글자를 배우면 나이 들어서 정신적 적응에 약간 문제가 있을 수 있지만, 글자를 배우는 나이가 평생 동안 사망위험 요소로서 영향을 미치지는 않았다. 즉, 똑똑하고 조숙한 것은 문제가 아니었다는 뜻이다. 문제는 정규교육을 너무 어린 나이에 시작한 것이었다.

이런 연구결과를 이해하기 위해서 필립의 사례를 다시 살펴보자. 다른 터먼 연구 참가자들보다 총명했던 필립은 많은 면에서 선두를 달리던 아이였다. 필립은 대다수의 아이들보다 일찍 젖병을 뗀 뒤 어른들이 먹는 단단한 음식을 먹었고, 이빨도 일찍 났으며, 다른 아이들보다 일찍 걷고 일찍 말했다. 심지어 필립 엄마는 필립이 나이에 비해 너무 조숙해 보일까 봐 걱정하는 듯했다.

필립은 활동적이고 외향적이며 분명 아주 똑똑했다. 따라서 엄마가 필립을 학교에 일찍 보내고 싶어 한 것은 당연한 일인지도 모르겠다. 장난감을 분해하거나 우당탕탕 뛰어다니면서 계단을 오르내리는 것보다 좀 더 건설적인 일에 필립의 에너지와 총명함이 쓰이길 바랐을 테니까 말이다. 엄마는 조직화된 교실환경이 필립을 더 책임감 있고 부지런한 아이로 만들어줄 것이라고 기대했다. 필립은 다정하고 인기도 많았지만 아주 성실하거나 끈기 있는 아이는 아니었기 때문이다.

안타깝게도 필립 엄마의 계획은 어긋났다. 너무 어린 나이에 정규교육을 시작하면서 필립에게는 자유로운 놀이시간이 없어졌기 때문이다. 심리학자들은 아이들이 건강하게 성장하는 데 이런 놀이시간이 무척 중요하다고 말한다. 필립의 학교성적은 만족할 만한 수준이었지만 골고루 잘하지는 않았다. 좋아하는 과목은 '매우 우수하다'는 평가를 받았지만, 관심 없는 과목에서는 평균 정도밖에 안 됐다. 저학년일 때 필립의 선생님들은 필립의 태도에 대해서 '다른 아이들을 능가할 만큼 실력이 향상

되기를 간절히 바란다'는 코멘트를 남겼다.

필립은 친구들 사이에서 인기가 많은 편이었고, 놀림을 받는 일도 거의 없었다. 그러나 담임선생님은 필립이 '행동으로 관심을 끌려는' 경향이 있다고 했다. 조숙하고 쉽게 불안해하는 필립 같은 아이는, 삶의 속도가 빨라지면 건강에 해로운 스트레스 수치가 높아진다.

당시에는 잘 몰랐지만 지금 우리는 어린이들의 두뇌(10대들의 두뇌조차)가 계속해서 발달한다는 사실을 안다. 경쟁적인 학교환경은 가뜩이나 취약한 필립의 자제력과 집중력에 아무런 도움이 안 됐을 것이다. 그리고 필립은 반에서 가장 어린 아이였기 때문에 아마도 친구들의 관심을 끌어서 자신을 보여줄 필요를 느꼈을 것이다.

• • •
많이 배웠다고 오래 사는 건 아니다

교육은 우리 사회에서 미래의 소득을 예측할 수 있는 중요한 변수다. 대학을 졸업한 사람은 그렇지 않은 사람보다 돈을 더 많이 벌고, 석사나 박사학위가 있는 사람은 그보다 더 많은 수입이 보장되는 경향이 있다. 또한 다양한 연구들이 사회경제적 지위가 건강과 관련 있음을 뒷받침하는 훌륭한 증거들을 제시하고 있다. 그러나 이 말이 학력이 높을수록 반드시 더 오래 산다는 뜻은 아니다.

일반적으로 교육의 영향과 지능의 영향을 분리해서 생각하기란 어려운 일이다. 즉, 더 똑똑한 사람이 대체로 학교에서 공부를 더 잘하고, 더 건강하고, 건강문제에 관해 더 잘 이해하며, 더 오래 산다. 그래서 우리는 전부 다 똑똑한 편에 속했던 터먼 연구 참가자들 사이에서 교육수준과 그 영향을 조사하는 것이 중요하다고 생각했다. 그렇다면 정말 교육을 많이 받은 사람들이 오래 살았을까?

터먼 연구 참가자들은 거의 다 적어도 고등학교까지는 다녔고 3분의 2가량이 대학까지 마쳤으며, 그들 중 다수는 석사학위도 땄다. 나머지 3분의 1은 대학에 가지 않았거나 대학을 마치지 못했다. 사실, 53명이나 성적 불량으로 퇴학당했다! 최종학력을 결정하는 데는 지능보다 살면서 겪은 많은 일들이 더 중요했던 것 같다. 대학에 간 사람들 중에 우등으로 졸업한 사람은 3분의 1 미만이었다. 그들이 어릴 때 얼마나 똑똑했는지를 생각해보면, 열심히 공부하지 않은 사람이 많은 듯하다.

우리는 교육수준 자체가 훗날의 건강과 장수를 예측하는 중요한 변수는 아니라는 사실을 발견하고서 놀랐다. 학력이 더 높은 사람일수록 더 건강하고 좀 더 오래 사는 경향이 있긴 했지만, 건강과 장수에 관한 다른 개인적, 사회적 예측변수에 비하면 중요도가 떨어졌다. 최종학력뿐만 아니라 학교성적도 그리 중요하지 않았다.

학력이 더 높은 사람들은 나이 들어서 생산성이 더 높았다. 즉, 그들은 직업적으로 더 큰 성공을 거두고, 일을 계속할 가능성이 더 높으며, 개인적으로 더 창조적이고 일도 잘했다. 그러나 그렇게 된 결정적인 요인은 교육수준 때문이 아니었다. 오히려 그들은 강한 인내심과 의욕을 가졌기 때문에 개인적, 사회적 도전에 더 잘 대처했던 것이다.

학력이 더 높고 더 성공했으며 건강한 참가자들의 경우, 그들의 부모들도 학력이 더 높고 더 성공한 것으로 나타났다. 이 부모들은 고도로 숙련된 사회 구성원으로서 성과를 만들고 업적을 쌓는 것을 중시했다.

이처럼 높은 기대감과 지원을 아끼지 않는 가정환경이 아이들의 타고난 특성과 결합돼, 그들을 더 건강한 인생경로로 가도록 독려한 것이다.

* * *

건강한 인생을 위한 지침

1956년 사망할 즈음, 터먼 박사는 연구를 통해 신동은 따분하거나 괴짜 또는 별난 사람이라는 고정관념을 깨뜨렸다. 이 똑똑한 어린이들 중 95% 이상이 그때까지도 여전히 터먼 박사 연구에 참가하고 있었고, 다수는 다양한 영역에서 활약하면서 꾸준히 성공을 거두었다. 그러나 이런 타고난 능력에도 불구하고, 참가자들은 성격이나 인내심, 성취한 교육적 깊이에서 차이를 보였다.

어렸을 때부터 공부를 잘하고 대인관계와 여러 사회적 영역에 자신의 기량을 쏟아 부은 사람들은 인생뿐만 아니라 건강에서도 성공을 거두었다. 봐주기 힘든 글씨체를 고치지 못한 것만 빼고 말이다.

어린 시절의 경험과 노년의 건강에 대한 관심이 늘고 있다. 이런 현상은 좋은 것이기도 하고 아니기도 하다. 건강 전문가들이 중년에 생기는 많은 질병의 근원이 아주 어렸을 때와 관련이 있다는 점을 깨닫기 시작한 것은 다행스러운 일이지만, 이런 위험요인이 실제보다 훨씬 더 위협적이며 바뀌기 어렵다는 식으로 지나치게 과대포장된 것은 나쁜 면이라고 볼 수 있다. 우리는 건강에 중요한 영향을 주는 많은 생활패턴들이 일반적으로 유년기와 청년기에 시작되지만, 그것들은 바뀌거나 개선될 수 있다는 사실을 발견했다.

학교생활의 일부 측면은 건강이나 수명과 분명 연관이 있었다. 우리는 너무 어린 나이에 정규교육을 시작하는 것은 대다수의 사람에게 그리 좋지 않다는 사실이 밝혔다.

그렇지만 월반을 한 경우라면 조금 달랐다. 학업 일정을 앞당기는 것에 모두가 부정적인 영향을 받은 것은 아니었다. 리 크론바흐Lee Cronbach의 예를 들어보자. 공개적으로 터먼 연구 참가자임을 인정한 크론바흐는 훗날 교육심리학과 심리검사 분야의 권위자가 됐다. 크론바흐는 네 살 때 토마토의 단가를 계산하는 것을 우연히 듣고서 상점 두 곳의 토마토 가격을 비교한 적이 있었다.[35] 엄마는 크론바흐가 뛰어난 아이가 되기를 간절히 바라는 마음에, 다섯 번째 생일이 지나자마자 곧바로 초등학교 2학년에 입학시켰다. 그리고 보통 아이들이 고등학교를 졸업하는 나이인 열여덟 살에 크론바흐는 대학을 졸업했다. 중요한 점은 크론바흐가 그 이후에 남들처럼 결혼도 하고 아이도 낳았으며 유명한 사람이 되었다는 사실이다. 그는 85세까지 건강하게 살았다. 나중에 우리는 터먼 연구 참가자들의 인생, 결혼, 직업을 깊이 파고들면서, 어린 시절에 스트레스를 받았지만 성년기 초반에 다시 회복된 사람은 유년기의 나쁜 경험들을 극복할 수 있음을 알게 됐다.

당신이 만약 초등학교에 일찍 들어갔다면, 그리고 시작부터 학교에서 힘든 시기를 겪었다면, 혹은 몸이 약해서 학교를 졸업하지 못했다면 어떻게 해야 했을까? 병원에 찾아갔어야 했을까? 꼭 그럴 필요는 없다. 장수에는 다른 많은 요인들이 훨씬 더 중요하다는 사실이 밝혀졌으니까 말이다.

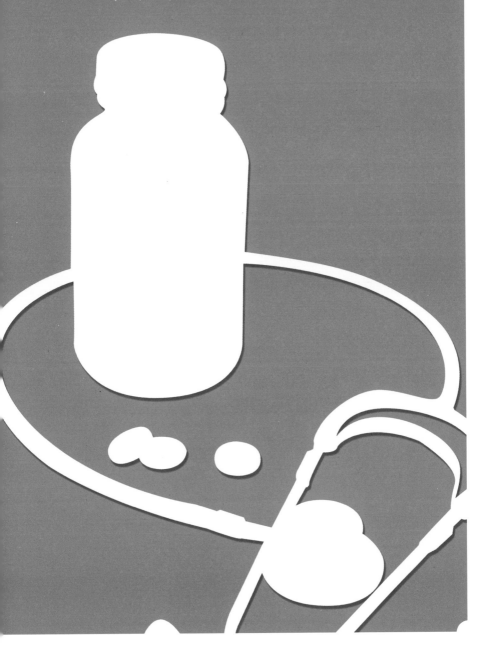

Part. 7

Parental Divorce : Some Were Resilient

회복이 빠른 사람들의 비밀

도나는 열세 살이던 1924년에 부모님의 이혼을 지켜봤다. 가족과 지내는 것을 좋아했던 도나에게 부모님의 이혼은 감당하기 힘든 일이었다. 어른이 된 후 도나는 홍보 분야에서 성공했지만, 어린 시절의 가정불화에서 완전히 회복되지 못했다. 결국 이 문제가 도나의 건강에 영향을 미친 듯한데, 그녀는 1970년 비교적 젊은 나이인 59세에 사망했다.

우리는 도나와 비슷한 일이 다른 터먼 연구 참가자들에게도 있었는지 궁금했고, 만약 그렇다면 도나와 다른 아이들이 오랫동안 걸어온 인생 경로의 특징이 무엇인지도 알고 싶었다. 어떻게 열세 살에 일어난 일 때문에 쉰아홉 살에 죽게 됐을까?

적어도 단기적으로 봤을 때, 부모의 이혼이 아이들에게 해롭다는 것은 기정사실이다. 그런데 수십 년에 걸친 장기적인 영향도 있을까? 아이가 부모의 이혼을 경험한 것이 수십 년이 지난 미래에 일찍 사망할 위험과 관련 있을까?

이제까지 건강 분야의 연구자들은 어린 시절에 겪은 부모의 이혼이나 그와 관련된 가족문제가 훗날 심장병이나 암, 그 외의 다른 질병을 일으키는 중요한 위험요인을 만들어내는지 여부를 충분히 숙고하거나 조사하지 않았다. 부모의 이혼은 혈액 속에 나쁜 콜레스테롤이 많은 것과 같은 생물학적 위험요인이 아니다. 의사들은 일반적으로 성인 환자들에게 부모의 이혼에 대해 묻지 않지만, 소아과 의사들은 이혼이 아이들의 건강에 악영향을 미칠 수 있다며 걱정한다. 하지만 이혼가정의 아이들을 수십 년 동안 추적하는 것은 매우 어려운 일이고, 우리가 이 연구를 시작하기 전까지 이혼이 장기적으로 건강에 미친 영향은 거의 알려진 바가 없었다.

앞에서 나온 퍼트리샤도 도나처럼 열 살 때 부모가 이혼했다. 제임스와 가만히 있지 못하는 필립도 이혼가정의 아이였다. 그들 모두 결과가 비슷했을까, 아니면 놀라운 차이가 있었을까? 어른이 됐을 때 부모의 이혼이 그들 자신의 결혼생활에도 영향을 미쳤을까?

• • •
부모의 죽음보다 부모의 이혼이 더 위험한 이유

이혼을 고려하고 있는 부모라면 누구든지 이혼이라는 변화가 아이들에게 어떤 영향을 미칠지 걱정할 것이다. 아이들에게 이혼이 미친 영향을 측정하기 위해 우리는 두 가지 경우, 즉 사별의 경우와 이혼의 경우를 살펴봤다. 터먼 연구 아이들 중 3분의 1 이상이 21세가 되기 전에 이런 두 가지 상황 중 하나에 맞닥뜨렸다.

부모의 죽음은 아이들에게 분명 대단히 충격적인 일이다. 그렇다면 부모의 죽음도 이혼처럼 장기적으로 부정적인 영향을 미칠까? 우리는 어렸을 때 부모가 죽으면 보통 어느 정도 어려움을 겪기는 해도 수명을 단축시킬 정도의 주목할 만한 위협은 없었다는 사실을 발견하고서 놀랐다. 부모를 잃은 아이들은 그 상황에 적응해서 계속 삶을 이어갔다.

하지만 좋은 소식은 이것으로 끝이었다. 부모의 죽음보다는 이혼으로 부모와 떨어지는 것이 아이들에게 더 낫지 않을까 하고 생각했던 우리는 정반대라는 사실을 발견했다. 부모의 이혼이 장기적으로 자녀의 건강에 미치는 영향은 대단히 파괴적인 경우가 많았다. 이혼은 연구에 참가한 어린이들 다수의 인생경로를 바꿀 정도로 위험한 환경을 조성했다. 이혼가정의 아이들은 이혼하지 않은 가정의 아이들보다 평균적으로 약 5년 일찍 사망했다. 부모의 죽음이 아니라 부모의 이혼이 더 위험했던 것이다. 사실, 어렸을 때 부모의 이혼은 수십 년 뒤에 일찍 사망할지 여부를 예측하는 가장 강력하고 유일한 사회적 변수였다.[36]

부모님이 이혼한 뒤 도나와 남동생은 엄마와 함께 지냈다. 도나는 다니던 학교에 계속 다녔고 다니던 교회에도 가끔 나갔다. 엄마는 사무직 일자리를 구했다. 도나의 인생에서 명시적으로 드러나는 혼란은 별로 없어 보였다. 도나가 운전을 배울 무렵에 도나의 엄마는 재혼을 했는데, 엄마의 재혼 후 곧 도나는 대학에 갔고 이후 직장을 얻고 가족도 꾸렸다.

필립도 열세 살 때 부모가 이혼했다. 필립은 엄마, 아빠와 모두 친했고, 이후 기록에 따르면 엄마나 아빠와 싸운 적도 좀처럼 없었다고 한다. 필립 자신이 말한 바에 따르면, 부모의 이혼은 본인 인생에서 가장 중대한 사건이었다. 필립도 이혼 뒤 엄마와 함께 지냈지만, 도나 엄마와 달리 필립 엄마는 아등바등 돈을 벌어 겨우 먹고살았다. 결국 불안감과 걱정이 많은 필립의 기질은 부모의 이혼과 그 이후의 불안정한 생활 때문에 스트레스를 받아 더욱 악화됐다.

그후 필립은 군대에 갔는데, 군대에서 자신의 삶을 좀 더 직접적으로 통제할 수 있게 되자 다소 안도감을 느끼게 되었다. 군대에서 경험한 규율과 규칙적인 일상은 필립에게 잘 맞는 듯했고, 결국 그는 다년간 군복무를 했다. 그런데도 필립은 1950년에 터먼 박사에게 자신은 스스로의 잠재력에 부응하지 못하는 것 같고, 자기 일에 완전히 만족하지 못한다고 말했다. 필립도 결혼을 해서 1941년 해외에 파병되기 전에 첫 아이를 보았다. 하지만 필립은 1974년 예순네 살의 나이에 심장마비로 죽었다.

• • •
아들과 딸은 받아들이는 방식이 다르다

도나와 필립 모두 비교적 젊은 나이에 사망했다. 부모의 이혼을 경험한 것과 사망위험이 높은 것 사이에 어떤 연관성이 있었을까?[37] 부모의 죽음이 일반적으로 장기적인 건강 위협요인이 아니라는 사실을 고려해봤을 때, 우리는 가족의 불화와 갈등, 고통 같은 것이 관련되어 있다고 확신했다.

직관에 반하는 듯 보이겠지만, 우리가 가장 먼저 해야 할 일은 아이에게 문제가 있었는지 살펴보는 것이었다. 우리는 성실하지 않은 아이들과 '길들여지지 않은' 특성(충동적이고 변덕스러운 성향)을 가진 아이들이 장수할 가능성이 적다는 사실을 알고 있었다. 따라서 부모가 이혼하고 도나 자신이 일찍 죽게 된 것이 모두 도나의 불성실한 행동 때문일 수도 있다. 직설적으로 말해서, 도나의 잘못이지 부모의 잘못은 아닐 수 있다는 말이다. 만약 그렇다면 이것은 상당히 중요한 사실인데, 왜냐하면 부모의 이혼이 도나와 같은 터먼 연구 아이들이 훗날 일찍 죽은 원인이 아니라는 뜻이기 때문이다.

우리는 유년기 성격과 부모의 이혼을 경험한 것이 서로 관련 없다는 사실을 발견했다. 물론 각각은 독립적인 위험요인이었다. 사실 가정이 해체 위기를 맞는 것은 아이 때문이 아니었다. 아이가 심각한 병에 걸렸거나 정서불안이 심하면 부부의 결혼생활에 압박을 주기도 하지만, 터먼 박사의 표본인 똑똑하고 대체로 건강한 1,528명의 아이들을 살펴봤을 때는 그렇지 않았다.

남성과 여성에게 결혼은 다른 의미이기 때문에, 우리는 성별에 따라 나눠서 통계분석을 실시했다. 수집한 사망증명서를 바탕으로 사망원인을 확인했더니, 남자아이들과 여자아이들의 상황이 정말 많이 달랐다. 우리는 어렸을 때 부모가 이혼한 남성이 자라서 더 신중하지 못한 어른이 되기 때문에 사고나 폭력으로 죽을 가능성이 특히 높다는 사실을 발견했다. 그러나 부모가 이혼한 남성과 여성 모두 암, 심장마비, 뇌졸중을 포함한 다양한 원인으로 더 일찍 죽을 가능성 역시 높았다. 다른 말로 하면, 부모의 이혼은 일반적이면서도 강력한 위험요인으로서, 부상으로 인한 사망과 특히 관련이 깊을 뿐 아니라 질병으로 인한 사망과도 상관이 있었다.

이혼이 한 가정의 재정상태를 완전히 바꿔놓는 경우도 있어서, 우리는 이혼 뒤의 경제적 어려움 때문에 장기적으로 건강을 위협하는 요소가 늘어나는지 궁금했다. 터먼 연구 참가자들이 주로 중간계급이기는 하지만 소득, 직업, 교육을 합쳐서 평가해보면 사회경제적 지위에 차이가 있었다. 분석해본 결과, 전체적으로 이혼 때문에 아이들의 생활수준이 낮아지는 경향을 보였지만 가정마다 차이가 분명했다. 예를 들어 도나 엄마는 꽤 빨리 스스로 생계를 유지할 수 있었던 반면, 필립 엄마는 필립이 집을 떠나기 전까지 경제적으로 늘 쪼들렸다. 이 집단을 전체적으로 살펴보니, 유년기에 사회경제적 지위가 급락한 것이 이혼가정의 일부 아이들, 특히 여자아이들에게 더 큰 영향을 미쳤음을 알 수 있었다. 그러나 놀랍게도 다른 요인들이 훨씬 더 중요했다. 부모의 이혼이라는 위협의 최우선적인 해결책은 경제력이 아니었다.

그렇다면 이혼가정의 아이와 이혼하지 않은 가정의 아이는 성인이 됐을 때 어떤 차이가 있을까? 우리는 두 집단의 교육수준이 다른지 궁금했다. 실제로 한 가지 차이점이 있었는데, 이혼가정의 남자아이와 여자아이 모두 이혼하지 않은 가정의 아이들보다 학력이 낮은 경향이 있었다. 또한 많은 아이들이 자아실현에 대한 의욕이 낮았고 신분상승의 길을 따라갈 마음 역시 시들해진 상태였다. 이런 핸디캡은 미래의 소득만이 아니라 전반적인 직업 성취도에도 영향을 미쳤다.

이런 격차는 특히 남자아이들에게 더 큰 영향을 미쳤는데, 이는 그들의 사망위험이 증가한 이유를 일부 설명해준다. 터먼 박사가 살던 시대에 남성들은 미래의 가장이라는 사회적 기대치가 있었다. 이룬 것이 별로 없는 남성들은 가장 역할을 잘하는 데도 한계가 있었고, 성인이 됐을 때 사회적 지위는 하락하고 스트레스로 가득 찬 행동패턴 때문에 사망위험은 증가했다. 이런 약점은 터먼 연구 참가자들 중 여자아이들에게는 그리 중요하지 않았는데, 아마도 당시 여성들한테는 직업이나 외부의 사회활동에 대한 기대가 그리 크지 않았기 때문일 것이다.

한편 과음과 줄담배는 당연히 건강을 위협하는 중요한 요인인데, 터먼 연구 참가자들 중에서 이혼한 가정의 아이들은 성인이 된 후 이혼하지 않은 가정의 아이들보다 술과 담배를 더 많이 했다. 특히 담배의 경우에 그러했다. 이혼가정의 남자아이들 중 커서 담배를 피우지 않은 사람은 4분의 1인 반면에, 이혼하지 않은 가정의 남자아이들은 3분의 1 이상이 담배를 피우지 않았다.

여성의 경우에 더욱 극명한 차이가 있었다. 이혼가정의 여자아이는 이혼하지 않은 가정에서 자란 여자아이보다 담배를 피울 가능성이 2배 이상이었다. 또한 골초가 될 가능성 역시 이혼가정의 여성이 2배 이상 높았다. 말괄량이에다 반항아 같았던 도나는 대학에 들어가자마자 담배를 배웠고 그 후로 죽을 때까지 담배를 피웠다.

얼마나 많은 이혼가정의 여성들이 담배를 피웠는지 헤아려보면, 그들의 사망위험이 더 큰 이유를 설명하는 데 매우 큰 도움이 된다. 즉, 어렸을 때 가정환경에 엄청난 충격을 겪으면 장기적으로 더 위험한 생활방식을 따른다는 사실을 예측할 수 있었다. 다른 연구자들은 이혼가정의 아이들에게 단기적으로 위험요인이 증가한다는 사실을 입증했지만, 우리의 연구결과는 부모의 이혼이 실제로 한 사람의 인생에 아주 오랫동안 중대한 영향을 미친다는 점을 증명했다. 이것은 이혼가정의 자녀들이 술이나 담배와 관련된 암에 걸릴 위험이 특히 크다는 사실을 보여주는 역학연구들과도 일치한다.[38] 그러나 담배와 술조차도 도나와 필립 같은 사람들에게는 사망위험을 증가시킨 핵심요인이 아니었다.

아이 때문에 그냥 사는 것은 좋은 생각이 아니다

어렸을 때 부모의 이혼을 경험한 사람은 그 자신도 이혼할 가능성이 더 높았다. 이처럼 인생의 후반기에 이혼으로 관계의 단절을 겪으면 사망위험은 상당히 커지게 된다. 이런 점은 특히 남성들에게 더 심각한 악영향을 미쳤다.

이런 양상은 필립과 도나에게 모두 나타났다. 성공적인 직장생활과 활동적인 두 아들을 돌보는 일 사이에서 용케도 균형을 잃지 않았던 도나는 결혼생활을 잘 유지하지 못했다. 두 아들은 도나와 함께 지냈고, 자신의 이혼한 엄마처럼 도나도 아이들을 키울 때 경제적인 안정을 유지하면서 두 아들이 과도기를 안정적으로 보낼 수 있도록 했다. 그러나 불안정한 어린 시절과 자신의 이혼, 직장에서 받는 스트레스 때문에 도나는 가까운 친구관계를 유지하지 못했다. 또한 도나는 담배를 끊지 못하고 적정 체중도 유지하지 못하다가 결국 폐암으로 죽었다.

필립의 결혼생활도 2차 세계대전이 끝나고 그가 태평양에서 돌아오자마자 이혼으로 끝이 났다. 필립의 이혼사유가 아내와 떨어져 생활한 것과 전쟁 스트레스 때문인지, 아니면 전에 겪은 부모의 불화 때문인지, 둘 다라면 각각의 비중이 얼마나 되는지를 정확히 얘기하기는 힘들다. 이유가 무엇이든 간에, 우리가 아는 사실은 필립을 비롯한 터먼 연구 참가자들 다수에게 이혼은 건강을 위협하는 주요한 원인이었다는 점이다. 핵심적인 문제는 부모의 이혼을 경험한 사람들이 성인이 됐을 때 집단에 소속되는 경우가 더 적었고 대인관계도 더 서투르다고 보고한 점이다. 이 책의 뒷부분에서 안정된 대인관계와 특정한 종류의 사회적 유대관계가 건강과 장수에 중요하다는 사실을 논의할 때 이 중요한 주제를 다시 다룰 것이다.

부모의 이혼이 아주 현실적인 위험요인임에도 불구하고, 퍼트리샤와 제임스처럼 부모의 이혼을 겪은 많은 터먼 연구 어린이들이 장수했다. 일부 참가자들이 불사조처럼 다시 살아났다고 말하는 것은 어쩌면 과장일 수 있다. 그러나 무엇 때문에 똑같은 상황에서도 어떤 사람들은 역경을 헤치며 살아가고, 심지어 건강하게 장수할 수 있었을까?

퍼트리샤와 제임스 모두 부모의 이혼이라는 상처를 잘 극복했다. 즉, 두 사람은 어렸을 때 중요한 위험요인에 맞닥뜨렸는데도 장수했다는 말이다. 제임스는 정신없이 연애한 끝에 아이린과 결혼했고, 퍼트리샤는 신중한 성격답게 약혼기간을 오래 둔 뒤 찰스와 결혼했는데, 두 사람 모두 결혼생활에 만족했다. 이런 결혼생활이 두 사람의 장수를 돕는 데 중요한 구실을 한 것이 거의 분명했다.

눈치 빠르고 카리스마 있는 제임스와 신중한 퍼트리샤는 공통적으로 배우자에게 관심이 많았고 본인의 결혼생활이 분명히 평균 이상이라고 생각했다. 다시 태어나도 같은 사람과 결혼할 것이라고 분명히 말했다. 퍼트리샤와 제임스 모두 담배를 피우지 않았고, 부모의 이혼 때문에 사회경제적 지위 측면에서 몹시 불리한 위치에 처하게 된 적도 없으며, 두 사람 다 상당한 수준의 교육을 받았다. 퍼트리샤는 4년제 대학을 성실히 마친 뒤 곧바로 평판 좋은 보험회사에서 손해사정인(보험 사고로 생긴 손해에 대해 손해액 결정과 보험금 지급을 담당하는 사람 – 옮긴이) 일을 시작했다. 제임스는 몇 번 좌절을 겪기는 했지만 결국 4년제 대학 과정을 마첬다. 이 모든 것이 두 사람의 장수와 관련이 있었다. 그러나 우리는 또 다른 것이 영향을 미쳤다는 사실을 알아냈다.

터먼 연구 참가자들이 장수에 이른 경로를 살펴보면서, 우리는 유년기의 가정환경이 틀림없이 장기간에 걸쳐 어떻게든 건강에 영향을 미쳤다고 추측했다. 다행스럽게도, 모든 것을 확인해보는 경험주의자인 터먼 박사가 연구 참가자들이 정신적으로 부모한테 애착을 느끼는지, 엄마와 아빠를 얼마나 존경하고 사랑하는지, 부모가 그들에게 얼마나 도움이 됐는지에 관한 정보를 수집해두었다. 우리는 이런 질문들을 모아 긍정적인 가정환경을 측정하는 수단으로 활용했다.

분석결과, 이혼가정 집단보다 이혼하지 않은 가정 집단에서 긍정적인 특성이 더 많이 보인다는 사실이 밝혀졌다. 사실 이것은 그다지 놀라운 얘기가 아니었다. 놀라운 것은 부모의 이혼을 겪은 사람들에게 문제가 된 측면이었다.

다른 수많은 연구들은 '위험한 가정'과 잠재해 있는 장기적 문제들이 연관되어 있다고 지적한다. '위험한 가정'이라는 것은 애정 어린 보살핌이 부족하고 그 대신 갈등상황이 계속되는 가정을 말한다.[39] 우리는 부모가 이혼하고 가족에 대한 긍정적인 감정이 적은 위험한 환경에 처해 있는 아이들이 특히 상처를 잘 받는지 궁금했다. 또한 반대로 긍정적인 가정환경이 부모가 이혼했을 때 아이들에게 일종의 완충장치 역할을 하는지도 알아보았다.

예상과 달리 가정의 긍정적인 특성은 전혀 중요하지 않았다. 부모가 이혼한 집단의 경우, 가족에 대한 긍정적인 감정은 남자아이들에게 해로웠다. 그래서 그런 남자아이들이 더 일찍 죽었다.[40] 겉보기에 긍정적이고 제 기능을 다하는 것처럼 보이는 가정이 갈가리 찢어졌을 때 정신적 충격이 훨씬 더 컸던 것이다.

반대로, 이혼 전부터 분명히 문제가 많았던 가정의 경우에는, 이혼으로 인해 아이들이 받는 충격이 안심해도 될 정도라는 사실이 밝혀졌다.[41] 이 사실은 우리가 가끔 듣는 말, 즉 '아이 때문에 그냥 사는 것은 좋은 생각이 아니다'라는 조언과 밀접한 연관이 있다. 우리는 다음과 같은 말을 덧붙여 이 조언을 더 분명히 하고 싶다. 즉, 가정환경이 고통스럽고 불행하다면 아이 때문에 그냥 사는 것은 좋은 생각이 아니다.

여자아이의 경우에 가정생활의 이런 측면은 훗날의 장수 여부와 관련이 없었다. 솔직히 말해서, 우리는 그 이유를 모른다. 그러나 이후에 살펴보겠지만, 터먼 연구에 참가한 남성들의 건강과 수명에서 더 분명한 차이점이 발견되었다.

• • •

회복이 빠른 사람들은 무엇이 다른가?

평균 이상의 결혼생활을 유지하면서 건강에 해로운 습관을 멀리한 퍼트리샤와 제임스는, 생존자라는 것 외에 또 다른 공통점이 있었다. 1950년에 터먼 박사가 조사한 바에 따르면, 이 두 사람은 자신들이 하고 있는 일에 무척 만족스러워하고 흥미도 많았으며 본인의 지적능력에 부응하는 삶을 살고 있다고 생각했다. 회복이 빠른 다른 연구 참가자들 역시 그랬다. 하지만 그와 반대로, 이혼가정의 아이였던 필립은 본인의 잠재력에 부응하지 못하는 삶을 살고 있고, 직업적으로도 완전히 불만족스럽지는 않지만 그렇다고 썩 만족스럽지도 않다고 보고했다.

인생의 만족감과 성취감은 회복력과 무척 깊은 상관관계를 가지고 있다. 중년 무렵에 개인적 만족감과 성취감을 맛본 터먼 연구 참가자들, 특히 남성들은 어린 시절의 트라우마가 미친 나쁜 영향들로부터 자신을 보호할 수 있었다. 어쩌면 이는 당연한 말로 들릴 수 있다.

그러나 여기에 깜짝 놀랄 만한 반전이 있는데, 직업적 만족감으로 장수 여부를 예측하는 것은 부모가 이혼한 사람에게만 해당되는 얘기였다. 부모가 이혼하지 않은 나머지 사람들 역시 일을 성취했을 때 즐거움을 느끼고 성취하지 못하면 괴로워하는 것은 분명한 사실이지만, 일에 관한 만족감은 그들의 사망위험에 전혀 영향을 미치지 않았다.

퍼트리샤와 제임스는 일에 관한 성취를 통해 부모의 이혼이라는 난관 앞에서 자신을 보호하는 힘을 길렀고 더불어 건강과 관련된 성숙함도 강화시켰다. 그들처럼 회복력을 이용해 어려움을 극복한 사람들은 더 오래 건강하게 살았다.

따라서 '비온 뒤에 땅 굳는다'는 말은 사실이다. 흥미로운 점은 스트레스와 회복력에 대한 연구 대부분이 이런 사실을 한 번도 밝혀내지 못했다는 점이다. 왜냐하면 그 연구들은 꼭 필요한 비교연구를 할 수 없었기 때문이다. 트라우마나 스트레스를 받은 사람들에 대한 연구 대부분은 누가 빨리 회복하는지 알아내려고 노력하지만 트라우마나 이혼, 스트레스를 경험하지 않은 사람들은 조사하지 않았다. 따라서 그 연구들은 살면서 어려운 일에 부딪혔을 때 자신을 보호하는 행동들이 일반적으로 도움이 되는지, 아니면 특이하거나 극심한 스트레스를 겪은 사람들에게만 유익한지 말해줄 수 없다.

어쩌면 기질이나 성격 같은 개인적인 몇몇 요인 때문에 특정 참가자들이 빠르게 회복하지 않았을까? 일부 아이들이 문제가 있는 가정에서 끊임없는 갈등과 불화를 견딜 수 있었던 것은, 그들 특유의 정신적 자질 덕분이 아니었을까?

많은 연구자들이 개인적 요인들, 그중에서도 유전적 요인들이 부모의 이혼을 겪은 뒤에 따르는 부정적 결과의 원인이 된다는 증거를 밝혀냈다.[42] 즉, 까다로운 아이들은 변화에 적응하는 데 문제가 있고, 다른 사람들에게 부정적인 감정과 행동을 이끌어낼 수 있다. 반면에 너그러운 아이들은 부정적인 성향이 덜하고 본인이 겪은 일에 더 잘 대처한다.

따라서 우리는 부모의 파경이 장기적으로 건강에 미친 충격을 자신의 성격으로 완화할 수 있었는지 살펴봤다. 과연 선천적으로 회복이 빠른 사람들이 있었을까? 전혀 그렇지 않다. 아이들의 성격 때문에 부모 사이의 불화가 생기는 것이 아니듯이, 자신의 인생과 직업에 만족하는 성숙한 사람들도 타고난 기질이나 성격보다는 자신의 강점을 찾아냈기 때문에 아픔을 극복하고 회복할 수 있었다. 이러한 회복력은 성년기 초반에 길러진다. 그들은 도전과 맞붙어 그것을 극복함으로써 장수할 수 있었다.

오늘날 미국 사회에서는 전체 초혼 부부 중 절반가량이 이혼으로 끝을 맺는다. 재혼이나 세 번째 결혼의 이혼율은 그보다 더 높다. 시대적으로 터먼 연구 참가자들이 어렸을 때인 1900년대 초반보다 오늘날의 이혼율이 훨씬 높다. 그리고 그 당시에는 부모가 이혼한 경우 사회적으로 곱지 않은 시선을 받기도 했다. 하지만 오늘날은 사정이 많이 달라졌다. 이혼가정의 아이라고 해서 색안경을 끼고 보는 사람도 거의 없고, 비슷한 경험을 한 친구들도 많다. 실제로 어떤 지역에서는 안정적인 가정이 오히려 유별나 보이는 경우도 있다.

그러나 이혼이 아무리 보편화된 시대일지라도, 이혼이 아이들에게 정신적 충격과 부정적인 영향을 준다는 사실은 오늘날 실태 조사 연구에서도 여전히 발견된다. 이런 점에서 요즘 젊은이들도 터먼 시대 아이들과 별반 다르지 않다. 우리는 이런 명백한 사실을 통해서 오늘날 가정불화가 어린이들과 청소년들에게 단지 경제적인 측면이나 단기적인 안정을 위협하는 것만이 아니라 장기적인 건강과 행복을 위협하는 요인이라는 점을 확신하게 됐다.

다른 한편으로, 부모의 이혼이 필연적으로 위험을 야기하지 않는다는 좋은 소식도 있다. 퍼트리샤와 제임스처럼 가난에 허덕이지 않았거나, 또래들과 어울릴 때 담배 같은 나쁜 습관의 유혹을 받지 않은 아이들은 위험을 피할 수 있었다. 특히 훗날 사랑하는 사람과 안정되고 의미 있는 관계를 갖게 된 사람들과 자기 일에 열정을 갖고 뭔가를 이룬 사람들은 부모의 이혼이라는 상처를 극복하고 건강하게 잘 살았다. 뒤에서 살펴보겠지만, 터먼 연구 참가자들은 감정을 치유하고 오래된 상처를 가라앉히는 길이 있음을 우리에게 분명히 보여줬다.

・삶의 만족도에 관한 셀프테스트
최대한 솔직하게 다음 질문들에 답해보자.

☐ 현재 당신의 직업에 대한 생각을 가장 잘 표현한 것은 무엇인가?

1) 내 일에 아주 만족하고 흥미를 느낀다. (5)

2) 꽤 만족한다. (4)

3) 아주 많이 불만족스럽지는 않지만 특별히 흥미를 느끼거나 만족스럽지도 않다. (3)

4) 불만족스럽지만 아마도 일은 계속 할 것이다. (2)

5) 너무 너무 싫고 직업을 바꾸고 싶다. (1)

☐ 전반적으로 스스로의 지적능력과 잠재력에 얼마나 잘 부응하며 살고 있다고 생각하는
가? 경제적 성공이나 직업적 성공에만 국한하지 않는 경우까지 포괄적으로 생각해본다면?

1) 내 잠재력을 충분히 발휘하고 있다. (5)

2) 꽤 발휘하고 있다. (4)

3) 잠재력에 비해 성과가 많이 부족하다. (3)

4) 성취한 것이 별로 없다. (2)

5) 거의 완전히 실패했다. (1)

☐ 아래 문구 중에서 당신의 일상생활 만족도를 가장 잘 표현한 것은 무엇인가?

1) 일상생활의 모든 측면이 대단히 즐겁다. (5)

2) 대부분의 측면이 만족스럽다. (4)

3) 좋은 측면과 나쁜 측면이 반반이다. (3)

4) 날마다 고대하는 것이 별로 없다. (2)

5) 대부분의 측면이 싫다. (1)

☐ 전체적으로 봤을 때, 당신은 살면서 계획하고 꿈꿨던 일들을 현재 어느 정도 성취한
상태라고 생각하는가?

1) 완전히 성취했다. (5)

2) 대부분 성취했다. (4)

3) 어떤 부문은 성취했지만 다른 부문은 그렇지 않다. (3)

4) 대부분 성취하지 못했다. (2)

5) 전혀 성취하지 못했다. (1)

□ 만약 처음부터 다시 인생을 산다면 어떻게 하겠는가?

   1) 달라지는 것이 전혀 없을 것이다. (5)

   2) 아주 조금 달라질 것이다. (4)

   3) 적당히 달라질 것이다. (3)

   4) 아마도 많은 것이 달라질 것이다. (2)

   5) 거의 다 달라질 것이다. (1)

□ 아래 문구 중에서 당신의 사회생활 만족도를 가장 잘 표현한 것은 무엇인가?

   1) 완전히 만족스럽고 딱 좋은 상태다. (5)

   2) 꽤 만족스럽다. 외로움을 느끼는 경우가 좀처럼 없고, 할 일이 너무 많아 어쩔 줄 모를 정도다. (4)

   3) 만족스럽지도 불만족스럽지도 않다. (3)

   4) 매우 불만족스럽다. 너무 쓸쓸할 때가 많고, 사교 활동이 지나치게 많으면 당황스럽다. (2)

   5) 완전히 불만족스럽다. 내가 원하는 바가 전혀 아니다. (1)

각각의 질문에는 선택지가 5개 있는데, 아래로 내려갈수록 만족도가 떨어진다. 즉, 각각의 질문에서 첫 번째 대답은 만족도가 가장 높음을 나타내서 5점이고, 가장 마지막 대답은 만족도가 가장 낮아 1점이다. 각 문항의 점수를 합쳐보자. 총점은 6~30점 사이에서 나올 텐데, 점수가 20점 이상이라면 인생의 만족도 측면에서 상위 25%에 속한다. 15점 이하라면 하위 25%에 속한다고 보면 된다.

부모의 이혼으로 인한 트라우마를 견딘 사람들이 어른이 된 후 능숙함, 성숙함, 만족감을 느끼는 것은 과거에 받은 스트레스에서 회복될 수 있는 매우 좋은 조짐이다. 하지만 부모가 이혼한 데다 인생의 만족도와 성취도 점수까지 낮다면, 앞으로 건강이 위험해질 수 있다는 경고신호다. 그러나

이는 단지 신호일 뿐이고, 건강과 장수를 예측하려면 앞으로 설명할 다른 위험요인들도 같이 고려해야 한다.

. . . .

건강한 인생을 위한 지침

결혼생활을 유지시켜주는 세 가지 비결이 뭔지 아는가? 각방을 쓰며 따로 자고, 통장도 각자 관리하며, 휴가도 따로 가는 것이라고 한다. 물론 농담이다. 그러나 아이들에게 부모의 이혼은 농담이 아니다. 우리의 연구는 가정불화, 특히 부모의 이혼이 주는 스트레스가 단기적으로만이 아니라 한 사람의 인생 전체에서 얼마나 중요한지 밝혀냈다. 다행스럽게도 우리는 회복력이라는, 잘 알려지지 않은 길도 찾아냈다.

또한 부모가 일찍 사망한 것이 건강에 장기적으로 영향을 미치지 않는다는 사실을 알아냈다. 그 대신 와해된 가정이 겪는 갈등과 스트레스가 장기적으로 건강에 악영향을 끼친다는 것이 밝혀졌다. 가정에서 끊임없이 갈등을 겪어온 아이들과 겉으로 보기에 갑작스러운 듯한 부모의 결별 때문에 충격을 받은 아이들의 상황은 특히 더 나빴다. 그 경우 많은 아이들이 어른이 되어 흡연처럼 건강에 안 좋은 습관에 의지하고 건강에 해로운 길로 들어섰다. 그래서 그들은 교육이나 직업적인 측면에서 본인의 잠재력에 미치지 못했다.

그렇지만, 문제가 있는 부모의 생활패턴을 지켜보면서 유년기를 보냈는데도 본인의 결혼생활을 훌륭히 유지했던 터먼 연구 참가자들은, 본보기인 부모를 따른 사람들보다 훗날 훨씬 더 건강하게 오래 살았다. 성년기 초반 무렵에 만족감과 성취감을 경험한 것이 충격을 완화하는 데 매우 큰 도움이 됐다는 사실이 가장 중요하다. 이런 성숙한 개인들은 시련을 통해 더 강해졌고 남들보다 더 건강하게 오래 살 수 있었다.

퍼트리샤와 제임스 모두 건강하고 안정된 생활패턴을 발전시켰는데, 아마도 부모와는 다르게 살겠다고 결심했기 때문일 것이다. 정말 두 사람은 부모와 다른 길로 갔다. 즉, 건강에 해로운 습관은 멀리하려고 노력했고, 인내심을 갖고서 공부와 직업상의 목표를 달성하기 위해 끝까지 밀고 나갔다. 그러나 인생의 만족감과 행복한 결혼생활이라는 더 중대한 생활패턴 덕분에 그들은 어려움을 겪었음에도 불구하고 잘 회복하고 건강하게 살 수 있었다. 다른 말로 하면, 부모가 이혼했다고 해서 반드시 건강이 안 좋아질 위험이 커지는 것이 아니다. 오히려 특별히 중요한 상황에서 그에 걸맞은 더 큰 에너지를 얻을 수 있다.

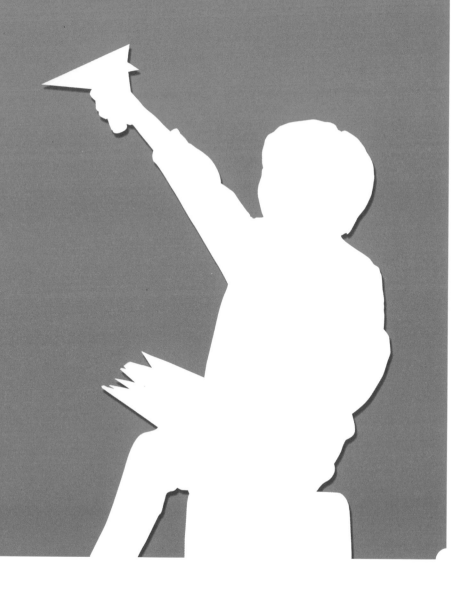

Part. 8

Running for Their Lives : Jocks vs. Nerds

뛰어노는 아이보다
공부벌레가 더 건강하다?

•
•
•

앤셀 키스Ancel Keys는 매우 활동적인 사람이었다. 공개적으로 터먼 연구 참가자임을 밝힌 사람 중 하나인 키스는 공중위생 부문에서 세계적으로 유명한 사람이 됐다. 그는 터먼 연구 참가자들 중에서 가장 오래 산 사람으로, 걸음마를 배울 무렵인 1906년에 샌프란시스코 지진에서도 살아남았으며, 아주 길고 파란만장한 일생을 보낸 뒤 2004년에 100세의 나이로 사망했다.

젊었을 때 키스는 벌목장에서 첫 직장을 얻은 뒤 금광의 광부, 선박에 급유하는 사람, 과학자로 일했다. 생리학 박사학위를 받은 뒤 그는 열정적으로 여행을 다녔는데, 칠레의 안데스 산맥까지 가서 높은 고도가 인체의 생리현상에 미치는 영향을 연구하기도 했다. 키스는 영화배우 론 체이니Lon Chaney의 조카였지만, 그것 때문에 유명한 것은 아니었다. 그는 비만, 콜레스테롤, 심장병 연구로 유명한데, 대다수의 사람들이 그의 이름은 몰라도 그의 업적은 안다.

생리학자로 높이 평가받았던 키스 박사는 2차 세계대전 중에 전투부대에서 손쉽게 이용할 수 있는 음식이나, 영양가가 높으면서도 간편한 배급식량 세트를 개발해달라는 미국 정부의 요청을 받았다. 키스는 딱딱한 비스킷, 단백질이 함유된 땅콩이나 소시지, 초콜릿으로 구성된 식량세트를 개발했는데, 이는 다양한 형태로 변형된 뒤 유명한 K레이션(K-ration, 2차 세계대전 중에 사용한 비상용 야외 전투식량-옮긴이)이 됐다. 키스는 'K레이션'의 'K'가 자신의 이름을 의미한다고 주장했지만, 별 의미 없는 알파벳을 갖다붙인 관료주의적 발상이었다는 증거가 있다.[43]

전쟁이 끝난 뒤 키스 박사는 서구사회에서 심장질환이 성행하게 된 점에 주목하면서 그 원인을 연구하기 시작했다. 그는 고지방 음식이 혈액 속의 콜레스테롤을 높이고 심장병을 야기한다고 강력하게 주장했다. 산모들의 '산욕열'이 세균 때문이라고 주장해 비난 받고 멸시당했던 19세기 의사 이그나즈 제멜바이스처럼, 키스도 처음에는 회의적인 반응과 인신공격에 시달렸다. 그러나 키스는 끝까지 주장을 굽히지 않았고, 마침내 많은 사람들이 과일, 채소, 콩류, 곡류, 견과류, 불포화지방 등을 강조하는 소위 '지중해식 식단'을 따르게 됐다. 음식물 내의 지방과 심장병에 대한 그의 생각은 여러 해 동안 논란이 무척 많았지만(그리고 지금도 세부사항에 대해 중요한 비판들이 제기되고 있지만), 그것은 심장학과 공중위생 부문에서 가장 중요한 주제로 다뤄지게 됐다.

1961년에 키스는 〈타임〉지 표지모델로 실리며 대서특필됐다. 그는 미국인들이 너무 많이 먹는다는 자신의 생각을 분명히 밝혔으며(그러나 50여 년이 지난 오늘날 미국인들은 그때보다도 더 많이 먹고 비만율도 훨씬 더 높다) 특히 포화지방을 지나치게 많이 먹는다는 점도 명백히 밝혔다. 키스 자신도 붉은 고기를 즐기지만 매주 얼마나 먹을지 정해뒀다고 했다.

오늘날 콜레스테롤에 대해 모르는 사람은 거의 없으며 많은 사람들이 콜레스테롤 수치에 전전긍긍하고 있다. 또한 입증되지 않은 불균형한 식단을 신봉하며 따르는 사람들도 많다. 그럼에도 불구하고 여전히 심혈관계 질병은 오늘날에도 가장 중요한 사망원인이다. 왜 그럴까? 대중에게 단순히 "당신은 너무 많이 먹습니다."와 같은 정보를 제공하거나, "지방 섭취를 줄이세요."라고 조언하는 것은 효과적인 방법이 아니기 때문이다.

앤셀 키스는 건강하게 사는 데 육체활동이 필수적이라고 강력히 믿었다. 그래서 그는 평생 활발히 활동했으며, 여행이나 정원 가꾸기 같은 취미활동을 통해 생활의 활력을 유지하는 것도 좋아했다. 육체활동을 강조했지만 그렇다고 모든 사람이 마라톤이나 보디빌딩을 해야 한다고 주장하지는 않았다. 키스는 어떤 비결이나 특별한 운동요법이 아니라 스스로 발전시킨 일생의 생활패턴으로 늘씬한 몸과 활기찬 상태를 유지해야 한다고 주장했다. 우리는 모든 터먼 연구 참가자들의 육체적 활동패턴을 알아내는 데 초점을 맞추기로 결정했다. 활동적인 아이들이 커서도 활동적인 사람이 됐을까? 늘 활동적인 사람의 성격은 어떠했을까? 육체활동이 건강과 장수에 매우 중요한 영향을 미쳤을까?

• • •
"습관은 언젠가 나를 죽일 것이다."

흔히들 '건강을 유지하려면 운동을 더 많이 하라'고 충고한다. 다른 말로 하면, 건강해지기로 결심했다면 테니스장이나 농구장에 가라는 말이다. 새해 첫날이 되면 많은 사람들이 헬스클럽이나 체육관에서 더 많은 시간을 보내겠다고 결심한다. 그러나 3월 무렵이 되면 연초에 북적이던 헬스클럽이 휑한 것을 알 수 있다.

'운동을 하라'는 충고는 육체적으로 활동적인 사람이 보통 더 건강한 경우가 흔하기 때문에 상식으로 받아들여지는데, 사실 이런 충고는 개인의 성격이라든지 그 사람이 과거에 활동적이었는지 여부를 무시하는 것이다. 만약 당신이 테니스 선수라면 운동을 더 많이 하기 위해 철인 3종 경기 대회에라도 나가야 할까? 만약 과거에는 테니스를 많이 쳤지만, 현재는 여기저기 한가로이 거닐며 쇼핑하는 것을 더 좋아한다면 어떻게 해야 할까? 카우치 포테이토(couch potato, 오랫동안 소파에 앉아 텔레비전만 보는 사람을 비꼬는 말-옮긴이)보다 조금 더, 혹은 조금 덜 건강한 사람이라면 어떻게 하는 것이 좋을까?

육체활동에 대한 다른 접근법은 사람들을 몇 가지 범주로 묶는 것이다. 어떤 사람들은 아주 활동적인 운동광인 것 같고, 어떤 사람들은 활동적인 오락에는 별로 관심이 없는 공부벌레처럼 보인다. 이런 것이 실제 상황을 정확히 포착할 수 있는 더 유효한 접근법이라면, 공부벌레들에게 무조건 운동을 하라고 질책하는 것은 무의미하지 않을까?

공부벌레들은 단지 아주 활동적인 생활을 하지 않거나 그렇게 생활하려고 노력하지 않을 뿐이다. 마크 트웨인Mark Twain은 일흔 살 생일 즈음에 이렇게 말했다.

"나는 잠자고 쉬는 것을 제외하고 어떤 운동도 하지 않는다. 또한 운동할 생각도 전혀 없다. 운동은 혐오스럽다. 게다가 피곤할 때 어떤 도움도 되지 않는다. 나는 늘 피곤했다."[44]

그러나 마크 트웨인의 다음 말은, 특히 우리 연구와 관련해서 관심을 가져볼 만하다.

"나는 지금 다음과 같은 격언을 되풀이해서 강조하고 싶다. 우리는 다른 사람의 길을 따라 노령에 이르는 것이 아니다. 습관이 내 목숨을 지켜주기도 하지만, 습관은 언젠가 나를 암살할 것이다."

우리는 터먼 연구 참가자들의 성격이 서로 많이 다르다는 사실을 알고 있었기 때문에, 모든 가능성을 조사해보기로 결정했다. 다른 사람들보다 근본적으로 더 활동적인 사람들이 있을까? 활동성의 정도는 세월이 흐르는 동안 지속되는 것일까? 그렇다면 건강이나 장수와는 어떤 관련이 있을까?

. . .

'운동은 좋은 것'이 아닐 수도 있다

터먼 연구에 참가한 아이들은 11세 무렵이던 1922년에 육체활동 정도에 관한 평가를 받았다. 예를 들어, 부모들이 아이가 활동적인 놀이를 얼마나 좋아하는지를 5단계 척도로 답했다. 또한 아이의 활발함과 취미 활동에 대해서도 이야기했다. 그런 다음 터먼 박사는 남자아이들한테 인기 있는 연날리기와 하이킹(도보 여행)부터 여자아이들한테 인기 있는 춤추기와 공기놀이까지 광범한 활동들에 대해 질문했다.

터먼 연구 참가자들은 성년기에 자신들의 취미에 대한 온갖 정보를 제공했다. 이미 언급했듯이, 우리는 이런 취미 각각을 얼마나 활동적인지에 따라 분류했다. 노년기에도 참가자들은 스포츠를 하는지, 정원 가꾸기 같은 취미활동을 왕성하게 하는지, 운동 프로그램에 참가하는지 등에 관한 충분한 정보를 우리에게 주었다. 어린 시절부터 나이 들어 죽을 때까지 일생 동안의 육체활동을 이렇게 자세히 조사한 연구는 전무후무한 셈이다.

초반의 결과는 놀라웠다. 일생 동안의 육체활동 정도에는 어떤 일관성이 분명히 있었다. 세월이 흐르면서 더 활동적으로 된 사람도 많았고 덜 활동적으로 바뀐 사람도 많았지만, 전반적으로는 안정적이었다. 예를 들어, 아이가 열한 살이나 열두 살 무렵에 얼마나 활동적이었는지에 대한 부모의 평가를 통해서 아이가 수십 년 뒤에 얼마나 활동적인 취미를 갖게 되는지를 예측할 수 있었다.[45]

숫기 없고 부끄러움이 많은 존은 커서 과학자가 되었고 건강하게 장수했다. 그는 열두 살 때는 자전거 타기와 수영을 즐겨했고, 마흔한 살에는 시에라 산맥에서 스키 타는 것을 좋아했다. 또한 린다는 어렸을 때뿐 아니라 커서도 활동적이었다. 1922년에 사교적인 아이였던 린다가 좋아하던 취미는 인형놀이뿐만 아니라 사방치기 놀이와 공놀이 등 집 밖에서 하는 놀이였다. 훗날 린다는 가장 좋아하는 취미가 춤추기, 정원 가꾸기, 테니스이고 격렬한 운동이 수반되는 활동에 마음이 끌린다고 보고했다.

도나 같은 사람들의 활동패턴은 주로 앉아서 하는 것이 훨씬 더 많았다. 10대 초반에 도나는 체스를 하거나 수집품을 모으면서 시간을 보내는 것을 더 좋아했다(도나는 구슬과 화살촉뿐 아니라 기차와 관련된 미니어처도 많이 수집했다). 도나는 가끔씩만 밖에 나가서 활동적인 놀이를 했다.

고등학교 때는 아주 열광적인 스포츠팬이 됐지만 그저 관중으로서 그랬을 뿐이다. 1950년에 도나는 좋아하는 여가활동 목록에 스포츠 관람과 카드게임을 포함시켰다.

긴장성 두통 환자들이나 반드시 체중을 감량해야만 하는 사람들을 치료할 때, 의사들은 증상이 얼마 동안 계속 되었는지, 증상을 완화시키거

과학적으로 활동량을 측정하는 방법

1,500명 이상의 터먼 연구 참가자들에 대한 80년에 걸친 수천 가지 정보들 덕분에, 우리는 편안히 앉아서 1,000만여 개의 사실과 자료를 검토할 수 있었다. 어떤 활동들을 측정해야 일평생에 걸쳐 건강하게 오래 살았는지를 알 수 있을까? 또한 육체활동을 가장 잘 평가할 수 있는 방법은 무엇일까?

요즘 운동 연구자들은 대사당량(metabolic equivalent, MET)이라 불리는 측정치를 사용하는 것을 좋아한다. 1MET는 움직이지 않을 때, 즉 살아있지만 아무것도 하지 않을 때 칼로리 소모량을 나타낸다(1MET는 체중 1kg이 1시간 동안에 1kcal의 열량을 소비하는 단위로서 단위 시간당 에너지 소비량을 계산하는 데 용이하다 - 옮긴이). 상당한 수준의 조깅은 8MET, 격렬한 달리기는 18MET이다.

터먼 연구 참가자들은 평생 동안 취미, 운동, 활동 정도에 관한 질문을 받았고 덕분에 우리는 현대의 연구자들이 사용하는 방법과 비교할 만한 좋은 추산방법을 고안해낼 수 있었다.

우리는 활동량에 따라 참가자들을 셋으로 분류했다. 첫 번째는 독서, 영화, 보드 게임을 좋아하는 사람들, 두 번째는 정원 가꾸기, 보드 타기, 목공예, 사진 찍기, 여행을 좋아하는 사람들, 마지막 세 번째는 팀 스포츠, 핸드볼, 사냥, 트레킹, 스키를 좋아하는 사람들이 그것이다. 우리는 각각의 활동에 MET값을 부여해서 참가자들 각각의 평균 육체활동을 계산할 수 있었다. 그뿐 아니라 건강과 장수에 최적인 활동량과 생활방식을 고안하기 위해 수십 년에 걸쳐 활동량이 어떻게 바뀌었는지도 조사했다.[46]

나 악화시키는 활동과 일이 무엇인지에 관한 정보를 반드시 묻는다. 아이였을 때 비만이었는가? 빠졌던 살이 다시 붙었는가? 두통이 언제 시작됐는가? 통증이 여름에 더 심해지는가? 등이다. 그러나 육체적 운동이라는 주제에 대해서 의사가 어린 시절의 활동을 꼬치꼬치 캐묻거나 대학 때 했던 스포츠 활동을 묻는 등, 다른 비슷한 생활패턴을 살펴보는 경우는 거의 없다. 대신 늘 이렇게 충고한다. "운동을 더 하셔야 해요. 조깅을 시작하든지, 아니면 체조강좌를 들어보세요." 그러나 상황을 호전시킬 더 좋은 방법이 있다.

적당한 운동량과 운동수준이라는 것은 "운동은 좋은 것이다."라는 일반적인 격언이 시사하는 것과 달리 상당히 개인적인 문제다. 전반적으로 우리의 연구결과는 보편적인 생각에 의존하는 것이 옳지 않다는 사실을 보여주는데, 우리는 개인마다 자신만의 활동방식이 있다는 사실을 발견했다. 때문에 엄격한 규칙에 따라 운동하라는 포고령은 바뀌어야 하고, 개개인에게 맞게 조정돼야 한다.

활동적인 아이는 활동적인 어른이 될까?

육체활동의 정도를 나타내는 MET는 수십 년 동안 터먼 연구 참가자들 사이에서 매우 다른 모습을 보였다. 평균적으로 남성들이 여성들보다 더 활동적이었지만 그것 역시 사람마다 유형이 다양했다. 어렸을 때 활동적이었던 사람들은 커서도 여전히 매우 활동적이고 사교적이었다. 반면 어렸을 때 뜨개질과 크로케(croquet, 잔디 구장 위에서 나무망치로 나무

공을 치며 하는 구기 종목 – 옮긴이) 놀이를 즐겨 하던 사람들은 커서도 바느질과 카드게임을 좋아했다.

터먼 연구 참가자들 대부분은 청소년기와 대학 시절 이후에 육체활동이 줄어들었지만, 그 뒤로는 활동량과 수준이 변하지 않았다. 나이가 들면서 활동량이 점점 줄어들기는 했지만 노령이 됐을 때에도 아주 크게 변화되거나 많이 줄어들지 않은 경우가 많았다. 사실 이것은 그리 놀라운 일이 아니다. 이 점에 대해서도 개인마다 약간씩 차이가 있었는데, 예를 들어 1972년 무렵에 린다는 테니스를 더 이상 치지 않았지만 정원 가꾸기는 계속했다. 그러나 존은 여전히 활동적인 취미생활을 하고 있었고 60대에도 계속 스키를 탔다. 그는 자신의 에너지와 활력을 이렇게 묘사했다. "나는 매우 활기차며, 상당한 인내심을 갖고 있다."

그다음 10년 동안 두 사람에게는 같은 경향이 계속 나타났다. 린다는 여전히 활동적으로 살았지만("전체 활동 일정을 다 소화할 만큼 충분한 에너지를 갖고 있다."고 스스로를 평가했다) 린다의 실질적인 육체활동은 계속해서 천천히 줄어들었고, 1986년이 되자 정원 가꾸기는 가끔씩만 하고 대부분의 여가시간을 사교모임에 나가거나 이웃집에 놀러가서 마음 편히 보냈다. 또한 린다는 활동목록에 매일 낮잠 자기를 포함시켰다.

하지만 존은 좀 특이한 경우였다. 존의 육체활동은 감소추세가 뚜렷하게 보이지 않았다. 평가 때마다 존은 많은 활동들을 열거했다. 1986년에 존은 여전히 가끔 스키를 탔고, 자주 걷거나 하이킹을 다녔으며 장작도 스스로 팼다.

더 사교적인 아이들, 인기가 많고 리더로 활동한 경험이 많은 아이들, 사람들이 많은 곳을 좋아하고 사람들과 어울려 노는 것을 좋아하는 아이들은 대개 자라서 더 활동적인 어른이 됐다. 사교적인 기질은 그들이 스포츠에 열중하는 데 더 큰 도움을 주었다. 그러나 세월이 많이 흐르면서 그들의 활동량이 점차 줄어들어 60대가 되자, 과거에 활동적이지 않았던 사람들에 비해 비슷한 수준이거나 오히려 조금 덜 활동적인 정도였다. 활동적인 집단에서 남성들이 특히 그런 모습을 보였는데, 그들은 조직적인 스포츠에서 점점 멀어졌다.

활동적인 아이들은 자라서 활동적인 어른이 됐다. 또한 중년일 때 했던 자기평가에 근거해서 봤을 때, 그들은 더 행복하고 더 적응을 잘했다. 그러나 60대가 되자 그들 대부분이 다른 터먼 연구 참가자들과 거의 비슷해졌다. 즉, 더 이상은 차이가 확연히 드러날 만큼 활동적인 사람이 아니었다. 게다가 일상의 압박감 때문에 취미생활 역시 한정되고 비슷비슷해졌다. 스키를 타던 사람들은 골프를 쳤고, 수영을 좋아하던 사람들은 쇼핑을 좋아하게 됐다.

걱정이 많고 예민하며 자신감이 부족한 사람들은 어떻게 되었을까? 신경증적인 사람은 어렸을 때 육체적으로 덜 활동적이고 어른이 됐을 때도 활동적이지 않을 가능성이 더 컸다. 그들은 어렸을 때든 커서든 격렬한 활동은 피하는 경향이 있었다. '밖에 나가서 운동하라'는 잔소리를 얼마나 들었든 별로 신경 쓰지 않았기 때문에, 스키장에서 스키를 타며 신나게 내려오는 일은 하지 않았던 것이다.

물론 예외는 있었다. 제임스는 어린 시절에 다른 사람들의 반응에 민감했고, 성년기에도 역시 터먼 연구 참가자들 가운데 좀 더 예민한 편에 속했지만, 평생 동안 꽤 활동적이었다. 제임스는 위험을 감수하는 것은 싫어했지만, 밖에 나가서 하는 활동에는 꽤 열심히 참여했다. 고등학교 때는 육상팀에 있었고, 대학 때는 몹시 힘든 무대조명 일을 적극적으로 하면서 연극에 애정을 쏟았다. 제임스는 어른이 돼서도 여전히 활동적이었다. 연극에 대한 애정은 결국 연극을 관람하는 것으로 그쳤지만, 고등학교 때 배웠던 목공예는 집에서도 계속했다. 또 하이킹이나 새 관찰, 수영도 즐겼다. 그는 말년에 더 열심히 운동을 했고 건강식을 챙겨 먹는 데도 특히 더 주의를 기울였다.

수십 년에 걸친 자료들을 보면서 우리는 중년에 얼마나 활동적인지가 건강과 장수에 가장 중요하다는 사실을 발견했다. 어렸을 때 운동광이었다고 해도 나이 들어서 운동을 그만두고 활동량을 대폭 줄인 사람은 장수하지 않았다. 한편, 나이 들어서 더 활동적으로 바뀐 사람은 어렸을 때 활동적이지 않았다고 해도 문제가 되지 않았다. 제임스의 사례처럼 젊었을 때 활동적이었고 그 후로 꾸준히 활동적인 생활을 유지한 사람은 아주 오래 사는 경향이 있었다. 젊었을 때 활동적이지 않다가 중년 이후로 더 활동적으로 달라진 사람들도 대체로 그와 비슷하게 살았다.

활동적인 사람은 계속 그러한 생활패턴을 유지할 가능성이 높았는데, 문제는 활동적인 사람이 활동량을 유지하지 않거나 갑자기 줄일 경우에 사망위험이 상당히 커졌다는 것이다. 다행스러운 것은, 세월이 흐르면서 활동량이 증가한 사람들이 많았다는 사실이다. 주로 앉아서 지내는 사무직 종사자라 해도 어떻게든 내면의 운동선수를 끌어내서 몸을 움직인다면, 선천적으로 더 활동적인 사람들의 건강한 몸을 따라잡거나 능가할 수 있다. 지금도 늦지 않았다!

전문가들이 쉬쉬하는 조깅의 진실

　건강 전문가들끼리 알고 있는 비밀이 하나 있는데, 별로 좋지 않은 거라서 남들에게는 그 얘기를 잘 하지 않는다.

　만약 조깅 말고 다른 좋아하는 일이 있는데도, 조깅을 열심히 하는 게 몸에 좋다는 말 때문에 거의 매일 밖에 나가 달리는 사람이 있다고 가정해 보자. 가령 채비를 하고 준비운동을 하고 조깅한 뒤 땀을 식히는 평범한 운동을 하루에 1시간씩 한다고 치자. 1년 이상 하면 조깅하는 데 360시간을 쓴 것이고, 스물한 살부터 예순한 살까지 40년 동안 한다면 무려 14,400시간을 달리는 데 쓰는 셈이다. 사람들 대부분이 하루에 16시간 정도 깨어 있다고 추정했을 때, 이는 거의 900일에 맞먹는 시간을 조깅에 투자했다는 뜻이 된다. 즉, 2년 반을 꼬박 운동하는 데 보낸 것이다.

　과연 이렇게 활동적인 사람은 얼마나 오래 살까? 부지런히 조깅을 하는 사람은 다른 취미활동을 하는 데 필요한 수명을 얼마나 더 늘릴 수 있을까? 정확한 답은 모르지만, 일반적으로 건강한 성인의 평균수명이 2년 반 이상 늘어나려면 아주 엄청난 영향, 즉 뭔가 놀라운 현상이 있어야 한다.

　따라서 2년 반을 길에서 보낸다고 해서 우리의 불쌍한 조깅 마니아들이 최종적으로 몸을 사용할 수 있는 시간을 더 많이 얻을 공산은 없다. 그보다 더 많이 운동하는 사람들은 심지어 더 적은 시간을 얻을 것이고, 최종적으로는 시간을 손해 보는 것으로 끝마칠 것이다.

　그러나 상황이 점점 더 안 좋아질 수도 있다. 다소 억지스러운 앞의 사례에서, 불쌍한 조깅 마니아는 젊은 시절의 수천 시간을 노년에 몇 년 더 살기 위해 팔아치우는 꼴이라는 사실에 주목해보자. 많은 사람들이 이런 맞바꾸기는 원치 않을 것이다. 사람들은 젊고 건강했을 때 여가시간을 즐기고 싶어 한다. 닐 암스트롱Neil Armstrong은 이렇게 말했다. "나는 하느님이 우리에게 유한한 심장박동수를 줬다고 믿습니다. 따라서 나는 절대 거리를 이리저리 달리는 데 내 시간을 다 쓰지 않을 것입니다."47) 암스트롱은 기꺼이 엄격한 우주비행사 훈련을 받았지만, 그 누구도 그에게 끝없이 조깅을 하도록 만들지는 못했다.

물론 실제 상황은 좀 더 복잡하다. 조깅하는 사람이 조깅을 정말 즐기면서 그 시간을 알차게 보낼 수도 있다. 또는 조깅 덕분에 당뇨병처럼 몸을 쇠약하게 만드는 만성질환을 피할 수도 있다. 그렇지만 '건강해지려면 노력해야 한다'는 조언이나 친구들의 권유 때문에 아침마다 괴롭게 달리기를 하는, 꽤 건강하고 활동적인 많은 사람들이 반드시 바라던 결과를 얻는 것은 아니다. 그 시간을 잘 활용하는 사람도 있지만, 달리다 다치거나 심지어 심장마비로 갑자기 세상을 떠나는 사람도 있다. 앤셀 키스가 자신이 정말 좋아하는 정원 가꾸기 같은, 비교적 덜 활동적인 일에 많은 시간을 보낸 이유도 아마 이 때문일 것이다.

터먼 연구 참가자들은 요즘 나오는 최첨단 러닝슈즈라든지, 러닝머신, 마라톤 대회를 알지도 못했다. 1960년대 이전에는 규칙적으로 조깅을 하거나 마라톤처럼 상당히 먼 거리를 뛰는 일반인은 극소수였고, '나이키'라는 회사는 존재하지도 않았다. 세계에서 가장 오래된 마라톤 대회인 보스턴 마라톤 대회에는 1964년까지 총 참가자가 300명도 안 되었다(1964년에 터먼 연구 참가자들의 평균연령이 54세였다). 그뿐인가? 1972년까지 여성은 보스턴 마라톤 대회에 참가하지도 못했다(이때쯤 터면 연구 참가자들은 은퇴를 했거나 은퇴할 나이가 다 됐다). 그런데 놀랍게도, 오늘날 보스턴 마라톤 대회는 참가 신청자가 너무 많아서 참가자를 2만 명 정도로 제한한다.

공공의 건강을 염려하는 차원에서 보면, 오늘날 아주 많은 사람들이 마라톤처럼 사회적으로 과대포장된 운동에 도전하기를 좋아한다는 것은 엄청난 일이 아닐 수 없다. 그러나 이런 것들은 최근에 생겨난 사회현상이고, 많은 터면 연구 참가자들이 조깅 코스나 운동용 자전거 타기 강좌 같은 것을 한 번도 들어보지도 못했지만, 그럼에도 불구하고 건강한 방식으로 살면서 꾸준히 활동적으로 지냈다는 사실을 기억해둘 필요가 있다.

• 육체활동에 관한 셀프테스트

사람들은 거의 대부분 본인이 육체적으로 얼마나 활동적인지 보고할 때 부정확하게 얘기한다. 보통 사실보다 긍정적으로 말하는 편인데, 이는 사람들이 스스로를 실제보다 더 활동적이라고 믿는다는 뜻이다. 사람들은 매일 본인이 소모하는 칼로리 양을 과대평가하고, 실제 모습보다 키는 좀 크게, 몸무게는 좀 적게 기재하는 경향도 있다. 그러나 다음의 체크리스트를 적어보면 꽤 사실적으로 활동량을 체크해볼 수 있다.

최대한 솔직히, 심사숙고해서, 다음의 활동들 중에 지난주에 당신이 한 것이 있다면 괄호 안에 O표시를 해보자. 그런 다음 그 활동을 하는 데 쓴 시간을 정확히 써보도록 한다. 각각의 활동들에 대한 MET 근사치 값을 곱한 후에 다 합치면 총 MET 값을 얻을 수 있다.

□ 조깅하기(시속 9km)　　　　　　　　(○)　＿＿＿＿시간 x 10

□ 적당한 속도로 평지 걷기(시속 5~6km)　(○)　＿＿＿＿시간 x 4

□ 진공청소기로 청소하기　　　　　　(○)　＿＿＿＿시간 x 3.5

□ 보통 속도로 수영하기　　　　　　　(○)　＿＿＿＿시간 x 7

□ 잔디 깎기　　　　　　　　　　　　(○)　＿＿＿＿시간 x 4.5

□ 복식 테니스 치기　　　　　　　　　(○)　＿＿＿＿시간 x 4.5

□ 보통 속도로 자전거 타기　　　　　　(○)　＿＿＿＿시간 x 5.5

□ 천천히 수영하기　　　　　　　　　(○)　＿＿＿＿시간 x 4.5

□ 보통 속도로 산길 걷기　　　　　　　(○)　＿＿＿＿시간 x 8

□ 느긋하게 자전거 타기　　　　　　　(○)　＿＿＿＿시간 x 3.5

□ 컴퓨터로 일하기　　　　　　　　　(○)　＿＿＿＿시간 x 2

□ 개 산책시키기　　　　　　　　　　(○)　＿＿＿＿시간 x 3

□ 천천히 걷기(시속 3km)　　　　　　　(○)　＿＿＿＿시간 x 2.5

□ 악기 연주하기　　　　　　　　　　(○)　＿＿＿＿시간 x 2.5

□ 마당 쓸기　　　　　　　　　　　　(○)　＿＿＿＿시간 x 4

이 목록에는 없지만 당신이 지난주에 한 일이 분명히 있을 것이다. 우리가 여기에 열거한 MET 할당 값을 이용해 다른 활동들의 MET 값이 얼마인지 추산할 수 있다. 그에 맞춰 유사한 방식으로 숫자를 부여한다. 잠을 자거나 아무것도 하지 않고 앉아 있거나, 텔레비전을 보는 시간은 MET 계산에 넣지 말자.

이렇게 한 뒤에, 시간당 MET 값과 여러 활동에 쓴 시간 총량을 사용해 각각의 활동에 대한 총 MET 값을 계산한다. 예를 들어 매일 30분 동안 보통 속도로 걸었다면 30분 곱하기 7일은 1주일에 총 210분이므로 3.5시간이라고 적는다. 보통 속도로 걷는 것은 시간당 4MET이므로 이 활동 하나에 들어간 MET 값은 3.5 곱하기 4로 1주일에 총 14MET다. 같은 방법으로 1주일 동안 했던 모든 활동에 대한 MET 값을 모두 합치면 된다.

이 MET 값은 개인의 운동량에 따라 달라지지 않는다. 시속 5~6km 속도로 걷는 것은, 열여덟 살 먹은 농구선수보다 여든다섯 살 할머니가 힘이 더 많이 들겠지만, 농구선수와 할머니 모두 4MET다.

건강한 사람일수록 본인의 에너지 소모량을 과대평가하는 경향이 있고, 건강이 아주 안 좋은 사람은 이런 일반적인 계산법을 적용해볼 때 스스로를 과소평가하는 경향이 있다. 그럼에도 불구하고 이것은 육체활동 정도를 수량화하기에 꽤 유용한 방법이다. 또한 단순히 "음…, 내가 얼마나 활동적이지? 내가 보기엔 꽤 건강한 것 같은데…." 하고 생각하는 것보다 훨씬 더 정확하다.

그렇다면 당신의 활동량이 많은지 적은지를 어떻게 평가할 수 있을까? 틀림없이 서로 다른 집단들마다 에너지를 쏟는 정도가 다를 것이다. 따라서 어떤 사람이 포함됐느냐에 따라 표본들도 상당히 다를 것이라고 예상할 수 있다. 유럽인 15,000명을 대상으로 대규모 층화표본추출(더 큰 모집단에서 대표 표본을 추출하는 것)을 해보니, 상위 20%는 1주일에 250MET 이상인 반면에 하위 20%는 122MET 이하였다.[48]

• • •
너무 많은 사람들이 '환자' 취급을 받는 사회

사는 것이 행복하고 생산성도 높은 노동자인데 스포츠나 야외에서 하는 활동적인 취미활동을 싫어하는 사람이 있다면, 그 사람은 과연 건강할까? 의학적 진단과 치료를 지나치게 중시하는 사회의 문제점은, 질병을 지나치게 세세하게 분류한다는 점이다. 그러다 보니 너무 많은 사람들이 '아프다'는 판정을 받는다. 이 기이한 문제가 통상적으로 벌어지는 이유는 운동을 많이 하고 살을 빼고 혈압을 낮추면 병에 걸리거나 요절할 위험이 대체로 낮아진다는, 광범위하게 통용되는 연구결과 때문이다. 어떤 의학 위원회는 병에 걸린 최초의 징후라고 얘기할 수 있는 이상 증세의 범위를 정하는데, 예를 들어 신장에 대한 몸무게 비율인 BMI(body mass index, 체중을 신장의 제곱으로 나눈 비만도 지수로 22가 표준이다-옮긴이)가 30 이상이면 비만으로 분류한다.

게다가 이런 질환의 '치료법'에 약이 포함되는 경우, 제약회사들까지 끼어들어 새로운 기준에 맞장구를 치며 엄청난 지지를 보낸다. 예를 들어, 혈압이 높을수록 심장병과 뇌졸중에 걸릴 위험도 증가한다는 것은 일반적으로 매우 맞는 사실이다. 문제는 '정상'으로 판단되는 혈압의 기준이 계속 낮아지고 있다는 것이다. 그래서 요즘은 정상 혈압이 '120/80' 이하라고 딱 잘라 말하는 전문가들도 있다.

과거에는 의사들이 환자의 최고혈압이 160 이상일 때 걱정했다. 그러다 어느 날부터인가 150 이하로 낮추는 것이 목표가 됐고, 그리고 얼마 후에는 140으로 목표가 낮아졌다. 현재 일부 의사들은 약을 써서 혈압을 130 이하나 심지어 120 이하로 낮추라고 말한다. 결국 무엇이든 기준보다 조금이라도 더 높으면 '고혈압 전 단계'라는 말처럼 질병으로 불릴 수 있다. 매우 높은 혈압을 낮추면 많은 생명을 구할 수 있다는 것에는 의심의 여지가 없다. 이는 현대의학의 귀중한 업적 중 하나다. 그러나 너무 지나칠 경우 병이 날조될 수 있지 않을까?

현재 뭔가 이상한 일이 벌어지고 있다. 왜냐하면 모든 사람에게 그런 기준을 적용하는 것은 압도적인 다수가 '아프거나' 적어도 '비정상'이라는 말이기 때문이다. 대대수의 사람들은 최고혈압이 120 이상이니까 말이다. 어떻게 절대다수의 사람들이 '비정상'일 수 있겠는가? 제멋대로 기준을 정해서 모든 사람에게 똑같이 적용하기 때문에 발생하는 일이다.

혈압이 '정상'보다 아주 조금 더 높은 사람을 포함해서, 아주 많은 사람들이 여러 해 동안 혈압을 낮추는 다양한 약을 먹는다면 어떻게 될까? 그들 대다수에게 부작용이 생기리라는 것은 왜 아무도 걱정하지 않는 걸까? 그들 중 일부는 이런 사실을 알고 있지만 대부분은 잘 모른다. 이러한 문제는 점점 더 악화되고 있는데, 왜냐하면 전보다 더 많은 사람들이 다양한 약을 먹고, 약들 사이의 상호작용이나 조합에 대해 알려지거나 연구된 것은 거의 없기 때문이다. 게다가 금전적인 문제도 무시할 수 없다. 이런 약에 들어가는 돈은 건강을 증진시키기 위한 다른 용도로 사용되지 않고 있다. 설상가상으로, 어떤 개입이든 그로 인한 부수적인 이점은 병이 완화됐을 때 줄어드는 것이 일반적이다. 다른 말로 하면, 어떤 사람의 혈압을 160/120에서 140/100으로 낮추는 것은 130/90에서 110/70으로 낮추는 것보다 훨씬 더 큰 효과가 있다.

육체활동과 운동도 마찬가지다. 보통 사람들에게 어느 정도의 육체활동이 제일 좋은지는 아직 알려진 바가 별로 없다. 그리고 의학자들의 조언들을 사람에 따라 어떻게 조정해야 하는지도 분명히 알려지지 않았다. 몸이 너무 말랐거나 콜레스테롤 수치가 너무 낮은 것도 문제가 되듯이, 지나친 운동도 문제다.

사실, '꼬리 끝 현상(동물이 자신의 꼬리를 잡으려고 뛰다 보면 끝이 없듯이, 여기서는 너무 지나친 운동을 의미한다 - 옮긴이)'은 의학적 논의에서 무시되는 경우가 많다. 운동에 대한 많은 연구들을 면밀히 살펴보면 지나친 운동은 건강에 해롭다는 사실을 알 수 있다. 활동의 정도를 나타낸 분포도에서 가장 윗부분에 있는, 즉 제일 꼭대기에 있는 사람들 대다수가 건강하게 지내지 못하고 있다. 육체활동은 어느 정도까지는 건강한 몸을 만들고 유지하는 데 분명히 연관이 있지만, 지나치게 활동적인 사람들 대다수가 다치거나 병에 걸리거나 심지어 요절할 위험성까지 증가한다는 사실이 드러나기 시작했다. 이 모든 사실이 말해주는 바는 마라톤 선수가 되지 않고도 충분히 건강해질 수 있고, 마라톤을 하지 않는다고 병에 걸리는 것은 아니라는 사실이다.

그렇다고 해서 우리를 게으른 '카우치 포테이토'라고 비난하지는 말아주기 바란다. 공저자인 우리 두 사람 모두 야외활동을 매우 좋아하기 때문이다. 사실 레슬리는 도전적인 육체활동을 거의 다 좋아하고 여성 참가자가 흔치 않은 '사하라 마라톤 대회'에서도 뛰었다. 사하라 마라톤 대회는 아프리카에서 가장 뜨거운 지역인 모로코 사막을 도보로 6일 동안 가로지르는 것이다. 마라톤 주자들은 먹을 음식, 침구, 옷가지를 둘러메고서 240km 이상의 전체 코스를 달린다.

어쨌거나 건강을 예측하는 변수 그 자체가 목적이 돼서는 안 된다. 즉, 육체활동이 건강과 연관이 있기는 하지만 운동량을 극도로 늘린다고 해서 반드시 더 건강해지는 것은 아니라는 뜻이다.

심장병에 걸릴 위험을 예측하는 좋은 변수인 '호모시스테인(혈액 내의 아미노산)'에 대해 생각해보자. 호모시스테인 수치가 높을수록 심장병의 위험도 높다. 그런데 엽산과 비타민B는 혈액 내의 호모시스테인 수치를 낮춰준다. 그렇다면 엽산이 든 약과 다른 비타민B를 먹으면 심장병 위험이 극적으로 낮아질까? 이 문제에 대한 연구를 보면 대답은 '아니다'임을 알 수 있고, 도움이 된다 하더라도 아마 큰 도움은 아닐 것이다.[49]

되풀이해서 말하지만, 정밀한 연구들은 건강과 관련된 듯이 보이는 표지들이 장수의 주요 원인은 아니라는 사실을 밝혀냈다. 그런 표지들은 단지 표지일 뿐이다. 레슬리는 사하라 마라톤 대회 같은 극한의 스포츠를 좋아하지만, 활동적인 생활방식의 일부분으로서 개인적인 성취감 때문에 하는 것이지 건강해지려고 필사적으로 달리는 것이 아니다.

• • •
결국 다 같은 인간의 몸?

콜레스테롤, 육체활동, 꽉 막힌 동맥의 연관성에 대한 앤셀 키스의 연구는 오랫동안 많은 사람들에게 영향을 미쳤다. 덕분에 수백만의 사람들이 심장을 더 튼튼히 하기 위해서 포화지방 섭취를 줄일 뿐만 아니라 매일 아침 조깅을 하러 나가게 되었다. 빈둥거리는 것보다야 건강에 좋을 수는 있겠지만, 아마도 그것이 모든 사람에게 가장 적합한 활동이라고 말할 수는 없을 것이다.

아스피린 치료에 심각한 부작용이 있다는 증거가 많이 밝혀졌는데도, 여전히 수백만 명이 심장마비를 예방하기 위해 매일 아스피린을 먹는다. 일부 사람들, 특히 관상동맥이 꽉 막혀 위험에 처한 사람들과 의사의 철저한 관리를 받는 사람들에게 아스피린은 아마도 큰 도움이 될 것이다. 그러나 다른 많은 사람들에게는 해로울 수 있다.

아스피린이 심장마비(급성 심근경색)로 위험에 처한 사람들을 구할 수 있다는 사실을 최초로 밝힌 중요한 연구는 수십 년 전에 이뤄졌다.[50] 이 연구에 참가한 사람들은 남성 재향군인 1,266명이었는데, 그들은 '건강한 보통 남성'들이 아니었다. 그들은 심장근육의 혈액순환 문제 때문에 가슴통증과 갑자기 일어나는 협심증에 시달렸다. 아스피린을 먹은 집단은 심장마비 가능성이 줄었지만, 그럼에도 대다수가 심장마비를 일으켰다.

문제는 이 연구를 접한 대다수의 사람들이, 재향군인이 아닌 여성, 젊은 사람, 심지어 협심증에 시달리지 않는 사람에게도 아스피린이 도움이 될 거라고 추측했다는 사실이다. '결국 다 같은 인간의 몸이지 않은가' 하면서 말이다.

후속 연구들은 아스피린이 일부 사람들에게 효과가 있다는 것을 확인했지만, 그 위험성도 입증했다. 위험에 처한 환자에 대해 잘 아는 의사들은 각각의 경우에 올바른 결정을 내리는 데 도움을 준다. 그러나 대부분의 의사들은 '심장질환을 가진 남성 재향군인'의 치료법을 별 고민 없이 평범한 사람들에게까지 일반화시켰다. 우리가 터먼 연구 참가자들을 통해 발견한 육체활동의 영향을 이야기할 때도 같은 고려사항을 적용해야 했다. 연구결과를 일반화할 수 있는 범위를 축소하거나 과장하지 않는 것이 중요하다. 아스피린이나 콜레스테롤 수치에 대한 조언들에는 보편성이 있지만 개인의 상황에 맞춰 적용하는 것이 가장 좋듯이, 육체활동과 성격, 사회적 관계가 장수와 관련 있다는 말이 일반적으로는 맞지만, 뭐니 뭐니 해도 개인에 따라 조정하는 것이 가장 좋다.

터먼 연구 참가자들은 의학적 조언을 이해할 능력이 있었고 운동을 할 여유도 있었다. 그들은 일상적으로 건강관리를 했으며, 똑똑한 중간 계급의 미국인이라는 것을 포함해서 다른 많은 공통된 특성을 갖고 있었다. 이는 우리가 지독한 빈곤, 무지, 영양실조가 미치는 영향을 걱정하지 않고 참가자들의 활동패턴과 성격, 사회적 관계에 초점을 맞출 수 있었음을 의미한다. 그러나 아스피린을 먹은 남성 재향군인들처럼, 터먼 연구 참가자들도 인류 전체를 직접적으로 대표하지는 않는다. 그렇기 때문에 우리는 이 쟁점을 수많은 과학적인 방법으로 검증하고 분석하는 것이다.

우선, 수십 년 전에 수집한 측정치를 사용하기 전에 우리는 현대의 표본들에 사용되는 현대의 유효한 척도와 측정치를 사용해 비교연구를 했다. MET를 사용해서 활동량을 표준화하고 현대적 성격척도를 사용해서 옛 척도의 타당성을 입증한다. 이런 새로운 비교연구에는 시간이 많이 필요하지만 터먼 박사의 자료들에서 얻은 측정치를 제대로 활용하고 해석하기 위한 최고의 방법이다.

또 우리는 이런 문제들을 다루기 위해서 특별히 개발된 최첨단 통계검사와 보정방법을 사용했다. 예를 들어, 우리는 터먼 박사가 똑똑한 개인들로 연구대상을 국한한 사실이 박사의 연구에서 측정된 육체활동과 다른 특성들 사이의 관계에 영향을 미쳤는지 여부를 조사했다. 이런 검사와 보정을 적용하면 왜곡이 거의 없거나 전혀 없는 사실들을 발견할 수 있다.

우리는 터먼 연구 참가자들의 인생과 활동이 오늘날의 세계와 관련이 있는지 어느 누구보다 더 궁금했다. 그러나 추측 대신에 우리는 모든 연구방법을 동원해 이 문제들을 다루고 우리가 발견한 사실들이 정말로 상관이 있는지 끊임없이 재확인했다.

• • •
건강한 인생을 위한 지침

50년 전에 앤셀 키스는 미국인들이 더 적게 먹고 더 많이 움직여야 한다고 말했다. 덕분에 육체적인 운동을 장려하는 전 국민적인 캠페인이 벌어지기 시작했고, 오늘날에는 거의 모든 사람이, 몸매가 탄탄하고 활동적인 사람이 더 건강하다는 사실을 알고 있다. 그러나 오늘날 평균적인 미국인들은 50년 전보다, 그리고 터먼 연구 참가자들이 태어난 100년 전의 평범한 미국인들보다 훨씬 더 많이 먹고 훨씬 더 적게 움직인다. 적어도 1주일에 4번, 30분 동안 6~8MET 정도로 에너지를 소모하라는 충고는 최신의 의학적 조언이지만 그리 유용하지는 않은 것 같다.

새해나 생일날에 죽어도 못 지킬 결심을 하기 전에, 당신이 과거에 어떠했는지 꼼꼼히 돌이켜보라. 우리가 발견한 바에 따르면, 세월이 흘러도 한 사람의 활동패턴은 지속되는 경향이 있었다. 당신이 지나온 길과 다소 활동적이었던 때를 살펴보라. 이런 패턴들을 고려하면 생활방식에 잘 맞는 활동들을 선택하는 데 도움이 된다. 결국, 그런 활동들은 장기적으로 유지할 가능성이 훨씬 더 높다.

조깅을 싫어한다면 하지 마라. 대신 정말 좋아하고 계속할 수 있는 일을 하면 된다. 친구나 배우자, 개와 함께 점심시간이나 저녁에 산책하는 것, 지역 어린이 야구경기에서 심판을 보는 것, 정원을 가꾸는 것, 친구들과 볼링을 치는 것(단, 혼자서 볼링을 치지는 마라)이 될 수도 있다. 언제나 같은 일을 할 필요도 없고, 짜증나거나 지루한 일도 절대 하지 마라.

몸과 마음에 도움이 되는 활동을 선택하라고 말하는 사람들도 있다. 애인과 함께 하면서 서로 응원해줄 수 있는 일을 고르라는 사람들도 있다. 또한 동지애를 흠뻑 느낄 수 있는 팀 스포츠를 추천하는 사람들도 있다. 우리는 이런 것들 중 아무거나, 혹은 전부 다 추천하지만 "반드시 하루에 30분씩 밖에 나가서 운동을 해야 합니다."라는 말은 절대하지 않을 것이다. 그 대신 우리는 활동적이고 건강한 터먼 연구 참가자들의 성공 사례를 따르라고 말하고 싶다. 건강한 사람들은 자리에서 일어나 몸을 움직일 수 있는 일이라면 무엇이든 열심히 했고, 활동적인 생활패턴을 스스로 만들었다.

Part. 9

To Sickness or to Health? Love, Marriage, and Divorce

사랑, 결혼, 이혼은
건강을 돕는가, 해치는가?

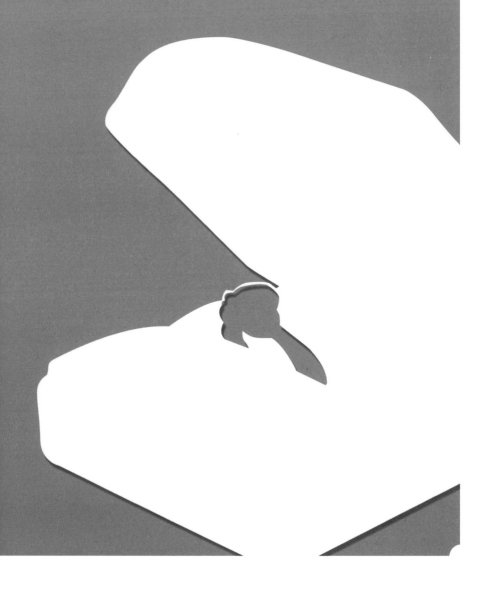

1940년 6월, 제임스는 터먼 박사에게 결혼생활이 행복하다고 보고했다. 그는 아내 아이린보다 자신에게 잘 맞는 배우자는 없다고 아주 자신 있게 말할 정도로 결혼생활을 만족스러워했다. 제임스의 아내 아이린 역시 터먼 박사에게 자신도 결혼생활에 무척 만족한다고 별도로 보고했다.

그 무렵에 터먼 연구 참가자들은 약 70%가 결혼을 했지만, 그중 10명에 1명꼴로 이혼을 했다. 바버라는 결혼생활에 파경을 맞고 혼자 사는 사람들 중 하나였다.

배려심 있고 온화한 성품의 바버라는 고등학교 때 애인인 프레드릭에게 한평생 사랑하겠노라고 진심을 담아 맹세했다. 처음 1년 반 동안은 모든 것이 완벽해 보였다. 사회복지사인 바버라와 엔지니어인 프레드릭은 둘 다 자기 일을 사랑했고, 예술에 대한 열정을 함께 나누었다. 둘은 함께 만나는 친구도 여럿 있었고 서로의 집에 자주 놀러가곤 했다. 또한 바버라와 프레드릭은 여가시간에 함께 카드게임을 하거나 음악을 듣고 미술 전시회에 가는 것을 좋아했다.

하지만 결혼생활이 시작되자 관계가 삐걱거리기 시작했다. 두 사람은 돈 문제에 관해 합의하지 못했고, 집을 사야 할지 말아야 할지를 두고 충돌했다. 바버라는 프레드릭이 자신을 '개선'시키려고 끊임없이 애쓰기 때문에 부부관계가 악화되었다고 보는 반면에, 프레드릭은 바버라가 형편없는 주부인데다 너무 따지고 드는 사람이라고 불평했다. 결혼 4주년이 되기 전에 프레드릭과 바버라는 별거를 시작했고, 결국 2년 뒤에 이혼으로 관계를 정리했다. 그렇다면 그 후로 바버라는 건강이 나빠졌을까?

● ● ●
결혼은 과연 오래 사는 데 도움이 될까?

"결혼한 사람이 더 오래 산다."

이 격언은 장수에 관한 여러 역학연구에서 도출된 가장 보편적인 결론 중 하나다. 오해의 여지가 있기는 하지만 일반적으로는 근거가 있는 말이다. 서구의 대규모 인구를 조사하고 결혼한 사람들의 기대수명과 결혼하지 않은 사람의 기대수명을 비교해보면, 결혼한 사람이 더 오래 산다는 사실을 알 수 있다.

그런데 안타깝게도 이 사실은 "더 오래 살려면 결혼해라!"라는 대중적인 조언으로 둔갑하는 경우가 많다. 이 조언은 세계 곳곳의 신문과 잡지에서 끊임없이 되풀이되는 말로, 특히 여성들에게 자주 하는 말이다. 얼마나 많은 사람들이 이 조언을 따랐는지는 모르겠지만, 배우자를 건강보조제로 생각하는 일부 사람들에게 영향을 미친 것은 분명하다. 하지만 이 조언은 진실과 거리가 멀다.

의학적으로 긴급한 상황에서 배우자가 함께 있다면 구급차를 부른다거나 119에 신고할 때 더 용이한 것은 맞다. 아플 때 배우자가 빨리 행동을 취할 수 있기 때문만이 아니라, 당신에게 도움이 필요하다는 것을 의료진에게 이해시키는 데도 배우자는 도움을 준다. 심장마비 증세를 경험한 많은 사람들이 위독한 순간에 여러 시간 동안 치료를 받지 못했다고 한다. 그러나 사랑하는 사람이 같이 있는 사람들은 증세가 나타나자마자 즉시 도움을 받기가 더 쉽다.

잊지 않고 제시간에 약을 먹어야 한다거나, 아이스크림 한 통을 다 먹어치워서는 안 되는 사람의 경우, 파트너가 다정하게 그런 일들을 상기시켜줄 수도 있다. 뿐만 아니라 혈당측정이나 운동계획을 지키는 데도 도움을 줄 수 있다. 물론, 집에 핫도그와 맥주를 계속 사들고 와서 몸에 안 좋은 것을 먹도록 부추기는 막돼먹은 배우자들도 간혹 있다.

그리고 만약 병원에 입원했을 때 머리맡에 앉아 당신 편이 되어 보살펴주는 가족이 있다면 큰 도움이 될 것이다. 병원에서 벌어지는 의료사고나 실수들은 사망과 장애를 야기하는 주요 원인이 아니던가? 어쩌면 병원은 지구상에서 가장 위험한 곳 중 하나다. 의사들 중에는 자신의 직장에 입원한다는 생각만 해도 몸을 파르르 떠는 사람들도 많다. 병원 침대 옆에 당신을 지지해주는 사람이나 다정하고 호기심 많은 동반자가 있다면 병원 직원이 저지르는 실수를 알아챌 수도 있을 것이다.

배우자는 스트레스 완충제 구실도 한다. 직장에서 안 좋은 일이 있었던 날, 허심탄회하게 털어놓거나 그냥 같이 있어줄 사람이 있다면 마음이 무척 평온해질 것이다. 그러나 얼굴만 마주치면 바가지를 긁고 온갖 불평을 늘어놓으며 당신의 단점만 들추는 배우자라면 어떨까?

이처럼 배우자나 인생의 반려자가 건강에 이로운 많은 놀라운 역할을 한다는 점은 의심할 여지가 없지만, 그렇다고 해서 그것이 '결혼=장수'라는 처방을 지지할 만한 과학적 증거는 아니라는 것이 요점이다. 사실, 건강해지기 위해 결혼을 하는 것은 전혀 효과가 없을 수 있다!

● ● ●

결혼과 이혼이 인생에 미치는 영향

"오래 살고 싶다면 결혼을 해라."라는 조언의 첫 번째 결함은 관련된 과학적 연구들을 자세히 읽어보면 분명히 알 수 있다. 그 연구들은 결혼한 '사람들'이 아니라 결혼한 '남성들'이 더 오래 산다는 점을 보여준다. 다양한 연구들이 제시하는 증거들 대부분이 결혼한 여성들에게 좋은 점을 별로 보여주지 못한다.

그러나 그 이상의 사실이 있다. 스트레스 측정치로 유명한 척도가 있는데, '사회재적응평정척도Social Readjustment Rating Scale'라고 불리는 것이다. 이 척도는 1960년대에 개발됐지만 최근 몇 년 동안 업데이트와 개선이 이뤄졌다.[51] 이 척도에서 높은 점수는 "아, 최근에 스트레스를 너무 많이 받고 있어."라고 말할 때 보통 의미하는 바를 전형적으로 나타낸다. 직장에서 해고되는 것, 일을 제지당하는 것, 친구를 잃는 것 같은 일들이 스트레스 요인에 포함된다는 점에는 의견이 일치한다.

안절부절못하게 만드는 난제들이 짧은 기간 내에 많이 쌓이면 병에 걸릴 위험이 급증한다. 배우자나 인생의 반려자가 죽는 것이 가장 큰 스트레스라고 보통 생각하지만, 이혼도 1위와 막상막하인 2위다. 이미

8장에서 부모의 이혼에 대해 이야기한 바 있는데, 이번 장에서는 본인의 이혼이 건강에 미치는 영향을 살펴볼 것이다.

이혼은 여러 가족 구성원들의 관계를 황폐하게 만들고, 가계 재정에 악영향을 주며, 자부심을 짓밟고, 긍정적인 세계관을 파괴하기도 한다. 이혼이라는 심각한 스트레스가 건강이나 장수와 어떤 관계가 있는지 오랫동안 연구된 것은 놀라운 일이 아니다. 이번 장에서는 결혼과 수명의 연관관계를 밝히며 그 사이에서 이혼경험이 어떤 역할을 하는지 알아볼 것이다.

조앤 터커 박사는 대학원생일 때 우리 연구실에서 결혼과 수명을 분석하기 시작했고 현재는 사회적 관계와 건강의 관계를 연구하는 학자다. 터커 박사는 우리가 결혼과 건강의 연관성을 알아내기 위한 연구에 착수하는 데 도움을 줬다.[52] 솔직히 말하면, 이 쟁점은 워낙 복잡해서 머리가 돌아버릴 지경이다. 결혼이 새로 나온 알약이라면, 우리는 일부 사람들에게 그 약을 주고, 비교집단의 사람들(통제집단)에게는 플라세보를 주면 된다. 그러나 아무리 친절한 사람이라도 연구를 위해 무작위로 뽑은 아무하고나 결혼을 해줄 리는 없지 않은가.

결혼의 영향이 비타민D(햇빛 비타민)의 영향처럼 주로 생리적인 것이라면, 우리는 비타민을 조사할 때처럼 연구하면 된다. 즉, 사람들의 건강을 서로 다른 식습관, 보충제, 기후에 따른 햇빛 노출 정도와 비교하고 혈액 내의 서로 다른 비타민 수치와 비교하면 된다. 그러나 결혼에 관한 연구에는 상당히 다양한 측면이 포함되어야 한다. 개인들이 결혼을 하고 결혼생활을 유지하려는 복잡한 이유, 즉 개인적 이유, 사회적 영향, 사회적 기대와 같은 광범위하고 다양한 이유들을 모두 다 조사해야 한다.

터면 연구 참가자들이 마흔이 되었을 무렵인 1950년의 자료를 살펴보면서, 조앤은 결혼상태에 따라 사람들을 네 가지 부류로 나누었다. 첫 번째는 과거에 이혼경력이 있는 재혼자들이고, 두 번째는 앞서 말한 제임스처럼 결혼했지만 첫 번째 배우자와 계속 같이 사는 사람들이었다(우리는 이들을 '한결같은 기혼자'라고 불렀다). 이 두 집단 모두 결혼은 했지만 서로 다른 길을 걸어온 사람들이므로, 이런 차이점은 조사해볼 만한 가치가 있었다.

세 번째는 마흔 무렵 이혼한 상태였지만 재혼은 하지 않은 사람들이었다. 그리고 마지막 네 번째 집단은 늘 독신이었던 사람들로 분류했다. 이제껏 수십 년에 걸쳐 사람들의 인생궤적을 좇아가며 결혼 대 재혼, 이혼 대 독신을 조사한 연구는 없었다. 이혼과 재혼을 살펴보지 않으면, 개인들의 결혼내력이 매우 다르다는 사실(아주 중요한 요소로서 떠오르는 사실)을 놓치는 잘못을 저지를 수 있다. 그런 면에서 우리의 연구는 아주 획기적인 것이었다.

이혼 후 재혼자 집단

우리는 1950년 당시 기혼자이지만 전에 이혼한 적이 있는 사람을 가장 먼저 조사했다. 필립의 예를 들어보자. 필립과 아를린은 1935년에 결혼해서 곧 딸을 낳았다. 둘의 결혼생활은 가끔 삐거덕거리기는 했어도, 늘 잘 풀리는 편이었고 대체로 행복했다. 그러나 1941년에 필립은 해외로 파병되어 2차 세계대전이 끝날 때까지 그곳에 머물렀다. 그 사이에 이 부부는 사이가 멀어졌고 관계도 나빠졌다. 1945년에 필립이 집으로 돌아온 뒤 부부는 껄끄러운 관계를 회복하기 위해 노력했지만 결국 이혼하기로 합의했고 1947년에 이혼서류에 도장을 찍었다. 그 뒤 필립은 자신을 '정말 잘 이해해주는' 여성을 만나 결혼했다. 1950년에 두 사람은 여전히 함께 잘 지내고 있었다.

한결같은 기혼자 집단

이 사람들도 1950년 당시 기혼자였지만 그때까지 이혼한 적은 한 번도 없었다. 예를 들어 제임스와 아이린은 서로의 친구가 마련해준 소개팅에서 만났다. '첫눈에 반했'거나 아니면 틀림없이 공통된 관심사가 있었을 것이다. 두 사람은 소개팅 이후로 꾸준히 둘만의 데이트를 하기 시작했다. 대학을 졸업한 직후 제임스는 다국적 대기업에 홍보 담당자로 취직했다. 수입도 괜찮았고 가정을 꾸릴 준비도 돼 있었다.

결국 만난 지 6개월쯤 되었을 때 제임스는 아이린에게 청혼을 했고, 아이린은 곧 승낙했다. 약혼기간은 길지 않았다. 아이린은 그해까지만 대학을 다녔고, 1월에 결혼한 후 다음 학기 수업은 듣지 않았다. 대신 아이린은 집안을 돌보기 시작했다. 5년이 지난 뒤 자녀는 셋이 됐고 아이들이 학교에 입학하기 전까지 아이린이 집에서 가사와 육아를 책임졌다. 1950년에 이제 막 10대가 되는 막내를 둔 제임스는 스스로의 인생에 대해, 그리고 그동안 이룬 것에 대해 만족스럽다고 보고했다. 당시 제임스는 여전히 같은 회사에 다니고 있었고 아이린과 살고 있었다.

이혼 후 독신자 집단

바버라는 결혼했다가 이혼한 사람들 중 하나였다. 이 집단의 다른 사람들과 마찬가지로 바버라는 1950년 당시 중년의 나이에 결혼하지 않은 상태였다. 이혼 뒤에 프레드릭은 새출발을 하기 위해서 다른 주로 이사를 갔지만, 바버라는 두 사람이 함께 살았던 도시에서 계속 지냈다. 바버라는 여전히 사회복지사로 일했고 사람들을 도울 때 큰 기쁨과 행복을 느낀다고 보고했다. 사실, 바버라는 대부분의 시간을 일에 쏟았다. 물론 가끔 친구들과 저녁식사를 하거나 퇴근 후에 카드게임을 하기도 했다.

또한 바버라는 그림을 배우기 시작했다고 보고했다. 바버라는 늘 미술을 사랑했지만 자신이 그다지 창조적인 사람은 아니라고 생각했다. 그런데 미술강좌를 두 번 들은 뒤 자신이 특히 목탄화에 재능이 있다는 사실을 알게 됐다. 그림 그리기는 재미있고 마음을 편안하게 해주는 취미가 됐다. 바버라는 실패한 결혼을 실망스러운 일로 여기기는 했지만, 자기만의 인생을 계속 이어갔고 이혼 때문에 감정적인 문제로 실질적인 고통을 받은 적은 없다고 말했다.

반대로, 이혼한 다른 많은 참가자들은 사정이 안 좋았고 쓰라린 감정이 다소 남아 있었다. 예를 들어, 도나는 재혼을 통해서 이혼의 아픔을 딛고 일어서려고 하지 않았다. 아마도 부모의 이혼 경험에서 얻은 교훈 때문일 것이다. 결혼에 대한 도나의 믿음은 산산이 부서졌고 도나는 관계를 맺는 것도 경계했다. 또한 아이들을 기르는 데 모든 에너지를 쏟아부었기 때문에 친구관계조차 더 나빠지는 듯했다.

한결같은 독신자 집단

이 사람들은 한 번도 결혼한 적이 없는 사람들이다. 늘 어른스럽고 집중력이 뛰어났던 엠마는 독신의 삶을 선택했다. 그렇지만 엠마의 인생은 무척 만족스러웠다. 대학 졸업 후 엠마는 외국에서 1년을 보냈는데, 유럽에서 가족 같은 친구들과 몇 달 동안 함께 지내며 유명한 예술가와 공부도 했다. 미국으로 돌아와서 엠마는 대학원에 입학했고 박사학위를 딴 후에 인근 대학의 사회학과 교수가 됐다. 그곳에서 엠마는 연구활동 때문에 늘 바빴지만 시간이 나면 여행을 다녔다. 대학원 시절 이후로 유럽에 다시 가보지는 못했지만, 미국 서부 지방을 두루두루 여행하고 동부 지방도 몇 번 다녀왔다. 엠마는 친구들이나 가족과의 관계가 좋아서 그들 역시 일과 여행만큼 행복을 준다고 보고했다.

이 집단들은 결혼, 재혼, 이혼, 독신이 여성과 남성에게 갖는 다른 의미는 설명하지 못한다. 그래서 우리는 네 집단을 성별에 따라 여덟 집단으로 나눈 후 결혼과 건강에 대해 더 조사했다. 그 결과 엄청난 차이가 드러났다.

· · · 이혼한 남성은 무조건 빨리 죽는다?

그렇다면 결혼한 남성과 이혼한 남성 중 누가 더 오래 살았을까?

이 분야에 관한 연구 대부분이 이런 비교를 한다. 우리의 연구결과도 다른 연구들과 일치했다. 이혼한 남성들이 사망위험이 더 높았던 것이다. '한결같은 기혼자' 남성들은 70세 이상 살 가능성이 매우 높았지만, 이혼한 남성들은 고령까지 살 가능성이 매우 적어서 3분의 1 미만만 고령까지 살았다!

그러나 더 흥미로운 것은 한결같은 기혼자 남성과 이혼 후 재혼한 남성의 비교였다. 필립처럼 재혼한 남성은 장수할 가능성이 적었다. 그들은 이혼 후 독신으로 사는 남성보다는 오래 살았지만, 한결같은 기혼자 남성의 수명에는 도저히 따라가지 못했다.

1950년 당시에 두 집단 모두 결혼한 상태여서 결혼 자체가 건강을 지켜주는 주요 요인이라고 보기 어려웠다. 재혼한 남성에게는 긴급한 순간에 도움을 주고, 아플 때 머리맡에 있어주며, 건강에 좋은 습관을 갖도록 용기를 주고, 한결같은 기혼자 남성의 부인이 하는 다른 모든 일을 똑같이 해줄 부인이 곁에 있으니까 말이다. 그렇다면 왜 재혼한 남성이 더 일찍 죽었을까?

한 가지 원인은 재혼한 남성들이 받은 이혼 스트레스다. 이혼이 주는 압박감은 가장 큰 사회적 스트레스 중 하나로서 건강에 직접적으로 악영향을 끼친다. 그러나 더 중요한 것은 이혼이 건강에 해로운 다른 일련의 행동과 생활패턴에 시동을 건다는 점이다. 역설적이게도 "오래 살려면 결혼해라."라는 조언은 결혼의 이점을 누릴 기회를 늘리기보다 줄일 가능성을 높인다. 결혼하지 않으면 이혼 스트레스를 겪을 일도 없으니까 말이다(이혼이라는 것은 100%가 결혼과 함께 시작된다).

그러나 재혼한 남성이 한결같은 기혼자 남성보다 더 일찍 사망하는 또 다른 이유가 있다. 결혼생활을 유지하는 개인의 특성 탓도 있다. 이 문제는 잠시 후에 다시 생각해보자.

어쨌거나 이런 사실들에 대한 우리의 설명이 옳다면 한결같은 독신남성 역시 아주 잘 지내야 하는 것 아닐까? 즉, 괴로운 결혼생활이나 이혼이 주는 스트레스와 그에 따르는 건강하지 못한 행동패턴을 경험할 일이 절대 없으니까 말이다. 그러니 독신남성은 건강하게 오래 살 수밖에 없으리라고 예상해볼 수 있을 것이다.

하지만 한결같은 독신남성은 우리가 앞서 논의한 동반자 관계의 이점을 누리지 못한다. 예를 들어, 위급해졌을 때 구급차를 불러준다거나 병

이혼한 여성은 오히려 오래오래 잘 산다

터먼 연구에서 여성들의 결혼은 대단히 흥미로운 결과를 보여줬다. 한결같은 기혼자 남성들처럼, 한결같은 기혼자 여성은 이혼한 여성과 이혼 후 재혼한 여성보다 조금 더 오래 살았다. 그런데 이혼한 뒤 재혼하지 않은 바버라 같은 여성들한테서 놀라운 사실이 드러났다. 이런 여성들은 이혼한 남성들만큼 힘들게 살지 않았다. 그들은 대개 오래 잘 살았다. 즉, 남편과 이혼한 뒤 독신으로 지낸 여성들 중 놀랄 만큼 많은 수가 잘 지냈다. 대체로 그들은 한결같은 기혼자 여성들만큼이나 오래 살았다.

결론적으로 이혼은 남성에 비해 여성에게는 건강에 그리 많이 해롭지 않았다. 이 놀라운 연구결과는 '힘든 결혼생활이 여성의 건강에 많이 해로우므로 결혼하지 않는 것이 더 나은가?'라는 질문을 제기했다. 그때 우리가 깨달은 사실 하나는 "오래 살려면 결혼해라."라는 단순한 조언에는 분명히 결함이 있고 불완전하다는 점이다.

한결같은 독신여성은 위험도가 중간 정도였다. 그들은 한결같은 기혼자 여성만큼 오래 살지는 못했지만, 이혼 후 재혼한 여성들보다는 오래 살았다. 우리가 나중에 발견한 사실인데, 결혼생활을 잘한 여성들은 특히 더 건강하게 지내는 경향이 있었지만 나머지 대다수는 독신으로 사는 것이 더 나았다. 정리하자면, '한결같은 기혼여성 = 이혼 후 독신여성 〉 한결같은 독신여성 〉 재혼한 기혼여성' 순이다.

우리는 터먼 연구의 남녀 참가자들에 대해 더 생각해보면서, 멘켄 H. L. Mencken이 한 말을 되새겨봤다. "남자는 여자에 비해 행복하다. 한 가지 이유는 더 늦게 결혼하기 때문이고, 다른 한 가지 이유는 더 일찍 죽기 때문이다."[53] 어쩌면 멘켄의 말이 맞을지 모르지만 그 이유는 잘못됐다.

원에서 돌봐줄 보호자가 없으니까 말이다. 따라서 독신남성은 기대수명 측면에서 이혼 후 재혼한 남성과 한결같은 기혼자 남성 사이의 어딘가에 있으리라는 결론이 나온다.

실제로 존처럼 한 번도 결혼하지 않은 한결같은 독신남성들은 재혼한 집단보다 실제로 더 오래 살았다. 그리고 이혼한 독신남성들보다도 오래 살았다. 그렇지만 대체로 한결같은 독신남성들은 한결같은 기혼자 남성만큼 오래 살지는 못했다. 오래 살았던 순서대로 정리하자면, '한결같은 기혼남성 〉한결같은 독신남성 〉재혼한 기혼남성 〉이혼 후 독신남성' 순이다.

• • • 결혼생활이 행복한 사람은 결혼 전에도 행복했다

참가자 1,500명의 일대기 전체를 살펴보며 우리는 폭넓은 관점을 가질 수 있었다. 우리는 결혼, 이혼, 재혼에 대한 자료에 국한해서 생각하지 않았으며, 거꾸로 시간을 돌려서 결혼에 이르는 과정까지 살펴볼 수 있었다.

어른이 된 후 '한결같은 기혼자' 집단에 속하게 된 터면 어린이들은 재혼한 집단보다 부모의 이혼을 경험한 경우가 적었다. 즉, 부모가 한결같은 결혼생활을 했는지 또는 이혼했는지가 훗날 그들 자신의 결혼 내력과 관련이 있었다는 말이다.

그러나 단순히 부모의 이혼 여부만을 가지고 한 사람의 결혼이 지속될지 아닐지를 예측할 수는 없었다. 결혼 자체보다는 성격이 결혼생활의 지속 여부에 직접적으로 관련 있었기 때문이다. 예를 들어, 퍼트리샤는 찰스와 행복한 결혼생활을 하기 전에도 매사에 성실하고 시련을 잘 극복하는 아이였다. 퍼트리샤의 경우 건강하게 오래 살았던 데에 결혼이 따로 영향을 미친 것이 아니라, 그녀의 성격과 결혼이라는 선택이 결합돼 좋은 쪽으로 상호작용했다고 볼 수 있다.

우리 연구 팀은 터먼 박사의 자료 보관소에 돌아가서 이들이 어렸을 때 어떤 성격이었는지를 조사했다. 물론 성공적인 결혼생활이 무작위로 이뤄지는 일이 아닐 것이라는 예상은 하고 있었다. 즉, 일부 개인들은 결혼생활을 잘하는 데 필요한 자질을 갖고 있지 않을 수도 있다. 실제로, 결혼 집단을 비교해보니 훗날 한결같이 결혼생활을 유지한 사람들이 어렸을 때 더 성실했다. 다른 말로 하면, 신중하고 책임감 강한 아이가 자라서 성공적인 결혼생활을 지속할 가능성이 더 높았다.

어렸을 때의 성격적 특성이 결혼생활 만족도와 연관 있다는 우리의 발견과 해석은 다른 연구자들이 수행한 결혼과 행복에 대한 연구들과도 일치했다. 이런 연구들은 결혼한 사람들이 결혼하지 않은 사람들보다 더 행복한 경향이 있지만, 이는 대개 결혼한 사람들이 결혼 전에 수년 간 대체로 행복했기 때문이고, 마찬가지로 이혼한 사람들은 결혼하기 전에 대체로 덜 행복했기 때문이라는 사실을 발견했다.[54] 물론 결혼 자체가 전반적인 행복에 큰 영향을 미치는 것은 사실이지만, 결혼하기 이전의 자질과 살아온 역사를 조사하는 것이 반드시 필요하다는 점이 드러났다.

결혼을 이처럼 더 폭넓게 바라보는 것이 얼마나 중요한가 하는 점은 아무리 강조해도 지나치지 않다. 결혼을 개인의 인생경로라는 맥락에서 떼어놓고 독립적인 사건으로 보면, 결혼이 건강에 미치는 영향이 심각하게 곡해된다. 예를 들어, 사우스캐롤라이나에서 약 2,000명의 남녀를 대상으로 한 또 다른 연구도 이혼한 남성이 한결같은 기혼남성이나 독신남성보다 더 일찍 죽을 가능성이 높다고 했다. 그러나 우리의 연구처럼 이 연구도 이혼 자체는 문제의 일부분일 뿐이라는 사실을 밝혔다. 개인의 특성과 인생경로 역시 건강상의 문제나 이혼이라는 위험에 빠뜨리는 요인이었다.[55] 유난히 문제가 많이 생기는 가정이 분명 있긴 있다.

우리는 안정된 결혼생활이 장수와 연관 있다는 사실뿐만 아니라 어떤 사람이 한결같이 결혼생활을 유지할지를 예측할 수 있다는 사실도 발견했다. 결혼한 사람들의 사망위험이 더 낮은 이유가 단지 결혼이 건강을 지키거나 도움을 주었기 때문만은 아니었다. 그보다는 다른 두 가지 힘이 더 크게 작용했다. 첫째, 엄청난 스트레스를 받는 사건인 파경은 장기적으로 건강에 부정적인 영향을 미친다. 둘째, 결혼한 사람들이 얻는 소위 건강상의 이점들 중 일부는 명백히 어린 시절의 영향(어릴 때부터 성실한 성격과 부모가 이혼하지 않은 것) 때문이다.

그렇다면 결혼생활의 성공과 성격에 집중하는 우리의 연구에 무언가 문제점은 없을까? 이미 눈치 챈 사람도 있을 것이다. 우리 연구는 터먼 연구 참가자들만 조사하고 참가자의 배우자는 무시했다. 결혼을 해본 사람은 알겠지만, 본인의 문제 때문이 아니라 '어쩌다 문제 있는 사람과 결혼해서' 이혼하는 사람들도 있다. 행복한 결혼생활과는 맞지 않는 성격을 가진 배우자 말이다. 이런 문제들을 어떻게 해결해야 할까?

우리는 오랜 기간 이혼이 미친 영향을 살펴보는 것으로 출발했다. 이혼한 남성들 다수가 나중에 재혼했기 때문에, 당시에 그 문제를 다시 조사하는 것이 훨씬 더 현명한 방법이었다. 그렇다면 재혼한 사람들은 얼마나 잘 살았을까? 우리는 재혼해서 계속 결혼생활을 유지하는 남성들이 뒤이은 50년 동안 어떻게 살았는지 찾아봤다.[56] 그 결과 한결같은 기혼자 남성에 비해 더 높았던 재혼한 남성의 사망위험이 나이가 들면서 줄어드는 경향을 발견할 수 있었다. 다시 말해, 재혼을 유지한 기간이 길수록, 이전의 이혼이 건강에 미친 위협을 감소시켜주었다.

• • •

남편이 행복해야 집안이 행복하다

결혼생활이 행복하다면 당연히 결혼을 유지하는 것도 더 쉽다. 그러나 사람들이 결혼생활을 유지하는 데는 다른 이유가 있다. 배우자의 수입이 없으면 입에 풀칠하기도 힘들다거나, 이혼이 주는 재정적, 감정적 중압감이 두렵기 때문이기도 하다. 앞서 살펴봤듯이 아이들을 탈 없이 키우기는 어렵더라도, 자식 때문에 그냥 사는 사람들도 있다. 또한 외로움이 두려워서 고통스럽지만 안 좋은 관계를 끌고 가는 사람들도 있다. 어쨌거나 불행한 관계가 미치는 장기적인 영향은 건강과 직접적인 연관이 있는 것으로 나타났다.

그렇다면 행복한 결혼생활을 한 참가자들이 더 건강했을까? 결혼, 스트레스, 건강의 상관관계는 단순히 배우자가 응급처치를 해주고 약 먹는 일을 도와주는 것 정도로 설명할 수는 없다. 정말로 더 유효한 결론을 얻고 싶다면, 결혼의 질적인 측면에 대해서도 입증할 수 있어야 한다. 다행스럽게도, 터먼 박사는 결혼과 성관계 만족도에 무척 관심이 많았다.

50년 전에는 결혼 만족도에 대한 괜찮은 측정치가 없었기 때문에, 늘 획기적이었던 터먼 박사는 자신만의 새로운 결혼 행복도 검사를 개발해 타당성을 입증했다. 박사의 작업이 매우 훌륭해서 그 척도는 오늘날까지 대부분의 결혼 만족도 측정치의 기반이 됐다.

터먼 박사는 '배우자와 집 밖의 관심사를 공유하는가?', '종교를 두고 싸우지는 않는가?' 등의 문제들에 초점을 맞추고 함께 보내는 여가시간에 대한 부부의 선호도를 평가했다. 박사가 제출한 40개 활동목록을 보고 참가자들은 본인이 정말 좋아하는 일과 배우자와 정말로 함께 하고 싶은 일(이런 점에서 터먼 박사는 결혼생활을 '잘 아는' 사람임을 알 수 있다)을 체크했다.

또한 터먼 박사는 연구 참가자들이 이혼을 고려중인지, 다시 태어난다면 현재의 배우자와 다시 결혼할 것인지 등을 물었다. 한결같은 기혼자인 제임스는 이 척도에서 가장 높은 점수를 받았다. 제임스는 아이린과의 결혼을 100% 만족스러워했기 때문이다. 마찬가지로 아이린도 제임스와 결혼한 것을 아주 기뻐했다. 그러나 결혼에 대한 아이린의 반응은 제임스의 건강에 덜 중요한 요인으로 드러났다.

연구결과 우리는 정말 예상치 못한 사실을 하나 알아냈다. 우리는 제임스와 아이린을 비롯한 연구 참가자들이 1940년에 완성한 보고서를 다시 살펴보는 일부터 시작했는데, 터먼 연구 참가자들의 보고서와 배우자의 보고서를 함께 살펴보았다.[57] 결혼생활에 매우 행복해하는 사람들이 많았고, 만족도가 중간 정도인 사람들도 많았으며, 이미 매우 불행한 사람들도 일부 있었다.

우리는 약 50년 후의 미래로 껑충 뛰어넘어, 수십 년 뒤 그들의 건강과 행복을 살펴봤다. 제임스처럼 매우 건강한 사람들이 있었는데, 그들은 꽤 건강하고 암이나 심장병이 없었으며 도움을 조금 받거나 전혀 받지 않고도 자신의 일상적인 일들을 처리할 수 있다고 보고했다.

반대로 건강이 점점 안 좋아지고 기운도 별로 없으며 심각한 병에 걸린 사람들도 있었다. 우리는 그들이 보고한 행복감에 대해서도 조사했다. 일부 참가자들은 대개 행복하고 친구와 생활환경에 만족하면서 자기 인생에 만족했다. 하지만 일부는 우울하고 불행하다고 느끼며, 살면서 후회하거나 다르게 하고 싶었던 일들을 많이 열거했고, 자신이 친구들이나 동료들보다 운이 나빴다고 생각했다.

우리는 새로 만든 지표를 가지고, 결혼 초창기의 행복과 수십 년 뒤 건강의 관계를 추적했다. 뿐만 아니라 배우자의 행복이 본인에게 미치는 영향에 대해서도 비교했다. 이것은 상당히 특별한 연구라고 할 수 있다. 미래의 건강과 행복을 예측할 수 있는 것은 부부 두 사람 모두의 행복일까? 아니면 "아내가 행복하면 내 인생이 행복하다."라는 말처럼 배우자의 만족도가 더 중요할까?

연구자들은 일반적으로 결혼의 질이 광범위한 건강지표들과 관련 있다는 사실을 발견했다. 결혼생활이 끔찍한 사람들이 병에 더 잘 걸리고 건강이 나쁘다는 것은 그다지 놀라울 것도 없다.[58] 그러나 결혼의 영향에 대해 터먼 박사처럼 일평생을 추적해가며 장기간에 걸쳐 자세히 조사한 사람은 없었다.

우리는 이런 쟁점들을 깊이 있게 연구하기 위해 터먼 박사가 1940년에 수집한 결혼의 질에 대한 정보를 집중적으로 살펴봤다. 그리고 거기에서 결혼 관련 정보뿐 아니라 터먼 박사가 사용한 애초의 채점 기준도 많이 발견했다. 우리는 아내의 결혼 행복도, 남편의 결혼 행복도, 부부의 전체적인 결혼 행복도를 조사했다. 수십 년 뒤 그들의 건강상태는 어떠했을까?

남편의 행복도와 아내의 행복도를 모두 합쳐서 훗날 참가자의 건강을 예측할 수 있었다. 그런데 그 숫자를 보다 보니 특이한 것을 발견할 수 있었다. 부부의 행복도나, 배우자의 행복도와 비교한 참가자 본인의 행복도를 볼 필요가 없다는 사실을 깨달았던 것이다. 핵심은 '남편의 행복도'만 따로 떼어 배타적으로 살펴보는 것이었다.

남편 쪽의 결혼 행복도는 훗날 부부 두 사람의 건강에 정말 중요했다. 그것은 수십 년 뒤의 건강과 행복을 예측하는 핵심변수로서, 남편과 아내 모두의 건강을 예측하는 결정적인 실마리가 됐다. 다른 말로 하면, 우리는 1940년에 제임스가 결혼생활에 매우 행복해했다는 사실을 통해서 그가 수십 년 뒤에 건강할 것이라고 정확히 예측할 수 있다. 그러나 아내 아이린도 결혼생활에 만족한다는 사실은 제임스의 건강을 이해하는 데 필요한 정보를 제공하지 않았다.

1940년에 터먼 연구 참가자들 중 한 여성의 남편이 불행했던 사실을 통해서 우리는 그 여성 참가자 본인이 나이 들었을 때 건강하지 않고 불행하리라는 점을 예측할 수 있다. 그 여성 참가자 본인이 1940년에 설문조사를 할 당시의 행복도는 그리 중요하지 않았다.

단순하게 훗날 이혼한 사실만을 가지고 설명하는 것은 유효하지 않다. 많은 종류의 요인이 영향을 미치기 때문이다. 이런 연구결과는 결혼에 관한 다른 연구와도 일치한다. 그 연구는 까다롭고 적대적인 부인이 남편의 행동에 미치는 영향보다, 까다롭고 적대적인 남편이 아내의 행복에 미치는 영향이 훨씬 더 크다는 사실을 보여줬다.[59]

이런 사실은 20세기 중반에 살았던 터먼 연구 참가자들에게나 해당되는 구시대적인 현상으로서, 오늘날에는 더 이상 진실이 아닐 거라고 의심해볼 수도 있지 않을까? 일견 맞는 얘기지만, 겉으로 보이는 것보다 훨씬 더 복잡하고 어려운 문제다. 아무리 정밀한 연구일지라도 장기적인 연구들의 경우, 거기에서 나온 결과는 모두 '구식'이 된다. 서른 살짜리 기혼자들에 관해 45년 동안 연구를 진행한 것을, 서른 살이 된 다음 세대 사람들의 건강에 직접적으로 연관시킬 수 있을까? 어쩌면 그럴 수 없어 보이는 것이 당연하다.

하지만 이렇듯 복잡한 상황에서 배울 점이 전혀 없다는 뜻은 아니다. 오히려 관련된 가정과 조건을 검토하고 그것들이 다른 시대와 다른 장소에서도 유효한지 살펴봐야 한다는 뜻이다. 우리는 이혼한 많은 여성들이 잘 지내고, 따라서 이혼에 대한 낡은 생각들이 더 이상 논란거리가 될 수 없다는 것을 이미 알고 있다. 우리는 이 책의 뒷부분에서 이런 남녀의 차이에서 비롯되는 문제들을 살펴볼 것이다.

다양한 통계분석을 살펴보면 우리의 연구결과, 즉 남편이 행복하면 남편과 아내의 건강과 행복이 다 좋다는 사실이 매우 잘 들어맞는다는 사실을 알 수 있다. 우리는 "아내가 행복하면 인생이 행복하다."는 사회적 통념을 새롭게 뒤바꿔서 "남편이 행복해야 집안이 행복하다."라고 얘기하고 싶다.

• 결혼생활의 행복도에 관한 셀프테스트

결혼한 사람이나 장기간 파트너와 관계를 맺고 있는 사람이라면, 다음의 항목들을 보고 결혼생활이 얼마나 행복한지 평가해보자. 아래의 각 항목을 읽고 본인의 감정을 가장 잘 표현하는 숫자에 동그라미를 친다. '전혀 그렇지 않다'는 1점, '완전히 맞다'는 5점이다.

☐ 처음부터 다시 시작할 기회가 생겨도 지금 배우자와 결혼할 것이다.	1 2 3 4 5
☐ 뜻밖에 여가시간이 생기면 배우자와 함께 보내는 것이 더 좋다.	1 2 3 4 5
☐ 결혼생활이 매우 행복하다.	1 2 3 4 5
☐ 배우자와 나는 집 밖의 관심사를 거의 다 공유한다.	1 2 3 4 5
☐ 배우자의 성격을 조금도 바꾸고 싶지 않다.	1 2 3 4 5
☐ 배우자와 나는 가정문제에 대한 의견이 거의 늘 일치한다.(예를 들어 가계 재정과 자녀양육)	1 2 3 4 5
☐ 배우자와 나는 종교, 인생철학 등의 문제에 거의 늘 의견이 일치한다.	1 2 3 4 5
☐ 배우자와 함께 즐기는 활동이 많다.(예를 들어 음악, 여행, 오락 등)	1 2 3 4 5
☐ 배우자는 충분히 나에게 다정하다.	1 2 3 4 5
☐ 배우자와 나는 둘만 있을 때, 항상 서로 아주 즐거운 시간을 보낸다.	1 2 3 4 5

동그라미 친 숫자를 그냥 다 더하면 총점이 나온다. 총점은 10~50점 사이로, 이 테스트의 평균점수는 28점이다. 상위 25%에 속하는 '가장 행복한 사람들'의 점수는 35점 이상이었고, 하위 25%에 속하는 사람들의 점수는 19점 이하였다.

여성의 오르가슴과 수명의 상관관계

아내의 결혼생활 만족도는 몇 가지 영역에서 분명 중요하다. 거침없고 대담한 연구자인 터먼 박사는 성관계에 관해 물어보는 데도 주저하지 않았다. 결혼한 터먼 연구 참가자들은 1941년 무렵 결혼생활 만족도에 대해 보고하면서 성관계 만족도와 평균 섹스 시간도 밝혔다. 훗날 현대 연구자들이 했던 것처럼, 터먼 박사도 성관계 시 여성들이 느끼는 오르가슴의 빈도를 물어봤다. 우리는 만족스러운 성관계가 결혼생활에서 여성의 건강에 얼마나 중요한지 살펴보았다.

터먼 박사는 이 민감한 질문지를 작성할 때 남편과 아내가 협력하거나 서로 영향을 주는 것을 막기 위해 반드시 조교들을 참석시켰다. 50년 뒤에 우리는 관련 질문들과 자료들을 끄집어내 이 문제가 장수와 얼마나 깊은 관련이 있는지 조사했다.

1941년, 퍼트리샤와 찰스를 비롯한 사람들이 성생활에 관한 많은 개인적인 질문에 답했다. 퍼트리샤는 신중한 사람이었지만 내숭을 떠는 타입은 아니었다. 퍼트리샤는 "엄밀히 성적인 관점으로만 봤을 때 남편과 당신의 성관계는 얼마나 잘 맞는가?"라는 질문에 답했다. 답변들은 "아주 나쁘다."부터 "성적으로 이보다 더 완벽하게 맞는 상대는 없다."까지 5단계 척도로 분류됐다. 평균은 중간보다 좀 높은 3.5였다. 퍼트리샤의 대답은 4단계인 "매우 잘 맞는다."였다. 퍼트리샤와 다른 여성들은 성관계 시 오르가슴 빈도를 "한 번도 없었다."부터 "늘 느낀다."까지 4단계 척도로 대답했는데, 평균은 2.8로서 대체로 좋았지만 두드러지게 성관계에 만족스러워 하는 정도는 아니었다.

우리는 이런 답변들을 통해서 터먼 박사가 '아내의 오르가슴 충족도'라고 부른 것을 측정할 예측변수를 고안해낼 수 있었다.[60] 우리는 여성들의 성격을 고려한 뒤 이 성관계 만족도가 장수와 관련 있는지 살펴봤다. 그 결과 성관계 시 오르가슴을 느끼는 빈도가 더 높은 여성일수록 덜 느끼는 여성들보다 더 오래 사는 경향이 있었다.[61]

우리와 많은 여성 참가자들은 그 이유를 알고 싶었다. 다른 연구들에서 얻을 수 있는 성에 관한 한정된 정보는 남녀 모두에게 성관계와 건강이 관련되어 있음을 시사하지만, 그 연관성은 막연하다.[62] 성적 만족감과 장기간의 건강상태를 추적한 쓸 만한 과학적 자료가 부족하기 때문이다. 대학이나 연구기관이 '오르가슴과 건강'을 연구하겠다며 정부에 연구비를 요청한다면 어떤 일이 벌어지겠는가? 그런 점을 상상해보면 자료가 부족한 것은 그리 놀라운 일이 아니다.

어쨌거나 우리가 알아낸 사실은 이렇다. 성관계 만족도가 높으면 결혼생활이 더 행복해지는 경향이 있고, 행복한 결혼생활은 성관계 만족도를 더 높여주는 구실을 한다. 닭이 먼저냐, 달걀이 먼저냐 하는 딜레마와 같다. 그리고 우리는 결혼생활이 안정되고 결혼에 만족하는 사람들이 더 건강한 경향이 있음을 알아냈다.

그렇다면 무엇이 먼저일까? 우리는 성관계, 성격, 행동, 건강에 대한 다른 장기적 연구들이 완료되기 전까지 그 답을 알 수 없다. 지금 우리가 말할 수 있는 것은 만족스러운 성관계와 행복한 결혼생활이 미래의 건강과 장수에 대한 아주 훌륭한 지표라는 점이다.

건강한 인생을 위한 지침

아픈 인생, 혹은 건강한 인생? 결혼, 이혼, 재혼, 건강, 장수에 관한 이 모든 사실이 의미하는 것은 무엇일까? 첫째, 친구가 많고 인생이 흥미진진한 독신여성이라면, '건강해지기 위해 결혼이나 재혼을 하라'는 잘못된 제안을 따를 필요가 없다. 이혼한 뒤 재혼하지 않은 바버라 같은 여성들은 대개 오래 건강하게 살았다. 대체로 그들은 한결같은 기혼자 여성들과 비슷하게 살았다.

그리고 모든 상식적인 조언들과는 반대로, 우리의 연구는 오히려 독신으로 사는 것이 결혼하는 것만큼 여성에게 건강에 좋은 경우가 많다는 사실을 알려주었다. 특히 절친한 친구들이 있고, 여러 모임에서 중요한 구성원으로 활동하며, 가족과 끈끈한 관계를 맺는 등 다른 사회적 관계에서 성취감과 안정감을 느끼며 한결같이 독신생활을 해온 여성들의 경우에 그렇다.

결혼한 남성은 더 오래 살았지만, 일반적으로 결혼생활을 유지하고 이혼하지 않는 경우에만 더 오래 살았다. 어렸을 때 신중하면서 책임감 있는 아이였던 사람들과 안정된 가정에서 자란 사람들은 커서 결혼생활을 잘할 가능성이 더 높았다. 따라서 결혼을 장수의 필수요소로 보는 것은 엄청나게 잘못된 지나친 단순화다. 까다로운 성격의 남성인지, 어떤 결혼생활을 했는지에 따라 완전히 달라지기 때문이다.

어디서든 잘 적응하고 오랫동안 배우자와 사이좋게 지내는 사람들은 배우자에게 가끔씩만 애정을 보이는 사람들보다 상당히 더 오래 살 가능성이 있다. 특히 남성의 경우에 그렇다. 심지어 40~50대가 되어도 되풀이해서 관계를 끝내는 사람들은 건강이 아주 안 좋아질 수 있다. 혹시 당신도 그렇다면 다음 장에서 다룰 직업과 사회조직에 대한 이야기를 특히 더 유의해서 읽어보기 바란다.

부부의 행복은 일반적으로 미래에 건강하게 살 표지지만, 훗날 부부의 건강을 가장 잘 예측할 수 있는 것은 남편 쪽의 행복이었다. 이것은 터먼 연구 참가자들에게서도 발견한 사실이었고, 현대 생리학 연구들 역시 확인해주고 있다.

우리는 배우자와의 사별이 훗날 미친 영향에 대해서도 조사해보고 싶었다. 사별은 여성과 남성 중 어느 쪽에게 더 심각한 타격을 주었을까? 이 문제는 남성성과 여성성이 수명에 미친 영향을 분석한 13장에서 이어서 다룰 것이다. 그 전에 우리는 건강과 직업에 대해 좀 더 이해할 필요가 있었다.

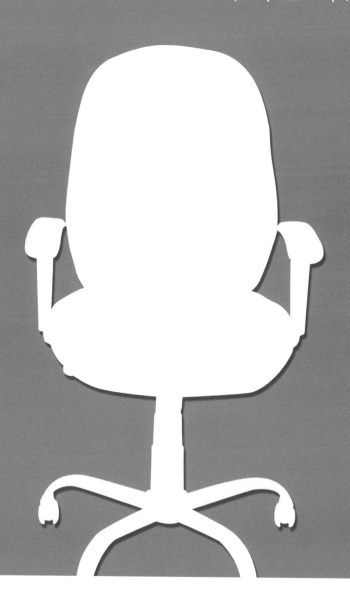

Part. 10

Careers, Success, and Satisfaction :
Thriving and Surviving

사장이 아랫사람보다
오래 사는 이유

영화 '케인호의 반란(1954년 작품으로 험프리 보가트Humphrey Bogart가 출현했다)'을 만든 감독 에드워드 드미트릭Edward Dmytryk의 인생은 매우 성공하긴 했지만, 결코 순탄한 삶이 아니었다. 드미트릭은 샌프란시스코로 이주해온 우크라이나 이민자 집안의 아들이었는데 막 이주했을 무렵에 선생님의 눈에 띄어 터먼 박사 연구에 추천을 받았다.

수년 뒤 아직 10대였던 에드워드는 집을 떠나 독립해서 파라마운트 영화사에 심부름꾼으로 취직을 했다. 낮은 급료를 받으며 허드렛일을 하는 것으로 시작하긴 했지만 영화계에서 차근차근 경력을 쌓아가는 동안 에드워드는 놀라운 도전에 끊임없이 직면했다.

드미트릭의 영화인생은 1947년 하원비미활동위원회(House UnAmerican Activities Committee, HUAC, 미국 내 파시스트와 공산주의자의 활동을 조사하는 하원의 임시위원회 - 옮긴이)에 불려가면서 갑자기 중단됐다. HUAC는 할리우드에서 공산당원들과 공산당 동조자들을 조사했는데, 거기에 반기를 든 드미트릭은 사상과 행동의 자유를 지키고자 증언을 거부해 '할리우드 텐(Hollywood Ten, HUAC의 조사 자체가 불법이라고 주장한 영화계 사람들 - 옮긴이)'이 됐다. 드미트릭을 포함해 거기 속한 감독들과 제작자들은 국회모독죄로 소환됐고,[63] 그는 연방 정치범 수용소에 수감됐다. 그 다음 해에는 아내와도 이혼하게 되었다.

블랙리스트에 올라 할리우드에서 일할 수 없었던 드미트릭은 1951년에 태도를 바꿔 결국 증언을 하기로 결정했다. 그는 HUAC에 돌아가 자신과 침묵을 지키던 다른 많은 증인들이 실제로 과거에 공산당 활동을 했다고 증언했다. 여러 해가 흐른 뒤 일부 사람들은 드미트릭을 배신자라며 경멸했으며, 전직 공산당원이라고 그를 업신여긴 사람들도 있었다.

그러나 드미트릭은 자신의 일에서만큼은 아주 드라마틱하게 성공했다. 그는 '케인호의 반란'뿐 아니라 데보라 카Deborah Kerr, 클라크 게이블Clark Gable, 엘리자베스 테일러Elizabeth Taylor, 말론 브란도Marlon Brando 같은 거물급 스타들과 영화를 찍었다. 공개적으로 터먼 연구 참가자임을 밝힌 드미트릭은 20세기라는 한 세기를 거의 다 살고서, 1999년 7월 1일에 90세의 나이로 죽었다. 직업적으로나 개인적으로나 그렇게 극심한 스트레스를 받은 사람이 어떻게 그리도 오래 건강하게 살았을까?

• • •

업무 스트레스와 과로, 억울한 누명을 벗다

'느긋하게 쉬어라', '스트레스 받지 마라', '너무 열심히 일하지 마라' 같은 말들은 흔히 알려진 건강을 위한 훈계들이지만, 사실상 별 쓸모없는 얘기들이다. 편히 쉬면 그 결과로 반드시 더 건강해진다는 말에는 아무런 근거가 없다(중병에 걸려 반드시 침대에 누워 있어야만 하는 사람에 대한 이야기는 당연히 아니다). 만약 재미있긴 하지만 스트레스가 큰 직업을 그만두고 빨리 은퇴해서 골프나 치면서 살면 어떨까? 친구나 동료들과 멀리 떨어지긴 해도 날씨 좋은 곳으로 가서 느긋하게 산다면 건강을 위협하는 요인들이 완전히 사라지지 않을까?

경쟁이 심한 '초만원 우리'에 쥐들을 몰아넣으면 쥐들이 병에 걸린다. 현대 생활의 스트레스를 '쥐의 경쟁(rat race, '극심한 생존경쟁'을 뜻한다 - 옮긴이)'이라고 부르는데, 이것은 약간 문제가 있다. 거리낌 없이 '쥐에게 나쁜 것이 인간에게도 나쁘다'고 믿게 만들기 때문이다. 흥미로운 사실은 우리가 그 반대, 즉 '쥐에게 좋은 것이 인간에게도 좋다'는 생각은 해본 적이 별로 없다는 점이다. 우리 중에 행복한 쥐의 생활을 부러워하는 사람이 있을까? 학습의 기본원칙인 보상과 벌은 쥐에게나 인간에게나 마찬가지로 해당되지만, 전체적인 두뇌기능과 사회적 상호작용에는 둘 사이에 엄청난 차이가 있다.

직장에서 일상적으로 겪는 스트레스와 도전들이 신체의 면역체계를 억눌러서, 그것 때문에 상당히 많은 사람들이 암이라든지 그밖에 다른 면역 관련 질병들로 죽는다는 직접적인 증거는 거의, 또는 전혀 찾아볼 수 없다.[64] 마찬가지로 심하게 일에 몰두하거나 장시간 일하는 사람이 심장질환에 걸리기가 더 쉽다는 증거도 거의, 또는 전혀 없다. 어떤 종류의 스트레스를 받는지와 얼마나 스트레스에 잘 대처하는지에 모든 것이 달려 있다.

오랜 기간에 걸쳐 도무지 견딜 수 없는 혹독한 스트레스를 받는 것이 아무런 문제가 되지 않는다는 뜻이 아니다. 전투부대 참전용사들처럼 자신이 대처할 수 있는 것보다 훨씬 더 참혹한 경험을 한 사람들은 심리적으로 '외상 후 스트레스 장애(post-traumatic stress disorder, PTSD, 끔찍한 경험을 한 뒤에 나타나는 정신적 후유증 - 옮긴이)'를 보일 가능성이 높다.

외상 후 스트레스 장애 증세를 보이는 사람들은 악몽과 같은 심각한 수면장애라든가 만성 과민증에 시달리기도 한다. 때로는 감정을 표현하는데 어려움을 겪는 경우도 있다. 그리고 이 때문에 정신분열뿐 아니라 가족과 다른 사회적 관계에서 문제가 발생한다. 우리는 뒤에 나오는 14장에서 전쟁에 나가 전투를 경험한 남성 참가자들을 살펴볼 것이다. 외상 후 스트레스 장애로 고통 받는 그들은 과음, 약물남용, 마약복용처럼 건강에 해로운 행동패턴을 보이기도 했다.

수년 동안 직장에서 괴롭힘을 당해서 거의 참전용사 수준으로 엄청난 스트레스를 받아온 사람이 있다면 틀림없이 건강에 중대한 문제가 발생할 것이다. 그러나 심각한 만성 스트레스 반응과 직장이나 학교에서 찾아볼 수 있는 일반적인 '스트레스'를 구분하는 것이 선행되어야만 진정한 스트레스 연구가 가능할 것이다.

• • •

과연 건강에 좋은 직업이 있을까?

1940년 33세가 된 폴은 터먼 박사에게 일에서 거둔 성공과 도전에 대해 보고했다. 인기 있고 활달한 성격인 폴은 직업적으로 많은 도전을 하고 있었고 이미 이룬 것도 상당했다. 대학 시절에 폴은 학생기자 활동을 하면서 활발하게 글을 썼는데, 학보사에서 일하고 문학회에서 단편소설을 쓰기도 했다. 매우 외향적이었던 폴은 사람들을 만나 인터뷰하고 그들이 살아온 길을 자세히 조사하는 것을 무척 좋아했다. 늘 낙천적이었던 그는 졸업한 뒤 지역 신문사에 신참 기자로 일자리를 얻었고 처음이라 중요한 업무를 맡지는 못했지만, 제일 높은 자리까지 올라갈 수 있을 것이라고 확신했다.

하지만 신문사에서 폴이 하는 일은 그때까지 바라왔던 것과는 판이하게 달랐다. 그는 인간적인 관심을 불러일으키는 훈훈한 이야기를 쓰고 싶었는데, 막상 그가 맡은 일은 상품비교라든지 경제동향 기사 같은 건조한 글을 끊임없이 써내는 것이었다. 이상과 현실의 격차에 좌절한 폴은 신문사를 그만두기까지 거의 3년 동안 그 일을 했다.

그 후 몇 년 동안 폴은 세일즈맨, 교정자, 타이피스트 등 다양한 일을 하다가, 마침내 1940년에 대형 서점 관리자가 자신의 천직임을 깨달았다. 폴은 "어쩌다 보니 저도 모르게" 현재의 직업을 갖게 됐지만 그 일이 굉장히 좋다고 터먼 박사에게 보고했다. 그는 서점을 지역사회와 연결시키기 위한 새로운 구상을 하곤 했다. 예를 들어 유명한 저자를 불러서 낭독회와 사인회를 하거나 지역 출신 저자들의 책을 홍보하는 것이었다. 그러나 "평생의 직업을 확실히 선택했는가?"라는 질문에 폴은 자신 있게 대답하지 못했다.

반대로, 활동적이면서도 부끄러움이 많은 과학자인 존은 직업을 제대로 골랐다고 강하게 확신했다. 1940년에 평가할 당시에, 존은 2년 만에 학교를 마치고 물리학 박사학위를 취득한 후 특별 연구원 과정까지 끝내고 명성 높은 캘리포니아 대학교에서 교수 자리를 막 얻은 상황이었다. 존의 직업경로를 보면 고도의 집념과 인내를 읽을 수 있는데, 이는 1922년에 담임선생님이 "존은 매우 성실하다."고 평가했던 것과 일치한다. 존은 자기 일에 열정적이었고 일과 평생의 직업을 '확실히 선택했다'고 말했다. 존이 자기 일에서 매우 큰 성취감을 느끼는 이유는, 단지 본인의 기질과 잘 맞았기 때문만이 아니라 사회에 공헌할 수 있기 때문이라고 말했다. 급속한 산업화와 계속되는 세계대전의 상황 속에서 미국은 경쟁력을 갖추기 위해 물리학에 많은 투자를 했고, 덕분에 물리학자는 매우 대접받는 존재였다.

존을 포함한 터먼 연구 참가자들 상당수가 변호사, 엔지니어, 의사, 교수, 교사 등과 같은 전문직 종사자가 되었다. 폴처럼 금융, 회계, 광고 사업 등에서 '관리자'가 된 참가자들도 많았다.

하지만 성공하지 못한 사람들도 있었다. 참가자들 중 어떤 사람들은 만성적으로 실직 상태에 있었다. 남성 참가자들 중 약 4분의 1이 사무직 노동자, 판매원, 공예가 등 사회적으로 소위 '명망이 낮은' 직업을 택했다. 부끄럽게 생각할 일은 전혀 아니지만, 터먼 연구에 참가하게 된 이유가 '어린 시절의 잠재력'이었다면, 거기에 한참 못 미치는 직업이라고 볼 수 있었다. 어쨌거나 터먼 박사는 그들한테서 깊은 인상을 받지 못했다. 오히려 박사는 이런 낮은 지위의 일을 하는 노동자들 중 소수가 여가 시간에 '불확실한 약속에 대한 글을 쓴다'고 보고한 것에 대해 콧방귀를 꼈다.[65] 아마도 그들은 자신들이 《위대한 미국 소설Great American Novel》(글을 쓸 당시 미국의 시대정신을 가장 정확하게 대표한 소설을 선정해 출간한다 – 옮긴이)을 쓴다고 믿고 있었는지 모르지만, 터먼 박사는 그들에게 욱일승천하는 기미가 전혀 없었기 때문에 기뻐하거나 경외심을 갖지 않았다.

그 당시 여성들에게는 직업 선택의 자유가 제한돼 있었기 때문에, 우리의 연구는 주로 남성에게 초점을 맞출 수밖에 없었다. 여성 참가자들 중 절반가량이 그 시점에 직장을 갖고 있었지만, 당시 여성들은 대부분 높은 자리에 접근할 수 없었기 때문에 여성들의 직함은 오해의 소지가 있었다. 그러나 우리는 많은 여성들의 직업경로를 조사했고 거기서 발견된 사실들은 대체로 남성들에게서 나타난 사실과 비슷했다.

• • •
성공한 사람들의 인생을 추적하다

에드워드, 폴, 존을 비롯한 터먼 연구의 남성 참가자들은 직업경로와 사회적 성공의 측면에서 큰 차이를 보였다. 그들은 일에 수반되는 부담과 스트레스에 따라 상당히 다른 길을 갔다. 크게 성공했지만 스트레스도 많이 받았던 할리우드 영화감독 에드워드 드미트릭은 아흔 살까지 살았지만, 스트레스를 받은 다른 많은 사람들은 병에 걸리거나 일찍 죽었다. 혼란스러웠던 우리는 일반적인 유형이 있는지, 있다면 그 원인이 무엇인지 알고 싶었다.

두 가지 질문이 떠올랐다. 첫째, 열심히 일하고 많은 난관을 극복하려고 분투하며 높은 지위, 혹은 책임이 막중한 직위에 오른 남성들이 건강 문제로 고통 받거나 일찍 죽었는가? 그리고 부담이 덜한 직업을 가진 남성들이 장수했는가? 참가자들이 모두 11세 무렵에 똑똑하고 촉망받는 어린이들이었고 따라서 아마도 모두 직업적으로 큰 성공을 거둘 잠재력이 있었다는 사실을 유념해야 한다.

둘째, 적성과 직업의 일치가 훗날 건강과 장수에 어떤 영향을 미쳤을까? 직업이 적성에 맞는 사람이 더 오래 살았을까? 말하자면, 그림에 소질 있는데 아버지의 압력에 못 이겨 엔지니어가 된 아이는 좌절감을 느끼고, 훗날 건강이 안 좋아질 위험이 특히 높았을까?

터먼 박사는 똑똑하고 재능 있는 아이들이 미래에 성공하고 리더십을 발휘할지에 특히 관심이 있었기 때문에, 그 아이들이 차후에 어떤 경력과 업적을 쌓았는지에 대한 정보를 수집하는 데 시간과 노력을 많이 들였다. 그들이 성년기 초반(일반적으로 30대 초반)에 이룬 것을 바탕으로, 터먼 박사와 동료 전문가들은 그들이 어린 시절의 높은 잠재력에 부응해서 살았는지 여부를 평가했다.

터먼 박사는 오랫동안 직업상담 전문가였던 사람(직업 분야에 대한 실질적인 지식을 많이 갖고 있는 사람)에게 도움을 요청했다. 그들은 '소득'처럼 잠재적으로 오해의 소지가 있는 척도 하나에 의존하기보다 다양한 요인들을 조사했다. 예를 들어, 경영자의 경우에는 틀림없이 소득을 고려하겠지만, 대학교수의 경우에는 수입이 적어도 공적이 훌륭하면 성공한 사람으로 분류했다.

일부는 분류하기가 쉬웠다. 《후즈 후 인 아메리카Who's Who in America》(미국의 주요 인사들을 담은 인명사전 - 옮긴이)의 명단에 포함된 사람은 대단히 성공한 사람으로 기재할 수 있었기 때문이다. 유명한 의사나 변호사도 마찬가지로 최상위 집단에 포함시켰다. 터먼 연구 참가자들 중 소수는 예술, 영화, 라디오 분야에서 매우 뛰어난 기량을 보였다. 1940년대 중반까지 터먼 연구 참가자들은 책 100여 권, 논문과 시, 단편소설을 수백 편 출간했다.

최종적으로 남성 참가자들 중 약 5분의 1이 대단히 성공한 사람으로 분류됐다. 또 다른 5분의 1은 성공하지 못한 것으로 여겨졌다. 나머지 사람들은 양쪽 사이 어딘가에 있었다. 성공하지 못한 사람들이라고 해서 모두 비전문적인 일이나 지위가 낮은 직업에 종사한 것은 아니었다. 화학자, 교사, 엔지니어가 되었지만 자기 일에서 뛰어난 기량을 보여주지 못한 사람들이었다. 직업적 지위에서 더 낮은 단계에 있는 사람들도 있었다. 제빵사, 우편집배원, 짐꾼, 시내 전차 승무원이 각각 1명씩 있었다. 터먼 박사가 주장했듯이, 이들 중 그 누구도 더 높은 지위의 직업을 가질 만한 지적능력이 부족하지 않았다.

공개적으로 터먼 연구 참가자임을 인정한 노리스 브래드버리 Norris Bradbury 는 핵물리학자가 됐는데, 최초로 원자폭탄을 개발하는 긴급 프로젝트인 맨해튼 프로젝트(2차 세계대전 중에 미국이 진행한 원자폭탄 제조계획 – 옮긴이)에서 핵심적인 역할을 했다. 그는 로스앨러모스 국립연구소(원자폭탄을 제조하기 위해 1943년에 뉴멕시코 주의 로스앨러모스에 세워진 연구소 – 옮긴이)의 책임자였던 J. 로버트 오펜하이머 J. Robert Oppenheimer의 뒤를 이었다. 그는 그 일의 책임을 맡는 것을 매우 주저해서 십수 년 동안 유보했었다. 극심한 긴장이 흐르던 냉전 시기에 국가의 핵무기 개발을 총지휘하는 것보다 더 큰 압박에 시달려야 하는 직업이 또 있을까? 그렇다면 결국 브래드버리는 그 직위를 맡은 후 건강이 안 좋아졌을까?

전혀 그렇지 않았다. 1970년에 원자력위원회는 최고로 영예로운 상인 엔리코 페르미 상(Enrico Fermi Award, 원자핵 연구에서 공을 세운 이탈리아

물리학자 엔리코 페르미의 이름을 딴 상-옮긴이)을 브래드버리에게 수여했다. 그는 그 분야에서 오랫동안 일하며 엄청난 성공을 거두었다. 게다가 브래드버리는 온갖 스트레스와 도전을 겪었는데도 88세까지 장수했다. 사망할 당시 그의 곁에는 64세의 아내와 자식 셋, 손자 일곱, 증손자 넷이 있었다.[66]

터먼은 많은 참가자들이 주목할 만한 성공을 거둔 것에 대해 매우 기뻐했지만, 그들에게 미래에 건강이 안 좋거나 다른 불행을 겪으면 가장 성공한 사람들조차 전도유망한 경력에 금이 갈 수 있다고 경고했다. 하지만 터먼이 예견하지 못했던 사실이 하나 있다. 그것은 바로 직업적 성취를 통해 노년에 건강이 좋을지 안 좋을지를 예측할 수 있다는 점이었다. 경우에 따라, 직업적으로 성취도가 낮으면 더욱 그러했다.

• • •
사장은 아랫사람보다 더 오래 산다

터먼 박사가 700여 명의 남성을 대상으로 직업적 성공에 대한 자료를 수집한 지 50년 이상이 지나서, 우리는 그것이 건강과 수명에 미친 장기적 결과를 살펴봤다. 폴이 서점 관리자가 되어 물 흐르듯 태평하게 자신의 일을 한 것이 건강에 득이 됐을까, 아니면 해가 됐을까? 존이 물리학에 전념한 것이, 핵물리학자 노리스 브래드버리처럼 비록 스트레스는 많이 받지만 오래 살게 만들었을까? 아니면 장수한 브래드버리가 좀 특별한 케이스였을까?

우리는 컴퓨터 프로그램에 수많은 관련 정보들을 입력했는데, 거기에는 우리가 과거에 만들어 타당성을 입증한 성격지표도 포함시켰다. 우리는 남성 참가자들의 음주량, 참가자들이 스스로 작성한 야망에 대한 보고서, 심지어 '아들이 얼마나 욕심 많고 꿈이 큰지'에 대해 답한 참가자 부모들의 보고서도 조사했다. 물론, 그중에서 가장 중요한 정보는 그들의 수명을 말해주는 사망증명서였다.

결과는 매우 분명했다. 직업적으로 성공한 사람들이 요절할 가능성이 가장 낮았다. 실제로, 가장 성공한 사람들은 가장 성공하지 못한 사람들보다 평균 5년을 더 살았다![67] 중간 정도로 성공한 사람들은 덜 성공한 사람들보다 오래 살았지만 더 성공한 사람들만큼은 오래 살지 못했다. 역학자들은 이것을 용량 반응 관계(dose-response relationship)라고 부른다. 즉, 성공의 양이 클수록 더 오래 산다는 것이다.

이런 사실을 더욱 확실히 뒷받침해주는 것은, 터먼 박사가 50년도 더 전에 '가장 성공한 사람'이라고 분류해 따로 평가했던 남성들이 그다음 수십 년 내에 특정 나이에 사망할 가능성이 가장 적었다는 사실이다. 이 분야에 대한 연구들 중 일부는 역학자들의 분류나 판단 때문에 무의식 중에 편향될 수 있는데, 우리는 이 문제를 가지고 분류 작업을 하거나 판단을 내릴 필요가 없었다. 그저 터먼 박사와 그 동료들이 수십 년 전에 했던 세밀한 분류를 찾아보기만 하면 됐으니까 말이다.

부자가 가난한 사람보다 더 오래 사는 경향이 있다는 사실은 모든 사람이 다 안다. 또 그 이유를 안다고 생각하는 사람들도 많다. 사람들은 가장 훌륭한 의사, 가장 좋은 헬스클럽, 가장 안전한 집에 대한 접근권 때문에 차이가 발생한다고 생각한다. 어떤 경우에 이는 틀림없는 사실이다. 찢어지게 가난한 사람들은 실제로 건강을 심각하게 위협받는 일들을 많이 겪게 마련이니까 말이다. 그러나 겉으로 보이는 것과 다른 사실들이 더 많다.

연구자들을 계속 쩔쩔매게 만드는 문제 중 하나는, '왜 중상위(upper middle) 계급 사람들이 보통 중간(middle) 계급 사람들보다 더 오래 사는 경향이 있는가' 하는 문제다. 두 계급 모두 먹을 것이나 주거환경, 의료 혜택을 충분히 누리는데 왜 차이가 생길까?

터먼 연구 참가자들에 대한 우리의 연구는 부자 대 가난한 사람 또는 특권층 대 빈곤층이라는 일반적인 접근법과는 아주 다른 방식으로 이 문제를 조사했다. 우리는 주로 유복하고 많이 배운 중간계급의 표본을 가지고 연구했는데, '가장 오랫동안 큰 성공을 거둔 사람들'이 '매우 똑똑하지만 덜 성공한 사람들'보다 오래 산다는 것을 밝힐 수 있었다. 우리는 그들의 주변 환경이 비슷하다면, 아마도 개인의 성격 때문에 차이가 생긴 것이 아닌지 궁금했다.

앞에서 규명했듯이, 수명에 대한 가장 강력한 예측변수는 성실성이다. 그리고 직업적으로 성공한 터먼 연구 참가자들이 실제로 다른 참가자들보다 더 성실하다는 사실이 밝혀졌다. 그러나 성실성이 모든 것을 설명해주지는 않았다. 성실성을 고려하더라도 직업적으로 성공한 사람들이 훨씬 더 오래 살았다.

그러나 직업적으로 성공하지 못한 사람들에게는 성실성에 따라 큰 차이가 있었다. 직업적으로 거의 성공하지 못한 사람들 중 어린 시절의 성격평가에서 별로 성실하지 않았던 남성들은 사망위험이 엄청나게 높았다. 성실하지도 않고 성공하지도 못한 사람은 60세가 채 되기도 전에 사망할 가능성이 특히 높았다.

야망의 크기로 직업적 성공을 예측할 수 있다는 사실은 그리 놀랍지 않다. 더 중요한 사실은 야망이 인내심, 충동억제, 높은 수준의 동기와 결합되면 일을 성취하는 데 유리할 뿐만 아니라 직장생활 중에 좌절을 겪더라도 빨리 회복하는 데 분명히 큰 도움이 됐다. 에드워드 드미트릭이 유명한 영화감독이 되고 장수한 것이나, 노리스 브래드버리가 영향력 있는 기관의 책임자가 되고 장수한 것은 결코 우연의 일치가 아니었다. 실제로 교향악단 지휘자, 회사 사장 등 각종 대표들은 아랫사람들보다 더 오래 사는 경향이 있었다.

사회학자 글렌 엘더Glen Elder와 그의 동료들은 1940년부터 1960년까지 직업의 변화를 조사했는데, 조사결과에 따르면 뚜렷이 더 좋은 방향으로 이직을 하는 것도 아닌데 직업을 여러 번 바꾼 남성 참가자들은, 꾸준히 자기 분야에서 책임감 있게 일해온 남성들보다 장수할 가능성이 낮았다.[68] 다른 말로 하면, 안정된 직업을 갖고 성공하는 것이 대체로 장수에 이르는 성공적인 길이라는 것이다. 보통 책임져야 할 일이 늘어나면 도전과제와 업무량이 많아지지만, 역설적이게도 이는 장기적으로 건강에 도움이 된다.

• • •

직장에서 받는 스트레스의 진정한 근원

수많은 연구들에서 나온 증거를 수렴해보면, 직장에서 받는 해로운 스트레스가 일 자체에 대한 도전과 부담감보다는 다른 사람들과의 충돌에서 야기된다는 점을 알 수 있다. 고압적인 사장과 관계가 안 좋거나 같이 일하는 동료들과 잘 지내지 못하면 건강에 매우 해로울 수 있다. 이는 다른 사람들과 협력해야 하는 업무를 많이 맡고 있지만 실행에 옮길 만한 수완이나 리더십을 갖지 못한 사람에게 특히 잘 맞는 말이다. 한편 수완이 좋고 결과에 영향력을 많이 미칠 수 있는 사람이라면, 부담이 큰 업무로 인한 스트레스를 덜 받을 것이다. 따라서 기관의 대표, 교향악단 지휘자, 회사 사장 등이 영향력과 통솔력을 다 갖추고 있다면, 일은 매우 힘들어도 건강하게 지내는 경향이 있다는 말이 타당하다.

가벼운 대인관계에서조차 적대적으로 반응하는 사람들은 오랫동안 생리학적인 손상으로 고통 받을 가능성이 특히 더 크다. 다른 사람들에게 덜 비판적이고 말다툼을 피하려고 노력하며, 자기 식대로 하려고 고집 피우는 일이 별로 없는 터먼 연구 참가자들은 더 건강하게 오래 사는 경향이 있었다. 존과 노리스를 비롯한 다른 사람들은 언쟁을 피하지는 않았지만 다른 사람들한테서 장점을 찾아냈다. 사실 에드워드 드미트릭은 다른 '할리우드 텐'과 연대하고자 하는 선의와 바람 때문에 공산당에 일찍 가입했다고 했는데, 그는 나중에 재빨리 그 신념을 버렸다.

터먼 박사가 연구를 시작한 지 반세기가 흐른 1970년대 초반에 살아 있던 남성 참가자들은 60대가 됐다. 이 무렵에 터먼 박사의 후배 연구자들은 그들의 직업적 성취도와 만족도를 비롯한 직장생활에 대해 좀 더 자세하게 재평가했다.[69] 그런데 여기서 발견한 첫 번째 분명한 사실은, 남성 참가자들에게 인생에서 가장 중요한 것은 친구, 문화생활, 행복이 아니라 일과 가정이었다는 점이다. 일은 피해야 할 스트레스가 아니라 매우 소중한 것으로 여겨졌다.

그렇다면 이런 사람들을 대상으로 직업 만족도를 어떻게 예측할 수 있을까? 어쩌다가 하게 된 것이 아니라 스스로 그 일을 선택했다고 말한 물리학자 존과 같은 사람들이 당연히 만족도가 훨씬 높았다. 게다가 언제나 야심만만하고 일할 때 도전하길 좋아하는 사람들이 은퇴할 무렵에 직업에 대한 만족도가 높았다.

• • •
여성의 성공을 연구할 수 없었던 이유

멜리타 메리 호그 오든Melita Mary Hogg Oden은 1898년에 캘리포니아의 새러토가에서 태어나, 스탠퍼드 대학에서 약 30km 떨어져 있는 어느 작은 대학에 다녔다. 당시 빠르게 성장하는 캘리포니아의 신설학교였던 스탠퍼드 대학교는 남녀 모두 입학을 허락하는 몇 안 되는 사립대학 중 하나였다. 운이 좋았던 멜리타는 다시 스탠퍼드에 들어가 심리학을 공부한 뒤 1921년에 졸업했는데, 당시는 터먼 박사가 이 프로젝트를 막 시작할 무렵이었다. 멜리타는 연구 조력자로 뽑혔고, 그 뒤로 40년간 터먼 박사와 함께 연구를 진행했다.[70]

터먼 박사가 처음 출간한 책들에는 멜리타의 이름이 나와 있지 않다. 1930년에 출판된 《어린 시절의 약속The Promise of Youth》이라는 책에도 멜리타는 조교로만 올라와 있다. 그러나 1947년에 출간된 《재능 있는 아이가 성장하다 : 우수한 집단에 대한 25년 간의 연구The Gifted Child Grows Up : Twenty-five Year's Follow-up of a Superior Group》에는 멜리타 오든이 공동저자로 표기돼 있다. 게다가 터먼 박사는 이 책의 서문에서 "1936년부터 이 집단을 계속 따라다니며 연구할 때 오든 여사는 연구동료로서 끊임없이 도움을 줬다."[71]라고 썼다. 또한 "타자로 입력된 글자들을 원고와 대조해서" 확인해준 것과 인쇄된 교정쇄를 읽어준 데 고마움을 표시했다.

멜리타 오든이 터먼 프로젝트에 했던 주요한(그리고 과소평가된) 기여의 흔적들은 터먼 박사가 죽은 뒤 새러토가로 돌아가서 했던 활동에 남아 있다. 멜리타는 고향인 새러토가 역사재단 건립을 도왔고, 그 재단의 사학자가 돼서 수년 동안 그 자리를 맡았다. 멜리타는 1993년 사망하기 전까지 새러토가에 대한 광범위하고 꼼꼼한 기록을 갖고 있었다. 1959년에 남편과 사별한 멜리타는 그 후 수십 년 동안 잘 지냈고, 1976년에 새러토가의 '올해의 시민'으로 임명됐다. 요즘 같은 세상이라면 당연히 멜리타 오든은 터먼 박사에게 없어서는 안 되는 영원한 연구 조력자가 아니라, 그녀 자신이 교수가 됐을 것이다.

물론 멜리타는 터먼 박사의 연구대상이 아니었지만, 그녀의 일대기는 많은 여성 참가자들의 일대기와 매우 유사하다. 크게 성공한 여성들이 많았지만 그녀들 역시 사회가 그들에게 강요하는 한계 안에 있었다. 여성들의 직함은 오해의 소지가 있거나, 혹은 의미 없는 경우가 많았기 때문에, 우리는 여성의 직업과 장수를 공식적으로 연구하지 못했다. 그러나 우리는 그 결과가 남성들의 결과와 유사하다는 것을 감지할 수 있다. 똑똑하고 교육을 많이 받은데다 열심히 일하고 매우 꼼꼼하며 재주가 아주 많았던 멜리타 오든은 95세로 사망하기 전까지 건강하게 지냈기 때문이다.

마찬가지로 셸리 스미스 마이던스는 직업적 성공과 장수가 조화된 눈에 띄는 사례다. 우리가 이 책의 앞부분에서 얘기했듯이 셸리는 〈라이프〉지의 기자였는데 2차 세계대전을 취재하던 중에 마닐라에서 일본군에게 잡혔다. 이처럼 기자로 산다는 것은 언제나 도전적인 일의 연속이었지만 셸리는 자신의 일에서 큰 성공을 거두었다. 1939년에 유럽으로 파견됐다가 그다음 중일전쟁을 취재하고 다시 마닐라로 갔는데, 포로 교환으로 풀려나기 전까지 그곳 수용소에서 2년을 보냈다. 수용소에 있을 때 셸리의 업무 중 하나는 곡물에서 벌레를 골라내는 것이었다.[72]

나중에 셸리는 돌아와서 라디오 뉴스의 해외 통신원으로 일했고 〈타

터먼 박사의 편향

1919년에 루이스 터먼이 자신의 연구를 계획하기 시작했을 당시에, 미국 여성들은 선거권이 없었고 재산권도 제한됐으며, 들어갈 수 있는 대학도 몇 곳 없었다. 남녀를 불문하고 대다수의 사람들이, 여성은 남성과 똑같이 유능한 지도자가 될 수 있다고 생각하지 못했는데, 터먼 박사 역시 그랬다. 그러나 터먼 박사는 자신의 연구에 여자아이들을 포함시켰다(칭찬할 만한 일 아닌가).

그 시대에 아프리카계 미국인이나, 라틴계 혹은 아시아계 미국인들은 흔히 인종차별을 받아 수준이 떨어지는 분리된 학교에 다녔고 대학과 고등교육의 기회 역시 거의 없었다. 터먼 박사는 인종차별을 받는 소수집단들을 찾아서 자신의 연구에 포함시키려는 노력을 거의 하지 않았다. 박사는 자유주의 학자가 결코 아니었기 때문이다.

터먼 박사는 참가자 1,528명의 자료에 대해 최대한 일반적인 선입관을 배제하고 면밀히 분석했다. 또한 성공과 실패를 모두 문서로 기록했다. 시대가 바뀌고 자신의 연구가 특정한 결론들을 드러내면서, 터먼 박사는 본인의 관점을 바꿨다. 단순히 자신의 정치적 선입견을 발전시키기 위해 지능검사와 성취도 결과를 조작한 일부 비양심적인 과학자들과 달리 터먼 박사는 철저히 과학적인 사고에 입각해 수많은 사실들을 제시했다.

임〉지에 기사를 쓰기도 했다. 게다가 남는 시간에 소설을 써서 책을 내기도 했다. 셸리 스미스 마이던스는 결혼과 자녀양육에서 성공했을 뿐아니라 일에서도 매우 큰 성공을 거두었다. 종군기자였던 셸리는 엄청난 스트레스를 받는 위험한 상황을 웬만한 군인들보다 더 많이 겪었다. 그러나 그녀는 오래 건강하게 살다가 2002년에 86세의 나이로 사망했다.

• 일에 대한 열정과 직업적 성취도에 관한 셀프테스트
각 문항에 대해 당신의 감정을 가장 정확하게 표현한 것을 골라보자.

☐ 1. 나는 일할 때 생산성이 높다.
　1) 어쩌다가 그렇다.
　2) 때때로 그렇다.
　3) 자주 그렇다.
　4) 거의 늘 그렇다.

- -

☐ 2. 나는 내 일이 의미 있는 일이라고 생각한다.
　1) 거의 늘 그렇게 생각한다.
　2) 자주 그렇게 생각한다.
　3) 때때로 그렇게 생각한다.
　4) 어쩌다가 가끔 그런 생각이 든다.

- -

☐ 3. 인생의 중요한 목표는, 변화를 위해서 일을 멈추고 싶을 때 쉴 수 있는 단계에 도달하는 것이다.
　1) 이것은 작은 목표다.
　2) 이것은 중간 정도로 중요한 목표다.
　3) 이것은 매우 중요한 목표다.
　4) 이것은 가장 중요한 목표다.

- -

□ 5. 나는 일에서 성취하고 싶은 것이 아직도 많다.

    1) 물론이다. 나는 일과 관련된 목표가 아직도 많다.

    2) 하고 싶은 일이 어느 정도 있다.

    3) 하고 싶은 일이 몇 가지밖에 없다.

    4) 나는 일에서 이룬 것이 충분하기 때문에 지금은 쉴 수 있다.

- -

□ 6. 나는 지난 10년 동안 특별한 직위나 상을 받은 적이 있다.

    1) 그렇다. 그런 인정을 자주 받는다.

    2) 그렇다. 노력하고 기여한 것 때문에 가끔 특별히 인정받는다.

    3) 아니다. 보통 나는 업적 때문에 상을 받을 이유가 없거나 그럴 능력이 안 된다.

    4) 아니다. 특별한 업적 때문에 인정받은 적이 한 번도 없다.

- -

□ 7. 나는 무엇을 하든 동료들보다 훨씬 더 잘하고 싶다.

    1) 전혀 그렇지 않다.

    2) 가끔 그렇다.

    3) 대체로 그렇다.

    4) 절대적으로 그렇다.

- -

□ 8. 승진은 사장의 기분에 달려 있어서 내가 왈가왈부할 수 있는 일이 전혀 아니다.

    1) 분명한 사실이다.

    2) 아마 사실일 것이다.

    3) 어쩌면 사실일 수도 있다.

    4) 전혀 사실이 아니다.

- -

□ 9. 나는 내가 하고 있는 일에 열정적이다.

    1) 전혀 아니다.

    2) 어느 정도 그렇다.

    3) 대체로 그렇다.

    4) 확실히 그렇다.

- -

이 척도의 점수를 매기려면 우선 2번, 3번, 5번, 6번 문항의 점수를 거꾸로 뒤집어야 한다. 따라서 2번 문항에서 1점인 "거의 늘 그렇게 생각한다."를 골랐다면 4점으로 바꾼다. 마찬가지로 2점은 3점으로, 3점은 2점으로, 4점은 1점으로 바꾼다. 이렇게 한 뒤에 점수를 다 합친다.

총점은 9~36점 사이인데, 점수가 높을수록 일에 대한 열정, 성취감, 통제력이 더 높은 것이다. 25점 이상이라면 상위 25%에 속하는 것이고, 16점 이하라면 하위 25%에 속한다고 볼 수 있다.

일이 주는 부담감 때문에 가끔 과부하가 걸려도, 점수가 높은 사람들은 일이 주는 보상을 이해하고 추가로 장수라는 대가를 받는다.

• • •
적성에 맞는 일을 하면 오래 살까?

우리는 이상적인 진로를 고민하는 대학생들이나 대학원생들과 직업에 관해 자주 이야기를 나눈다. 그들은 올바른 직업을 택하지 못하면 평생 불행하고 건강도 안 좋아질 것이라고 생각하면서, 직업이 요구하는 최종적인 바가 자신의 특성과 '일치'하기를 바란다.

우리는 이런 상황에 맞는 개념을 개발했는데, 그것은 '스스로 치유하는 성격'이라는 개념이다. 이 개념은 환경이 요구하는 바와 개인의 성격이 많은 부분 일치하는 것이 정신적으로나 육체적으로 건강해지는 길이라는 생각을 담고 있다. 예를 들어, 야단법석 떠는 것을 정말 좋아하는 씩씩한 학생, 독서를 즐기는 똑똑한 학생, 앞에 나서는 것을 좋아하는 외향적인 학생에게 모두 똑같은 방과 후 활동을 강요하는 것은 무분별한 짓이다. 본인의 능력과 관심사에 맞게 원하는 것을 선택하게 하는 것이 더 낫다.

우리는 성격과 직업이 잘 맞는 남성 참가자들이 더 오래 살 것이라고 예측했다. 직감적으로 이 예측이 딱 들어맞을 것이라고 생각했는데, 과연 실제로도 그랬을까? '적성에 맞는 일'의 실상은 생각보다 훨씬 더 복잡하다는 것이 드러났다.

평범한 노동자는 평생 동안 수만 시간을 자신의 직업과 일하는 데 쏟는다. 심리학자 존 홀랜드John Holland는 성격유형과 직업적 환경에 따라 개인들을 일제히 분류하는 체계 중에서 가장 확실히 검증되고 널리 사용되는 체계 하나를 고안했다.[73] 홀랜드는 직업 선택이 성격을 표현하는 경우가 많다고 생각했고, 따라서 개인들이 자신에게 맞는 분야에서 일할 때(또는 일하지 않을 때) 벌어지는 일을 알아보기 위한 이상적인 틀을 개발했다.

홀랜드는 개인의 성향과 직업적 특성에 관련된 여섯 가지 유형을 정의했다. '예술적인 직업'으로는 배우, 음악가, 디자이너, 화가가 있고, '현실적인 직업'은 엔지니어, 소방관, 조종사, 기계 운전사, 수의사 등이다. '연구하는 직업'은 생각이 많이 필요한 일로서 경제학자, 교수, 화학자가 있고, '사회적인 직업'으로는 성직자, 간호사, 교사, 상담 전문가처럼 남들에게 도움을 주는 일이 있다. '진취적인 직업'은 보통 설득이 필요한 일로서 보험, 정치, 일반적인 판매와 관련된 일들이다. 마지막으로 '보수적인 직업'은 조직적 기술을 강조하는 일로 행정, 재무분석, 회계 같은 일들이 거기에 속한다. 이 여섯 가지 범주들은 간혹 서로 겹치는 부분도 있지만 전반적인 강조점을 직업적 기량, 업무, 관심사에 두게 만드는 데 유용하다.

홀랜드의 여섯 가지 범주를 터먼의 자료들에 적용시켜보기 위해서, 우리는 각 개인이 좋아하고 싫어하는 것, 직업적 관심사 점수, 다양한 취미활동 선호도에 관한 정보를 1940년에 조사한 것부터 모아 분류했다. 우리는 400개의 활동을 분석하고 터먼 연구에 참가한 남성들이 자신의 적성에 맞는 일을 했는지 아니면 여러 가지 이유로 잘 맞지 않는 분야에서 일했는지를 조사했다.

우리는 본인의 관심사와 잘 맞는 일을 하면서 평생을 보낸 사람들이 스트레스를 덜 받고 따라서 더 건강하게 오래 살 것이라고 예측했다. 예를 들어 예술 활동을 사랑하고 소중하게 생각하는 사람들이 예술 분야에서 일했다면 가장 건강할 테지만, 재무분석가가 됐다면 건강하지 못할 것이라고 예상했다.

그러나 적성에 잘 맞는 일을 하면 더 오래 살 것이라는 예측이 늘 맞는 것은 아니었다. 때때로 적성과 직업의 일치는 건강을 위협하는 요인이 되기도 했다. 예를 들어 '진취적인 직업' 집단에 속한 남성들 중에서 성격과 직업적 특성이 매우 잘 맞는 사람들은 오히려 더 일찍 사망했다. 자신감 넘치고 말을 잘하는 남성이 판매 관리 같은 일을 했을 때, 똑같이 자신감 있고 말을 잘하지만 다른 종류의 일을 한 남성보다 훨씬 더 위험했다. 성격 기질과 직업이 서로를 강화시켜서 스트레스를 높이고 건강에 해로운 습관을 야기했던 것이다.

실제 성격은 별로 진취적이지 않지만 진취적인 직업이 자신의 천직이라고 생각하는 남성들도 사망위험이 비교적 높았다. 세일즈나 정치처럼 스트레스를 많이 받는 진취적인 직업들은 잠복해 있던 해로운 기질들을 끄집어내서, 나쁜 습관을 갖게 만들거나 스트레스에 더 취약하게 만들었다. 진취적인 일을 하는 사람들은 '언제나 일하는' 스타일인 일중독자들(보통 이들은 성공하라고 닦달하는 직업을 갖고 있다)만큼이나 상황이 안 좋았다.

자신의 적성이 직업과 잘 맞는 것이 도움이 되는 한 가지 경우는 사회적 직업 범주였다. 사교적인 성격유형(협동심이 있고 대인관계 기술이 좋은 사람)의 남성들이 상담 같은 사회적 환경에서 일하면 더 오래 살았다.

종합적으로 봤을 때, 우리는 직업을 선택할 때 성격과 '완벽하게 일치하는' 일을 찾는 것이 반드시 장수하는 길은 아니라는 사실을 밝혀냈다. 그렇다고 진로선택이 중요하지 않다거나 아무 일이나 하라는 뜻은 아니다. 누구에게나 '진짜로 하기 싫은 일'이 있고, 싫은 일을 죽을 때까지 해야만 하는 직업을 일부러 선택하는 것은 당연히 현명한 행동이 아니다. 그러나 꿈을 이룬다고 건강하게 오래 사는 것도 아니었다. 결실을 거둬들이는 인내심, 숙달된 감각, 성취감이 직업적 성공 덕분에 더 확고해졌기 때문에 건강하게 장수할 수 있었다. 이 사실이 직업을 선택하고 인생의 진로를 정하려는 모든 젊은이들에게 힘이 되길 바란다.

● ● ●
쉬엄쉬엄 하는 게 좋을까, 맹렬히 하는 게 좋을까?

그렇다면 나이가 더 든 참가자들은 어땠을까? 이미 직업이나 진로에 관해서 가장 혹독한 시기를 끝마친 사람들에게 생산성이 장수에 미친 영향은 무엇이었을까?

우리는 1980년대까지 살아 있었던 남녀 참가자 720명을 조사했다. 그 당시에는 참가자들 대부분이 70세 이상이었다. 우리는 그들 각자가 여전히 생산성이 높은지, 일할 의욕이 있는지, 일을 완수하는지 여부를 연구했다. 일부 참가자들은 파트타임이든 풀타임이든 여전히 돈을 받으며 일하고 있었다. 그리고 새로 배움의 길로 들어서거나 새로운 목표를 세우거나 무언가를 배우고 수료증을 받은 사람들도 있었다. 사회변화를 위해 일하거나 사회에 기여하고자 하는 의욕을 내보이는 사람들도 있었다. 우리는 노년에 생산성이 매우 높은 사람들과 쉬엄쉬엄 일하고 공적을 쌓는 데는 별로 관심이 없는 사람들을 비교했다.

결과는 극적이었다. 그 뒤 20년(1980년대부터 2000년대까지)을 살펴보았더니, 꾸준히 생산성이 높았던 노인들이 태평스러운 노인들보다 훨씬 오래 살았다. 이런 생산적인 성향은 연구 참가자들의 사회적 관계나 행복감보다 더 중요했다.[74]

또한 참가자들의 신중함, 신뢰성, 인내심이 수명에 영향을 미쳤다. 매우 생산성이 높은 연로한 터먼 연구 참가자들은 어렸을 때 가장 성실하다고 평가받은 사람들이었다. 그들은 흥청대는 술고래가 될 가능성도 적었다. 결론을 종합해보자면, 나이 든 참가자들 중에 가장 오래 산 사람들은 가장 행복하거나 가장 느긋한 사람들이 아니었다. 목표를 이루기 위해 가장 열심히 노력하는 사람들이 제일 오래 살았다.

그런데 한 가지 의심스러운 점이 있다. 열심히 일하는 사람들이 정말로 인생을 즐겁게 사는 것일까? 재미있는 것을 즐기지도 못하고 죽도록 일만 하면서 사는 것은 아닐까? 앞에서 성실하고 믿음직스러운 사람들의 인생이 지루하거나 따분하지 않다는 사실을 알아보았듯이, 마찬가지로 우리는 생산성이 높고 열심히 일하는 사람들이 심지어 노년에도 덜 생산적인 동년배들보다 더 즐겁고 건강하며 사람들과도 잘 어울리는 경향이 있음을 알게 되었다.

인생 전체에 관한 연구는 이제껏 없었지만, 일부 다른 연구자들도 같은 사실을 발견했다. 즉, 의미 있고 중요한 일을 하는 사람들과 특히 생산성이 높은 사람들이 느긋하고 나태한 사람들보다 훨씬 더 행복하다.[75] 장수에 이르는 올바른 길을 걷고 있는 사람들은 노년에도 남들보다 더 열심히 일한다. 게다가 더 건강할 뿐 아니라 행복하기까지 하다. 노리스 브래드버리, 에드워드 드미트릭, 셀리 스미스 마이던스 같은 사람들이 노년까지 얼마나 건강하게, 성공적인 인생을 살았는지 다시 생각해볼 일이다.

• • •
졸업장보다 중요한 건 기대감과 동기

고전 영화 '오즈의 마법사'에서 허수아비가 분통을 터뜨리며 자기 머릿속에는 지푸라기만 있고 뇌는 없다고 불평하는 장면을 기억하는가? 그러나 마법사에게 도움을 청하기 위해서 허수아비와 다른 등장인물들이 노란 벽돌길을 따라 여행하는 동안, 허수아비는 많은 훌륭한 생각들을 떠올리면서 거듭 영리하고 현명하게 행동한다.

등장인물들이 마침내 오즈의 나라에 도착했을 때 마법사는 허수아비에게 이렇게 말한다. "뇌가 있는 사람은 아무도 없어요." 마법사는 "당신과 비슷한 뇌를 가졌지만" 생각이 깊은 교수들이 대학교에 아주 많다는 유익한 말도 한다. 그러나 마법사는 허수아비에게 시인한다. 현명하고 학식이 있으며 성공한 사람들은 "허수아비 당신에게 없는 한 가지, 바로 졸업장을 가지고 있어요!"라고 말이다. 그래서 마법사는 허수아비에게 졸업장을 주고 더불어 '기대감'이라는 것도 준다. 제대로 된 자격증을 갖고 있는 똑똑한 사람들은 성공할 능력만이 아니라 성공에 필요한 동기와 자신감도 갖고 있다.

교육을 더 많이 받은 터먼 연구 참가자들은 똑같이 총명한 참가자들보다 더 오래 사는 경향이 있었다. 그러나 우리는 6장에서 교육수준이 미래의 건강과 장수를 예측하는 중요한 변수가 아니라는 점을 살펴보았다. 특히 다른 개인적, 사회적, 직업적 예측변수들과 비교해봤을 때 그렇다. 오히려 교육수준보다는 높은 기대감과 인내심, 일을 완수하는 행동패턴이 중요했다.

더 많이 배우고 더 생산성이 높은 사람, 즉 직장에서 성공하고 창조적이며 계속 성장할 가능성이 있는 사람의 경우에 성공이 인생의 다른 영역에 의해 영향을 받지 않는다. 이 말은 교육 그 자체가 전부는 아니라는 뜻이다. 그 대신, 인생이라는 배의 키를 잡고 개인적, 사회적 항로들을 헤치고 나아가는 능력과 의욕이 가장 큰 영향을 미쳤다.

건강한 인생을 위한 지침

에드워드 드미트릭은 아주 어렸을 때 어머니를 여의고 불우한 어린 시절을 보냈다. 드미트릭은 엄청난 도전과 성공으로 가득 찬 인생을 살았고, 지금은 할리우드힐에 있는 포레스트 론 공동묘지에 잠들어 있다. 드미트릭은 아흔 살까지 건강하게 살았고 그의 영화는 더 오랫동안 명성을 유지했다. 드미트릭을 비롯해서, 스트레스는 받아도 열심히 일해 성공한 터먼 연구 참가자들은 건강한 사람들이었다. 열심히 일하는 것이 건강에 나쁘다는 말과 장수하는 사람들은 재미없게 산다는 말은 전혀 맞는 말이 아니었다.

셸리 스미스 마이던스처럼 장수한 터먼 연구 참가자들 대다수가 곡물에서 벌레를 골라내는 류의 일을 해야만 하는 시기를 겪었다. 역경을 극복하기 위해 열심히 일하는 것이 일반적으로 건강에 해롭지 않다는 사실이 우리 연구로 분명해졌다.

목표를 달성하기 위해 분투하는 것, 중요한 단계에 도달한 뒤 새로운 목표를 설정하는 것, 한결같이 열심히 생산적으로 사는 것이야말로 장수하기 위해 따라야 하는 지침들이다. 장수한 사람들은 업무 스트레스 때문에 일찍 죽을까 봐 두려워한다거나 힘든 일을 회피하지 않았다. 오히려 정반대였다!

성격과 기호에 맞는 완벽한 직업을 구하는 것이 성공이나 장수를 보장하는 길은 아니다. 많은 터먼 연구 참가자들이 덜 이상적인 직업을 천직으로 삼았지만 큰 성공을 거두고 상당히 만족감을 느꼈다. 적성에 맞는 완벽한 직업을 찾고자 한 다른 사람들은 결국 건강이 안 좋아졌는데, 직업상 해야 할 일들 때문에 타고난 기질 중에서 건강에 해로운 행동패턴이 도드라졌기 때문이다. 성공한 터먼 연구 참가자들이 일을 성취하고 더군다나 놀랍게도 장수하게 된 원동력은 그들의 총명함이나 진로상담 때문이 아니라 기백이 넘치는 투지와 주도적인 리더십이었다.

마법사가 허수아비에게 했던 말을 기억하는가? "뇌가 있는 사람은 아무도 없어요." 이 말은 틀림없이 터먼 박사가 자신의 연구 참가자들에게 했던 말과 비슷할 것이다. 연구 참가자들은 모두 아주 똑똑했지만 성공하는 데 총명함이 전부는 아니었다. 마찬가지로 장수로 가는 티켓은 똑똑함이 아니었다. 좋은 결실을 맺기 위해 최선을 다해 자신의 지식과 총명함을 쏟아 붓는 것이 바로 건강과 장수로 가는 티켓이었다.

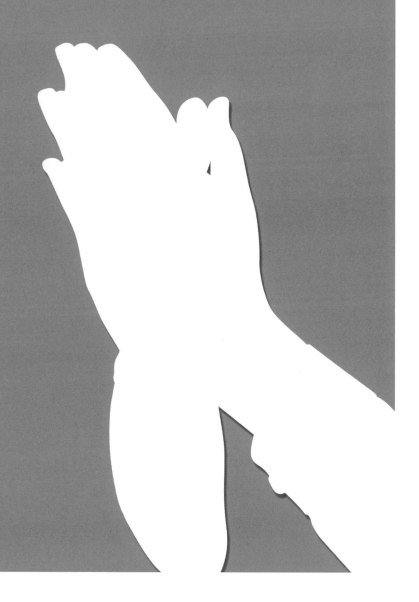

Part. 11

Long Life Meets the Afterlife : Religion and Health

종교와 신앙심을
가진 사람이 정말 오래 살까?

．
．
．

　종교는 린다, 존, 도나의 인생에서 각기 다른 구실을 했다. 린다는 가톨릭 교도로 자랐고 주일학교에 거의 매주 참석했다. 스무 살 때 린다는 마찬가지로 가톨릭 신자인 남편과 결혼해서 평생 동안 함께 성당에 다니며 활발하게 종교활동을 했다. 반대로 존은 거의 평생을 종교 없이 살았다. 성년기 초반에 존은 오로지 일에만 몰두했기 때문에 종교에는 관심을 둘 여력이 전혀 없었다.

　도나는 터먼 연구 참가자들 대다수를 더 잘 대표하는 사람이었다. 도나는 20대 때 루터교 교회에 약간 관심이 있었는데, 그 뒤 10년 동안 아이들을 주일학교에 데리고 다니면서 열심히 교회에 다녔다. 그러나 도나는 린다만큼 신앙심이 깊지 않았고 아이들이 자라서 집을 떠날 무렵에는 종교생활도 점차 시들해졌다.

　종교와 신앙이 건강과 장수에 영향을 미칠까? 미국 전체에서 볼 때, 종교를 가진 사람들이 그렇지 않은 사람들보다 더 건강하고 좀 더 오래 사는 경향이 있지만, 개인차가 크다.[76] 유럽과 아시아에서 진행된 다른 연구들의 결과도 비슷했다. 왜 종교가 있는 사람들이 더 건강하게 오래 살까? 정말 기도 때문에 그럴까?

장수에 관한 아주 오래된 조언이 구약성서 출애굽기에 나오는데, 거기에 쓰여 있는 십계명 중 하나는 이렇게 명령한다.

"네 부모를 공경하라. 그리하면 네 하나님 여호와가 네게 준 땅에서 네 생명이 길리라."(출애굽기 20장 12절 - 옮긴이)

이에 관한 많은 주석들 중에서 종교와 건강 문제와 관련이 깊은 해석이 세 가지가 있다.

첫 번째 해석은 도덕적으로 올바르게 사는 사람들이 장수라는 축복을 누릴 것이라는 주장이다. 새로운 두 번째 해석은 성지에 계속 남고자 하는 국가나 국민들에게 부모를 공경하는 것이 필수적이라는 주장이다. 세 번째 해석은 사회구조와 가정생활이 화목하고 예의 바르면 문명사회가 안정되고 건강과 장수를 이룰 수 있다는 주장이다.

어쨌거나 이런 아주 오래된 생각들은 현대에 사는 우리에게 가족, 종교, 사회관계, 건강을 바라보는 훌륭한 틀을 제공한다.

종교가 건강에 안 좋은 경우도 가끔 있다. 신앙 때문에 의학적 치료를 거부하는 사람들은 자기 자신이나 아픈 가족들에게 엄청난 위해를 가할 수 있다. 그리고 극소수이긴 하지만 폭력이나 반反과학적 관습을 지지하는 사이비 종교집단도 있다. 사이비 교주가 의사 흉내를 내며 검증되지도 않은 위험한 시술을 하는 장면들을 텔레비전에서 본 적 있을 것이다. 우리는 이러한 비주류 종교들은 배제하고 현대 생활과 양립하는 주류 종교 조직들에 연구의 초점을 맞추었다.

기도가 정말 병을 낫게 할까?

사람들은 기도를 하면 더 건강하고 더 오래 살 수 있는지 우리에게 자주 물어본다. 그들은 신앙심이나 그와 관련된 심리사회적 특성들이 건강에 영향을 미치는지, 또는 중보기도(자신이 아니라 남을 위한 기도 - 옮긴이)가 효과가 있는지에 대해서도 물어본다.

중보기도에 관한 연구는 이미 많이 이루어졌는데, 그런 연구들은 아픈 사람을 위해 기도하면 신이 개입해 병을 낫게 하는지를 조사한다. 그중 매우 과학적으로 조사하는 연구들도 일부 있다. 즉, 아픈 사람들 중에서 자신을 위해 기도하는 사람이 없는 사람들로 구성된 통제집단(비교집단)을 둔다. 단, 자신을 위해 기도하는 사람이 아무도 없다는 사실을 알면 환자들 대부분이 실망할 테니, 연구는 더 나아가 이중맹검법(피실험자나 연구자에게 사실을 알리지 않고 하는 검사법 - 옮긴이)을 사용한다. 기도해주는 사람이 있는 사람과 없는 사람이 어떻게 분류되어 있는지, 의사도 환자도 모르게 진행하는 것이다.

이런 문제들에 대한 지적 관심의 기원은 수백 년 전 인물인 스코틀랜드 철학자 데이비드 흄David Hume까지 거슬러 올라간다. 흄은 기적의 존재를 규명하는 데 필요한 추론과 증거에 관한 글을 썼다.[77]

심리학적 관점에서 봤을 때 이 논쟁들은 매우 흥미롭다. 중보기도를 지지하는 사람들 대부분은 중보기도를 종교적 신조로 묘사한다. 그런데 대다수 과학자들에게 초자연적 힘에 대한 믿음은 그들의 영역 밖에 있는 일이다. 이것은 과학자들이 초자연적 현상을 믿지 않는다는 의미가 아니라, 다만 그런 믿음이 전적으로 신앙심에 달려 있다는 뜻이다. '초자연적'이라는 말의 정의는 '자연을 초월하고' 과학법칙으로 설명할 수 없다는 뜻이기 때문이다.

그렇다면 왜 사람들이 과학적인 실험을 고안해내서 종교적 신조를 확인하려고 애쓸까? 우리는 심리적·사회적·행동 관련 요인들이 건강과 웰빙에 미치는 영향을 너무나 쉽게 과소평가하는 사회에서 그런 시도들이 되풀이해서 벌어진다고 생각한다.

현대의학의 '과학'이 너무나도 민첩하게 건강을 단순한 기계적 인과관계로 축소해버리는 경우가 많기 때문에, 많은 환자들이 의료에 불만과 좌절감을 느낀다. 그들은 가정생활이 화목하고(부모를 공경하는 것) 다른 사람들에게 헌신하면 건강해질 수 있다고 '알고 있다.' 우리는 다른 연구들뿐만 아니라 터먼 연구 참가자들에 대한 연구를 통해서, '건강'이 실제로 훨씬 더 복잡한 현상이고 종교가 장수에 관한 훌륭한 통찰력을 제공한다는 점을 확신하게 됐다.

• • •
종교생활이 인생에 미치는 영향

마흔 살 무렵이던 1950년에 도나와 다른 참가자들은 이런 질문을 받았다. "성인이 된 후로 종교가 당신의 생활에 어느 정도 영향을 미치고 있습니까?"

답변을 종합해보니, 종교와 전혀 무관하게 사는 사람들도 있었고, 소극적으로 종교생활을 하는 사람들도 있었으며, 중간 정도 또는 아주 독실한 신자들도 있었다. 예를 들어, 도나는 중간 정도로 독실하다고 답했다. 이 질문은 응답자가 특정 종교에 가입했는지, 또는 정기적으로 예배나 미사 등에 참석하는지는 묻지 않았다. 오히려 개인적인 종교활동을 설명하는 좀 더 포괄적인 질문이었다.

안타깝게도, 종교와 건강을 연구하다 보면 특정 유형의 편향이 불쑥 튀어나오는 경우가 많다. 즉, 정기적으로 예배를 보러 간다고 보고한 사람들이 더 건강할 것이라고 먼저 생각하기 마련이다. 그들은 밖에 돌아다닐 수 있고, 심각하게 우울하지도 않으며, 커뮤니티에서 제 역할을 할 만큼 사교성이나 대인관계 기술도 갖고 있다. 하지만 우리의 연구목적은 분명해 보이는 이런 사실들의 이면에 존재하는 건강 관련 영향들을 조사하는 것이었다.

우리는 린다, 존, 도나의 사례를 통해서 종교생활이 많은 측면에서 건강과 관련 있다는 사실을 알 수 있었다. 그러나 그 사례들은 신앙심과 일상의 건강습관이 개인들마다 차이가 있다는 점도 분명히 보여줬다.

린다는 세 사람 중에서 가장 전통을 잘 따르고 가장 종교적인 사람이었다. 어렸을 때 "도덕적인 면에서 착하며 불의를 참지 못한다."는 평을 들었을 정도로 린다는 동정심이 많았다. 또한 신중하고 진실한 사람이었다. 즉, "유혹에 눈이 먼 적은 단 한 번도 없었다." 린다는 평생 동안 주일에는 항상 성당에 나갔고 신앙심은 시간이 갈수록 점점 더 두터워졌다.

린다가 어렸을 때 어떤 종교서적을 읽었는지는 터먼 박사가 초창기에 했던 독서에 대한 질문들의 답변을 보면 분명히 알 수 있었다. 1922년에 터먼 박사는 스물여덟 가지의 읽을거리 목록을 제시했다. 연구에 참가한 아이들은 좋아하는 책 앞에 X를 표시하고 '매우' 좋아하는 책 앞에는 XX를 표시하라는 얘기를 들었다. 린다는 열두 가지 책에 X를 표시했는데 그중 XX가 표시된 것은 연애소설, 정원과 관련된 책, 성경책 이세 가지밖에 없었다. 1927년에도 린다는 종교도서를 상위 3위 안에 꼽았다. 성년기에 린다의 건강 관련 행동들 대부분은 종교가 있는 사람들이 일반적으로 보이는 행동들과 일치했다. 린다는 술을 마시거나 담배를 피워본 적이 단 한 번도 없었다. 이처럼 그녀는 언제나 적극적인 신도였고 남편도 마찬가지였다.

존과 린다는 어렸을 때 몇 가지 비슷한 특성을 보였지만(존은 보통 아이들보다 더 다정하고 동정심이 많을 뿐 아니라 "진실하고 정직하며 솔직하다."는 평을 들었다), 린다의 종교적 성향만큼 존의 비非종교적 성향도 분명했다. 존은 유년기와 성년기 초반에 예배를 보러간 적이 거의 없고, 1922년에 스물여덟 가지 책 목록에서 스물다섯 가지에 좋아한다는 표시를 했지만 성경에는 X표시를 하지 않았다.

도나는 존과 린다의 중간쯤에 있었다. 도나는 성경을 읽는 데 특별히 관심이 없었지만, 10대 때 선호하는 장르 중 하나로 종교서적을 꼽았다. 어렸을 때 린다만큼 정기적으로 교회에 가지는 않았지만, 세월이 흐르면서 종교생활에 점점 더 충실했고 중년이 됐을 때 정점에 달했다. 그러다가 자식들이 집을 떠난 뒤로 종교생활이 뚜렷이 줄어들었다.

우리는 다음과 같은 질문을 스스로 던져봤다. 중년의 종교생활을 통해서 중년 이후 수십 년 뒤의 장수를 예측할 수 있을까? 그 결과를 보기 전에, 잠시 당신의 종교적 내력을 알아보자.

• 종교와 신앙에 관한 셀프테스트

최대한 정확하게 아래의 각 질문들에 답해보자. 일부 질문들은 터먼 박사가 수십 년 전에 연구 참가자들에게 했던 질문과 똑같은 것들이다. '전혀 아니다'는 1점, '매우 그렇다'는 5점이다.

□ 종교를 어느 정도 믿는가?   1 2 3 4 5

□ 종교와 관련된 글을 읽는 것을 얼마나 좋아하는가?   1 2 3 4 5

□ 얼마나 정기적으로 종교적 집회(예배, 미사, 법회 등)에 참석하는가? 1 2 3 4 5

□ 기도를 얼마나 하는가?   1 2 3 4 5

□ 텔레비전이나 라디오에서 종교 프로그램을 얼마나 자주 보거나 듣는가? 1 2 3 4 5

□ 종교단체 커뮤니티에서 얼마나 열심히 활동하는가?   1 2 3 4 5

점수를 계산하려면 당신이 답한 점수를 그냥 합치면 된다. 총점은 6~30점 사이에서 나올 텐데, 점수가 높을수록 종교적 믿음이 더 깊다는 뜻이다. 그런데 이런 사실을 어떻게 받아들여야 할까? 당신이 처음 떠올린 생각과는 다를 것이다. 점수가 낮다고 건강이 나빠질 것이라고 겁먹을 필요도 없고, 점수가 높다고 장수할 것이라고 좋아할 일도 아니다. 우리가 발견한 사실처럼, 종교적 믿음의 모든 요소가 똑같이 중요한 것은 아니기 때문이다. 종교가 건강과 어떻게 연관되어 있는지 이해하려면 '종교를 믿는 것'에 포함된 다양한 요소들을 구분해서 살펴볼 필요가 있다.

중년의 종교생활을 통해서 수십 년 뒤의 장수를 예측할 수 있는지를 조사하면서, 우리는 종교적 믿음이 남성에게는 그리 중요하지 않다는 사실을 발견했다. 이 사실은 다른 연구자들의 단기 연구들에서도 드러났다. 그러나 종교가 있는 여성들은 장수할 가능성이 분명히 더 높았다.

이런 여성들은 어렸을 때 보통 아이들보다 더 신중하고 너그러우며 이타적인 경향을 보였다. 10대 때 이들의 부모는 아이가 동정심과 정이 특히 많으며 가족에 대한 애정이 깊다고 평했다. 이 여성들은 커서 더 행복하게 살았지만 다른 사람들의 권위에 순응할 가능성이 좀 더 높았고 미래에 대해 낙관적이었다. 흡연, 과음, 마약복용의 가능성은 당연히 적었다. 중요한 점은 종교가 있는 여성들이 사람들과 잘 어울리고 성격이 외향적인 경향이 있었다는 점이다.

• • •
중년 여성에게는 분명 효과가 있다

물론 개인의 종교적 믿음과 종교활동 참석이 '고정불변'인 것은 아니다. 꾸준히 독실한 사람들이 있고, 중간에 종교와 멀어진 사람들도 있으며, 세월이 흐르면서 신앙심이 더 깊어진 사람들도 있다. 세월이 흐르면서 종교적으로 달라질 수 있다는 중요한 사실을 염두에 두고, 우리는 신앙생활을 하면서 장수한 여성들의 내력을 알아보기 위해 마이클 맥컬러프Michael Mccullough 교수와 팀을 꾸렸다.[78] 마이클은 복수와 용서에 관한 연구, 그리고 종교와 건강에 관한 여러 흥미로운 연구들로 정평이 나 있다.

우리는 터먼 연구 참가자들이 수십 년에 걸쳐 작성한 다양한 질문들을 통해서 참가자들 각자가 얼마나 종교적인지 측정했다. 참가자들은 신앙심에 관한 질문들뿐 아니라 종교적 가르침, 성경 읽기, 예배 등에 대해서도 보고했다. 우리는 그들의 대답을 통해, 종교에 전혀 관심 없는 사람부터 믿음과 신앙생활에 매우 투철한 사람까지, 인생의 다양한 시점마다 그들의 종교적 믿음을 판단했다.

또한 우리는 가장 오래 산 사람들의 수십 년에 걸친 인생경로를 더욱 철저히 조사, 분석했다. 과연 장수한 여성들은 기도와 예배로 마음의 평화를 얻고 자신을 치유했을까? 그런 여성들의 특성 중 장수에 가장 중요한 특성은 무엇이었을까?

매우 독실한 여성들은 아주 상냥하지만 걱정도 많은 경향이 있었다. 그녀들은 외향적이지만 걱정이 많은 성격이었고, 선량하고 유익한 사회적 유대관계를 가지고자 노력했으며 실제로 그렇게 행동했다(이것은 중년기에 측정한 것들이다). 이런 점을 고려하면, 그들이 장수한 이유를 설명할 수 있을 것 같았다. 다른 말로 하면, 이 여성들에게 종교는 그들 자신의 존재감과 행동방식에서 핵심적이고 확고한 부분을 차지했다.

오래 살 가능성이 제일 적은 사람은 종교와 완전히 무관하게 살았던 여성들이었다. 이 여성들은 성년기 초반에도 종교가 없었고 평생 동안 그랬다. 그들은 대개 똑똑하고 생산성이 높은 사람들이었지만, 매우 외향적인 성격은 아니었으며 다른 사람을 잘 믿지 않는 경향이 있었다. 또한 결혼을 한 경우 결혼생활을 유지할 가능성이 낮았고, 아이를 낳거나 다른 사람들을 돕는 일에 참가할 가능성도 낮았다.

그렇다면 나이가 들면서 믿음이 줄어든 도나와 같은 여성들은 어떨까? 우리는 이런 여성들의 경우, 나이가 들었을 때인 1940년 이후에 그들 인생에서 발견된 다양한 영향들을 고려해야 했다. 이런 여성들은 대체로 결혼도 하고 아이도 낳았으며, 건강에 신경도 많이 쓰고 자원봉사 활동에도 자주 참가했다. 그러나 이런 여성들이 종교와 점차 거리를 두 었을 때, 중요한 변화 요인으로 부각된 것은 사회적 유대관계와 건강에 이로운 습관, 행동들이었다.

도나는 이혼한 뒤에 두 아이를 키우기 위해 열심히 일했고, 그 와중에 인간관계에서 상처도 많이 받았다. 먹고사느라 친구들과의 교류도 점점 뜸해졌고, 일과 육아 이외에는 다른 활동에 전혀 참여할 수 없었다. 종 교와 멀어졌을 때 잘 지내는 다른 사람들과 다르게, 도나는 교회에서 멀 어지자 잃어버린 관계들을 대체할 만한 다른 튼튼한 사회적 유대관계를 갖고 있지 못했다. 물론, 직장에서 동료들과 담배를 피운 것도 도나가 일찍 사망한 데 영향을 미쳤을 가능성이 있다.

우리는 여기에서 주목할 만한 사실을 하나 발견했다. 전체적으로 봤 을 때 종교생활 그 자체가 장수하는 데 매우 중요한 요인은 아니었다는 것이다. 물론 많은 여성들에게 도움이 됐지만 말이다. 이런 여성들이 더 오래 산 이유는 종교가 있는 사람들이 대체로 갖고 있는 다른 공통적인 특성들 때문이었다. 기도와 명상 때문도 아니었고, 정기적으로 예배에 참석했기 때문도 아니었다. 관련 행동과 자질이라는 훨씬 더 광범한 집 합체가 중요했는데, 종교생활과 점차 거리를 두는 사람이 사회적 관계 가 불안정해지면서 사회적 활동까지 줄어드는 경우가 매우 위험했다.

신앙심과 장수에 관한 이런 연구결과가 우연한 것이 아니라면, 다른 훌륭한 연구들의 결과도 비슷할 것이다. 7년 동안 진행된 한 연구는 '여 성건강계획'의 일환으로 50세 이상의 미국 여성 9만 명을 대상으로 종 교생활을 조사했다.[79] 이 방대한 연구는 종교활동을 더 많이 하는 여성들이 사망할 가능성이 적다는 사실을 확인했다. 나이라든가 인종에 따른 문화적 특성, 소득과 교육수준, 그리고 흡연과 음주 같은 측면들이 미치는 영향을 고려했을 때도 결과는 마찬가지였다. 이외에도 많은 최신 연구결과들이 우리의 결론에 확신을 더해주었다.

· · ·

건강한 인생을 위한 지침

우리는 독실한 신앙심이 영원한 생명을 얻게 해준다는 실질적인 증거를 찾아내지는 못하지만, 적어도 종교활동이 현생의 수명과 일부 관련 있다는 좋은 증거는 찾았다. 그러나 우리가 인정한 지침들이 직접적으로 교회, 유대교 회당, 모스크를 의미하는 것은 아니다. 또한 지금 당장 향과 초를 들고 명상의 정원으로 가라는 것도 아니다. 중요한 것은(특히 여성들에게) 사회적 인간관계, 커뮤니티 활동과 관련 있다.

이번 장에서 당신이 답했던 종교적 내력에 관한 질문들을 다시 살펴보자. 대신 이번에는 총점을 생각하지 말고 당신이 어떻게 그 점수를 얻었는지를 생각해보라. 혼자 간직한 신앙심이라든지, 텔레비전에서 목사의 설교를 본 것으로 점수를 얻은 사람은 종교 커뮤니티에 적극적으로 참여하는 사람들처럼 긍정적인 결과를 얻을 가능성이 없다. 그것이 우리의 연구가 시사하는 바다.

터먼 연구의 남성 참가자들, 그리고 더 일반적인 남성들에게 흔히 종교와 건강의 연관성은 가족이나 직업 같은 다른 영향들에 묻혀 있다. 사회적 영역에서 남성 참가자들은 종교보다는 아내에게 더 의존했다. 그래서 종교적 관계는 그들의 건강에 비교적 덜 중요했다. 그리고 존처럼 결혼하지 않았지만 건강한 남성들은 전통적인 의미에서 전혀 종교적이지 않았으나 장수했다. 종교 조직이라는 맥락 밖에서도 친구나 동료와 일상적으로 친밀한 관계를 유지했기 때문이다.

어떤 사람들은 자신이 신앙심이 부족하다고 생각해서, 묵상을 더 하거나 기도하는 데 더 많은 시간을 보내야겠다고 결심한다. 이를 통해 기분이 나아지고 마음도 더 착해진 사람들이 많지만, 우리의 연구결과는 이런 실천이 건강의 핵심요인은 아니라는 사실을 보여준다. 그 대신 종교 활동으로 생겨난 건강한 생활습관이 장수를 도왔고, 종교 커뮤니티를 통해 참여하는 사회적 활동이 건강에 도움이 되었음을 증명했다.

우리는 이런 사실을 발견한 뒤, 건강에 도움이 되는 것처럼 보이는 사회적 유대관계에 대해 더 깊이 이해할 필요가 있다고 생각했다. 사회적 유대관계는 신앙생활이나 자원봉사 활동을 할 때, 또는 친구가 많을 때 드는 안도감 같은 것일까? 그렇다면 우리는 어떤 활동을 더 할 수 있을까? 다음 장에서는 인간관계와 사교생활이 수명에 미치는 영향에 대해서 자세히 살펴볼 것이다.

Part. 12

Confidants, Networks, and the Power of Social Life

친구가 많은 사람들이
더 오래 산다

•
　　•
　　•

　린다는 매주 만나는 동성친구 6명을 포함해서 폭넓은 인간관계를 갖고 있었다. 그뿐 아니라 린다의 대가족이 꽤 가까운 곳에 살고 있었다. 반대로 제임스는 린다보다 인간관계가 좁고 친한 동료들도 적었지만, 유달리 사회적으로 안정적이고 지지받는 느낌을 가지고 있었다. 제임스는 어른이 된 자녀들에게 의지할 수 있고 자신이 원할 때면 언제든지 자녀들에게 마음을 터놓을 수 있다고 말했다.

　이처럼 터먼 연구 참가자들은 많은 종류의 다양한 사회적 관계들을 유지하고 있었다. 우리는 사회적 유대관계의 어떤 측면이 건강이나 장수와 가장 깊은 관련이 있는지를 조사하기로 했다.

　'사회적 지지(가족, 친구, 동료 등을 통해 얻는 육체적, 정신적 위안─옮긴이)'라는 말은 우리가 다른 사람들과 맺고 있는 관계를 설명하는 데 사용되는 포괄적인 문구로, 솔직히 너무 광범위해서 혼란스러울 정도다. 사회적 지지는 때로 사회적 인간관계의 규모를 뜻하기도 한다. 즉, 친구와 친척이 몇 명이나 있는지, 정기적으로 만나거나 이야기를 나누는 사람이 얼마나 있는지 말이다. 다른 경우에 연구자들은 사회적 지지를 '보살 핌을 받을 때 느끼는 감정'이라고 정의한다. 즉, 사랑해주고 우울할 때 힘을 북돋워주는 사람들이 있는지를 말한다.

간혹 문제를 더 복잡하게 만들어, 사회적 지지의 핵심을 '타인을 돕 는 것'으로 보는 연구자들도 있다. 이 경우 조언을 구하러 오는 사람이 있는지, 친구와 이웃에게 얼마나 자주 도움을 주는지를 측정한다.

이처럼 타인을 돕거나, 남에게 고마움을 표시하는 것, 혹은 훌륭한 조 언자 역할을 하는 것은 건강에 유익한 행동으로서, 우울증을 이겨내거 나 행복한 느낌을 북돋우려고 노력하는 사람들에게 자주 권장되는 행동 이기도 하다. 이것의 단기적 효과(기운을 돋우는 것)는 잘 알려져 있다. 그렇다면 과연 이것은 수명과 어떤 관련이 있을까?

우리의 첫 번째 도전은 터먼 연구 참가자들의 사회적 지지를 측정하 는 가장 좋은 방법을 알아내는 것이었다. 많은 연구자들이 단기적으로 사회적 지지를 연구하는 동안, 우리는 터먼 시대에 이용하지 않았던 현 대적 측정치를 사용했다.

우리는 터먼 박사의 기록들을 결합시켜서 특정 관계들과 활동들을 사 회적 지지의 표지로 삼았다. 그것은 친척, 친구, 이웃의 집을 방문하거 나 연락을 주고받는 빈도, 친구나 이웃을 도와준 횟수, 지역 봉사활동 횟수, 친구관계와 사회적 인간관계에 대한 만족도, 친밀한 사람이나 동 반자적인 관계의 수, 가족과 친한 친척들과의 유대감 정도, 사교모임이 나 커뮤니티 모임에 참석하는 빈도 같은 것들이었다.

우리는 통계분석을 이용해, 사회적 지지를 다루는 주요 방식들을 반영하는 다른 관련 정보들과 이런 표지를 결합시켜 압축했다. 특히 인간 관계의 규모, 유대감, 타인을 돕는 활동에 대해 자세히 검토했다. 그런 다음 우리의 측정치가 현대적인 측정치와 같은 방식으로 사회적 지지를 정확히 평가하는지 확실히 점검했다(성격척도에서 사용했던 것과 똑같은 상관관계 접근법을 사용했다).

• 사회적 지지관계에 관한 셀프테스트

각 질문에 대해 자신에게 가장 잘 맞는 답을 골라보자. '전혀 없다'라면 0점, '4회(혹은 4명) 이상'이라면 4점이다.

☐ 1. 파티에서 많은 사람들과 대화를 나누는 일이 한 달에 몇 번 있는가? 1 2 3 4

☐ 2. 지난달에 모임에 나가거나, 여러 사람이 함께 하는 활동에 참가한 것이 몇 번이나 되는가?(일과 관련된 모임은 제외) 1 2 3 4

☐ 3. 친구들 중에 도움이 필요할 때 확실히 도움을 요청할 수 있는 사람이 몇 명이나 되는가? 1 2 3 4

☐ 4. 한 달에 적어도 한 번은 만나거나 소식을 전해 듣는 친척이 몇 명이나 있는가? 1 2 3 4

☐ 5. 인생에서 당신을 있는 그대로 다 받아들이는 사람이 몇 명이나 되는가? 1 2 3 4

☐ 6. 지난달에 친구나 가족, 친지로부터 사랑과 관심을 받는다는 것을 느낀 적이 몇 번이었는가? 1 2 3 4

☐ 7. 우울할 때 의지할 수 있거나, 기분전환에 도움을 받을 수 있는 사람이 몇 명이나 되는가? 1 2 3 4

☐ 8. 누군가가 자신의 중요한 결정에 대해 당신에게 상담을 요청하거나 털어놓았던 적이 있는가? 지난달에 누군가의 고민에 관해 그와 이야기를 나눈 횟수는 몇 번인가? 1 2 3 4

□ 9. 지난주에 다른 사람들의 일을 몇 번이나 도왔는가?(배우자나 아이
들은 제외)   1 2 3 4

□ 10. 자녀, 부모, 친구, 이웃을 포함해서 일상의 중요한 일을 할 때 당신에
게 의지하는 사람이 몇 명이나 되는가?   1 2 3 4

1번 질문은 테스트와 상관없는 항목이기 때문에 총점을 계산할 때 뺀다.
2번에서 10번까지 질문의 점수를 다 합쳐보자. 총점은 0~36점 사이에서
나올 것이다.

사람마다 자신의 사회적 지지관계가 얼마나 유익한지에 대해 인식하는 것
도 다르고, 사회적 인간관계의 규모 역시 매우 다양하다. 이 테스트에서
0점을 받은 사람은 아마 아무도 없을 것이다. 사실 7점 이하도 매우 드물
다. 대다수의 경우 적어도 14점 정도는 된다. 더 높은 점수(예를 들어 25점
이상)는 장수에 도움이 되는 사회적 지지가 강하다는 것을 나타낸다.

그러나 총점보다 더 중요한 것은 다음의 세 가지 하위척도에서 얻은 점수
다. 앞으로 살펴보겠지만, 2, 3, 4번 문항은 모두 가장 중요한 요소를 평
가한다. 즉, 사회적 인간관계가 넓은지를 평가한다. 그리고 8, 9, 10번 문
항은 그다음으로 중요한 요소를 평가한다. 즉, 타인에게 도움을 주고 힘
이 돼주는지를 평가한다.

마지막으로 5, 6, 7번 문항은 사회적 지지에서 가장 덜 중요한 측면을 평
가한다. 즉, 다른 사람들이 당신을 위해 존재한다는 사실을 느끼고 있는
지 평가하는 것이다. 우리는 이 마지막 요인이 건강에 미치는 영향력과
중요성이 사실상 과대평가되어 있다는 것을 발견했다. '감정'은 핵심적인
것이 아니었다.

사회적 지지관계는 매우 중요하다

앞서 말했듯이 린다는 사회적 인간관계가 넓었다. 대가족이 가까이에 살았기 때문에 린다는 적어도 한 달에 한 번 이상 친척들 대부분을 만났다. 친구도 많았는데, 교회모임에서 2명의 친구들을 정기적으로 만났고, 다른 4명의 친구들과는 건강이나 직장문제에 대해 함께 이야기를 나누곤 했다.

제임스는 사회적으로 안정적이고 지지받는다고 생각했다. 다 자란 자녀들에게 의지해서 필요할 때 언제든지 일상적인 도움을 받을 수 있었다. 제임스는 자녀들이 자신의 이야기를 진심으로 열심히 들어주며 자신에게 관심도 많다고 생각했다. 함께 카드게임을 하는 친한 친구들도 몇 명 있었다. 제임스는 특히 걱정거리가 있거나 중요한 결정을 해야 할 때 친구들을 만나서 카드게임을 했다.

하지만 제임스와 반대로, 존은 전쟁 당시의 친구들과 계속 연락은 주고받지만 직장을 중심으로 친구관계가 형성되는 경향이 있었다.

사교적인 노동자이자 머리 끝부터 발끝까지 인도주의자인 바버라의 경우, 그녀가 생각하는 사회적 지지는 종류가 달랐다. 즉, 타인을 돕는 것이었다. 바버라는 사회적 관계가 좋았는데, 단지 다른 사람들과 관계 맺는 직업을 갖고 있기 때문만이 아니었다. 그녀는 교회 친구들과 봉사활동을 자주 했다. 바버라가 생각하는 신도생활의 가장 좋은 면은, 친구들과 이웃들을 직접적으로 도울 기회가 있고, 가까운 지역사회를 넘어 도움이 필요한 더 많은 사람들에게 다가갈 수 있다는 점이었다.

우리는 11장에서 종교에 관한 연구결과가 던진 질문의 핵심에 접근할 수 있었다. 장수와 관련해서 사회적 지지의 어떤 측면이 가장 중요할까? 신도생활의 어떤 측면들이 장수와 가장 깊은 관련이 있을까?

우리는 사회적 유대관계의 어떤 측면이 장수하는 데 중요한지 알아내기 위해서, 은퇴시기에 경험하는 사회적 지지의 다양한 측면들이 은퇴 후 20년 동안의 사망위험과 얼마나 깊은 관련이 있는지 조사했다. 우리는 어려울 때 기댈 수 있는 친구와 친척이 있다고 진심으로 생각하는 터면 연구 참가자들이 더 건강할 것이라고 생각했다. 그리고 매우 사랑받고 관심을 받는다고 생각하는 사람들이 가장 오래 살 것이라고 예측했다.

놀랍게도 우리의 예측은 완전히 빗나갔다. 사랑과 관심을 받는다고 생각하는 사람들이 더 행복한 느낌을 갖는다고(좋은 기분이 든다고) 보고한다는 사실을 밝힌 다른 연구들이 있었지만, 우리는 그것이 장수에 큰 도움을 준다는 사실은 찾지 못했다.

감정보다는 사회적 인간관계의 규모에 주안점을 두는 것은 어떨까? 가깝고 편한 친구들이 아주 많다는 사실과 그들을 정기적으로 만나는 것이 과연 건강에 영향을 미칠까? 분명한 사실은 사회적 인간관계가 넓은 사람들이 더 오래 살았다는 것이다. 종교를 가진 여성들에 대한 연구에서 알아낸 것처럼, 사회적 인간관계는 매우 중요했다.

인간관계 외에, 사회적 관계에서 가장 확실하게 도움이 된 것은 '남을 돕는 것'이었다. 친구와 이웃을 돕고 다른 사람들에게 조언해주고 타인을 돌봐주는 사람들은 고령까지 사는 경향이 있었다. 바버라처럼 타인을 돕기 때문에 인간관계가 넓고 사회적 관계도 좋은 사람들은 실제로 그 덕분에 장수할 수 있었다.[80]

⋯

애완동물과 얼마나 자주 노는가?

동물들은 흔히 주인에게 사랑, 목적의식, 안도감을 준다. 심지어 일부 연구자들은 애완동물이 인간의 우정을 훌륭히 대신할 만한 존재라고 주장하기도 한다. 실제로 동물이 건강한 생활습관에 도움을 주는 것은 사실이다. 예를 들어, 매일 개를 산책시키는 동안 주인도 걷게 되니까 말이다. 또한 애완동물은 책임감과 준비성을 키워주기도 한다. 솔직히 말

착한 사람은 일찍 죽는가?

300년도 더 전에 다니엘 디포 Daniel Defoe는 유명한 소설 《로빈슨 크루소 Robinson Crusoe》에서 이렇게 주장했다. "가장 착한 사람들은 자신의 운명을 뒤로 미룰 수 없다. 착한 사람은 일찍 죽고 나쁜 사람은 늦게 죽기 때문이다."[81] 우리는 이것이 진실이라는 증거를 하나도 찾지 못했다. 오히려, 린다를 포함해서 가장 활달하고 배려심 있으며 남들을 잘 돕는 터먼 연구 참가자들이 대부분 가장 오래 산 편에 속했다.

다시 말해, 우리는 친구를 통해 느끼는 기분 좋은 '감정'이 장수와 관련 있는 것은 아니라는 사실을 거듭 발견했다. 오히려 더 직접적인 '행동'이 훨씬 더 중요했다. 즉, 가족들과 만나고 친구와 함께 뭔가를 하고, 다른 사람을 돕는 활동 말이다.

성실한 성격, 원만한 결혼생활, 건강한 습관, 열심히 일해서 성공하는 것 같은 다른 많은 장수의 특성들을 종합해보면, 디포의 격언은 완전히 박살난다. "착한 사람은 일찍 죽는다."는 말은 수많은 영화, 음악, 철학적 담론들에서 수십 년 동안 끊임없이 반복되어 이제는 진부한 문구가 되었지만, 그에 대한 실질적인 증거는 그 어디에서도 찾아볼 수 없다. 사실 언제나 예외가 있기 마련이지만(예외는 늘 눈에 띌 수밖에 없다), 일반적으로 말해서 실제로 남에게 도움을 주는 착한 사람들은 자신의 운명을 만든다. 즉, 나쁜 사람은 일찍 죽고 착한 사람은 오래 산다.

하자면, 우리 역시 애완동물을 키우고 있기 때문에, 광범위한 사례를 들어 애완동물이 주는 이점에 반대하고 싶지는 않았다. 그러나 장기간에 걸쳐 애완동물과 규칙적으로 소통하는 것이 눈에 띌 만큼 건강에 유익했는지 알아보고 싶었다.

1977년, 60대가 된 터먼 연구 참가자들은 애완동물과 얼마나 '자주 노는지'에 관한 질문을 받았다. '전혀 놀지 않는다', '거의 놀지 않는다', '가끔 논다', '자주 논다'로 답할 수 있는 이 질문은 거의 완벽한 질문이었는데, 왜냐하면 애완동물이 있지만 전혀 소통하지 않는 사람은 답을 할 수 없는 질문이기 때문이다.

우리는 이 질문에 대한 답변과 참가자들의 사망년도 자료를 사용해서, 애완동물과 더 자주 놀았던 사람이 이후 14년 동안 살아남을 가능성이 더 높았는지를 조사했다. 또 다른 놀라운 사실인데, 전혀 그렇지 않았다. 전혀 상관이 없었다는 말이다.[82]

대다수 애완동물 마니아들이 이미 사람들한테서 유익한 사회적 지지를 받았다면, 동물과의 우정이 그다지 중요한 영향을 미치지 않았을 것이다. 이것이 사실이라면, 이 집단에게 애완동물과 노는 것은 전반적으로 중요하지 않을 것이다. 그러나 사회적으로 고립된 사람들에게는 매우 중요할 수 있다. 그들에게 애완동물은 사람들이 채워주지 못한 공백을 해결해줄 수 있다. 우리는 다시 통계분석을 사용해서, 이번에는 사회적으로 고립된 사람들을 분리해서 조사했다. 그러나 결과는 마찬가지였다. 애완동물과 노는 것은 더 오래 사는 것과 아무런 연관이 없었다.

결론적으로, 동물을 정말로 좋아하지 않는 연로한 이모님께 친구 같은 강아지를 키우면 건강에 도움이 된다고 설득하는 것은 좋은 생각이 아니다. 인생에 즐거움을 준다면 애완동물을 키우는 것은 상당히 좋은 일이다. 그러나 애완동물이 사교생활을 풍요롭게 만들어 장수에 매우 큰 도움을 준다는 증거는 전혀 찾지 못했다.

• • •
기대수명에 대한 오해

터먼 연구 참가자들이 살았던 1910년 무렵에 태어난 미국인의 평균 기대수명은 47세였다. 하지만 최근에 태어난 미국인의 평균 기대수명은 79세 정도다. 그렇지만 오늘날의 중년 남녀가 은퇴한 뒤에 선조들보다 훨씬 더 오래 살 것이라는 결론은 완전히 잘못됐다.

왜 그럴까? 평균 기대수명을 출생 시점부터 계산하기 때문에 오류가 생긴 것이다. 터먼 연구 참가자들이 살았던 시대에는 태어나면서 죽거나 태어나서 얼마 못 산 아기들이 많았다. 어렸을 때 병으로 죽은 아이들도 많았다. 20세기에는 위생상태, 주거환경, 영양섭취, 백신이 어마어마하게 발전해서, 영유아들의 사망비율이 극적으로 낮아졌다. 소위 말하는 현대적 의료시스템은 성인들의 수명을 늘리는 데 비교적 적은 기여를 했는데, 이는 대다수 사람들이 모르고 있는 사실이다.

특이한 점은, 60세가 된 미국인 백인남성의 기대수명이 지난 반세기 동안 단지 4~5년 정도밖에 늘어나지 않았다는 사실이다. 성인의 평균수명이 늘어난 이유 중 일부는 역시 더 나은 주거환경, 영양상태, 안전(예를 들어 안전벨트)과 위생상태 덕분이다. 현대의학이 미국 성인의 평균수명 신장에 엄청나게 기여했다는 말은 크나큰 오해다.

사람들이 더 오래 살게 된 이유를 알아내려면, 사회적 지지와 건강한 인생경로의 중요성을 이해하고 그 가치를 인정해야 한다. 건강한 인생경로를 따라가며 사회적 인간관계도 폭넓게 구축한 터먼 연구 참가자들이 70대, 80대, 90대까지 살 가능성이 훨씬 더 높았다. 반면 어렸을 때 똑같이 건강하고 똑똑했지만 건강한 길을 걷지 않은 참가자들은 65세가 되기 전에 사망한 경우가 많았다.

어떤 사람들은 오늘날 최고의 외과수술과 효과 좋은 의약품들이 목숨을 몇 년 늘리는 데 엄청난 역할을 한 것처럼 얘기한다. 물론 환자라면 그런 수술과 약에 무척 감사해야 할 것이다. 그러나 건강한 인생경로가 훨씬 더 큰 이득을 주는 경우가 많다는 점을 생각해야 한다. 위생상태를 개선한다거나 어렸을 때 백신을 맞아서 늘어난 것보다 수십 년은 더 수명을 늘릴 수 있으니까 말이다.

• • •
건강한 인생을 위한 지침

터먼 연구 참가자들의 인생은 바람직한 사회적 인간관계의 중요성을 보여주었다. 사람들과 좋은 관계를 갖는 것은 인생의 질적인 측면뿐만 아니라 양적인 측면에서도 중요했다. 좋은 기분을 느끼고 차분함을 유지하고 숨을 깊게 들이마시는 것은 '건강'이라는 결과를 알려주는 신호이지 근본적인 원인은 아니다. 대신 사회적 인간관계는 건강하게 오래 사는 데 가장 중요한 원인이 될 수 있다.

종교에 관해 알아보았던 11장에서 존이 독실한 사람이 아니었던 점을 기억할 것이다. 그러나 존은 장수했고 그의 장수비결에서 큰 부분을 차지한 것은 사회적 유대관계였다. 신앙심이 깊어진다고 해서 존이 더 오래 살 가능성이 있는 것은 아니었다. 왜냐하면 존은 이미 종교생활이 주는 가장 큰 혜택, 즉 사회적 요소라는 측면을 누리고 있었기 때문이다.

반대로 도나의 경우는 신도생활이 큰 영향을 미친 사례다. 도나는 친구나 동료들과 시간을 많이 보내지 못했고, 대신 이혼 후에 자녀들을 키우는 데 집중하면서 겨우겨우 생활을 꾸려갔다. 그런데 아이들이 다 자랐을 때, 도나는 교회에 거의 나가지 않아 사회적으로 더 고립됐다. 만약 도나가 교회나 다른 의미 있는 조직에서 더 열심히 활동했다면 어땠을까? 스스로가 가진 상당한 지적능력을 이용해 커뮤니티에 영향을 미치며 다른 사람들과 어울렸다면 어땠을까? 장수할 가능성이 꽤 높아졌을지도 모른다.

존과 바버라는 사회적 관계를 직업에서 찾았다. 바버라는 신도생활과 친구관계를 통해 더 넓어진 사회관계를 유지했다. 린다의 관계는 주로 가족과 교회모임을 통해서 형성됐지만, 결과는 마찬가지였다. 가장 오래 산 사람은 유대감과 고마움을 가장 많이 느끼는 사람이 아니라, 사회적 인간관계에서 실질적인 관계들을 많이 맺는 사람들과 타인을 돕는 일에 관여하는 '행동하는 사람들'이었다.

사회적 인간관계가 인생의 경로를 바꾸는 중요한(아마도 가장 중요한) 방법을 대표한다는 사실은 반복해서 강조할 만한 가치가 있다. 또한 이것은 수많은 방법들 중에서 매우 실행하기 쉬운 해결책으로서 비교적 간단한 방법에 속한다. 문제가 많은 결혼생활이나 성과 없는 직장생활을 바로잡는 것도 건강에 매우 중요하지만, 그런 일들은 매우 어렵고 시간도 많이 걸린다. 하지만 1주일에 2~3시간이라도 시간을 내서 자원봉사 활동을 하거나 열정을 공유하는 집단에 가입하는 것은 사회적 인간관계의 규모를 늘리고 타인을 도울 기회도 제공한다. 그런 일을 하기에 너무 늦은 사람은 아무도 없다. 누구라도 당장 시작할 수 있으니까 말이다. 그리고 그에 대한 보답은 인생의 질적인 측면과 양적인 측면 모두에서 엄청날 것이다.

그는 아내를 남겨 두고
세상을 떠났다

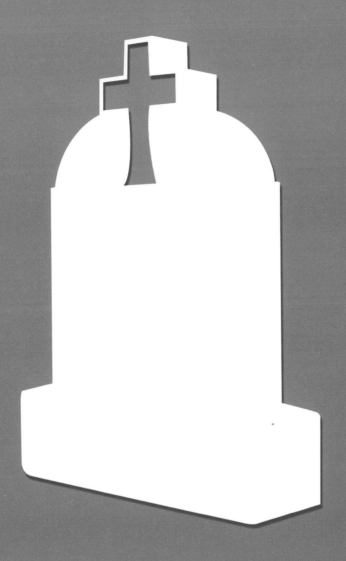

.
.
.

전 세계의 거의 모든 곳에서 여성이 남성보다 오래 산다. 이것은 거의 모두가 인정하는 사실로, 코미디언 앨런 킹Alan King의 오랜 농담에도 등장한다.

"모든 남성의 부고기사에 등장하는 여섯 단어가 뭔지 아는가? '그는 아내를 남겨 두고 세상을 떠났다'이다."

이 말처럼 앨런 킹 자신도 57세의 아내를 남겨 두고 세상을 떠났다. 대체 왜 여성이 더 오래 사는 것일까? 수많은 연구가 진행되어왔는데도 이것은 여전히 풀리지 않는 의문이다. 이 불가사의한 현상은 원인도 상당히 다양하고 직관에 반反하는 것도 많다. 예를 들어, 여성들은 살면서 더 자주 아프고 건강문제도 더 많이 겪지만, 실제로 심장병, 암, 자살 같은 주요 사망원인으로 더 일찍 죽는 것은 남성이다. 우리는 터먼 연구 참가자들이 살아온 길을 조사하면서, 여성이 남성보다 오래 사는 이유에 관한 많은 놀라운 정보들을 밝혀냈다.

아마도 가장 흥미로운 점은 부부 두 사람 중 한쪽(남편이든 아내든)의 죽음이 나머지 한 사람의 수명에 미친 영향일 것이다.

도전으로 가득 찬 인생을 산 뒤 90세에 사망한 영화감독 에드워드 드 미트릭은 64세의 아내를 두고 세상을 떠났다. 88세까지 산 핵물리학자 노리스 브래드버리 역시 65세의 아내를 두고 죽었다. 마찬가지로 100세까지 산 콜레스테롤 전문가 앤셀 키스조차 아내를 남겨 두고 세상을 떠났다. 그런데 아내를 먼저 보낸 남성들은 어떤가? 아내를 먼저 보낸 남성 참가자들 대부분이 아내가 죽은 뒤 그리 오래 살지 못했다. 심지어 터먼 박사 자신도 그랬다. 터먼 박사의 아내 애너 벨 민튼 터먼Anna Belle Minton Terman 여사가 1956년 초에 사망한 뒤, 터먼 박사는 같은 해 크리스마스 직전에 아내를 따라갔다.

우리가 알아낸 바로는, 남성 참가자들의 건강과 장수는 대부분 곁에서 힘이 되어준 아내와의 안정된 결혼생활 덕분에 가능했다. 그렇다면 이것은 아내들이 가진 전형적인 여성적 특성과 관련 있을까? 배우자의 남성성, 여성성, 그리고 그것과 연관된 특성들이 정말로 중요했을까?

• • •
여성성과 남성성에 대한 진단

폴은 거칠고 남자다운 사람인 반면에, 제임스는 '가정적인 남자'에 가까웠다. 린다는 매우 여성적인 반면에, 도나는 말괄량이에 가까웠다. 수명에 관해서 드러나는 남성과 여성의 차이를 조사하기 시작하면서, 우리는 생물학과 심리학을 구분하기로 했다. 보통 이것을 생물학적 성인 섹스sex와 사회적 성인 젠더gender의 차이라고 부른다. 생물학적 성은 어떤 사람이 여자인지 남자인지를 말하는 것으로, 염색체 용어로는 XX 또는 XY라고 한다. 한편, 젠더는 전형적인 정체성과 행동으로 남성과 여성을 구분하는 심리사회적 범주를 말한다. 이것은 남성성의 자질과 여성성의 자질로 나눠진다. 여성스러움이 줄줄 흐르는 얌전한 소녀와 천방지축으로 날뛰는 말괄량이를 비교하거나, 점잖고 '예술적인 남자' 유형과 다부지게 생기고 다소 막돼먹은 '터프 가이' 유형을 비교해보면 쉽게 그 차이점을 알 수 있을 것이다.

남성성과 여성성의 수준은 동성애나 이성애를 판단하는 것과는 전혀 다른 이야기다. 50년 전에 터먼 박사는 이렇게 설명했다. "반대 성의 기대치에 근접하는 남성성-여성성 점수 그 자체가 동성애 진단을 뒷받침한다고 추정하는 것은 중대한 실수다. 사람은 일반적인 의미의 생물학적인 성을 바꾸지 않아도, 성별 기질이 아주 확연히 뒤바뀔 수 있다."[83]

그런데 터먼 연구 참가자들 중에도 남녀 동성애자들이 당연히 있었다. 동성애자임을 숨기고 이성과 결혼한 사람들도 있었는데, 1930~40년대에 이런 일은 드문 것이 아니었다. 공개적으로 동성애자라는 사실을 밝힌 사람들은 엄청난 위협을 받기 때문에, 터먼 박사는 그들의 정체성을 숨겼다. 박사는 편지와 다른 정보들조차 완벽하게 없애버렸다. 그래서 남성성과 여성성에 대한 우리의 분석은 성적 지향을 직접적으로 고려할 수 없었다.

남성성과 여성성의 문제는 조사 자체가 다소 까다로운 주제였다. 우리가 남성성을 정의하기 위해서 음주, 흡연, 문란한 성관계 같은 행동들(전형적으로 남성과 관련된 행동들)을 사용한다면, 연구결과는 당연히 편향

될 것이다. 왜냐하면 이런 행동들은 이미 건강에 해로운 것으로 알려져 있기 때문이다. 우리는 유해한 생활방식을 측정치로 사용하지 않고서 남성성과 여성성을 평가하는 방법을 찾아야 했다.

그래서 우리는 캘리포니아 주립대학교 풀러턴 캠퍼스의 유명한 젠더 전문가 리처드 리파Richard Lippa 박사의 도움을 받았다. 리처드는 각 개인이 얼마나 남성적인지 또는 여성적인지를 보여주는 '젠더 진단성gender diagnosticity' 지수를 고안해냈다. 이 지수는 상당히 중요한 것인데, 왜냐하면 사실 상당수의 전통적인 남성성 측정치들이 목적을 충족하고 목표에 도달하는 것과 관련된 자질인 '수단성(어떤 특정한 수준의 성과를 달성하면 바람직한 보상이 주어지리라고 믿는 정도-옮긴이)'을 측정했기 때문이다. 서구 문화에서 수단성은 다양한 이유로 남성들 사이에서 더 보편적이다.

사실 상당수의 여성성 척도는 다른 사람의 감정을 세심하게 잘 배려하는 자질인 '정서성'이나 '표현성'을 측정한다. 표현성은 여성들 사이에서 더 보편적이다. 이런 남성성과 여성성 척도들이 정형화된 남성이나 여성을 설명하는 데는 매우 유용하지만, 우리가 '남성적인 것'과 '여성적인 것'의 의미를 여러 측면에서 설명하는 데는 그리 좋지 않다. 게다가 그 척도들은 건강과 관련된 취미, 관심사, 활동, 습관들을 적절히 판단하지 못한다. 그리고 중요한 것은 우리가 터먼 연구 참가자들 각각을 대상으로 동료 참가자들과 비교해서 얼마나 더 남성적인지 또는 더 여성적인지를 알고 싶었다는 점이다.

우리는 젠더 진단성 지수를 만들기 위해서, 전통적 측정치를 뛰어넘어 린다, 도나, 제임스, 폴을 비롯한 사람들이 서른 살 무렵에 제공한 정보를 사용했다. 그 정보는 다양한 종류의 직업에 대한 선호도와 관심사에 관한 것이었다. 참가자들은 100가지 직업에 대한 선호도를 '좋음', '무관심', '싫음'으로 평가했다. 우리는 통계분석을 사용해서 참가자들의 선호도 평가를 놓고 젠더 진단성 지수를 계산했다.

우리는 고정관념에 휘둘리지 않기 위해서, 뒤로 되돌아가 남성 또는 여성 참가자들이 선호하는 직업의 확률을 계산했다. 기계 엔지니어, 공장 경영자, 화학자는 남성 유형의 직업으로서 남성 참가자들이 선호했다. 인테리어 장식가, 플로리스트, 사회복지사, 사서는 여성 유형의 직업으로서, 여성 참가자들이 선호했다. 이렇게 거꾸로 작업함으로써 남성적인 남성과 여성적인 남성, 그리고 남성적인 여성과 여성적인 여성을 찾아낼 수 있었다. 그렇다면 이 네 가지 부류 중 누가 가장 오래 살았을까?

남성적인 남성인 폴과 여성적인 남성인 제임스

농담을 좋아하고 냉소적인 성격인 폴은 예상대로 남성성에서 매우 높은 점수를 받았다. 폴은 다른 남성 참가자들이 선택한 직업에 더 높은 선호도를 보였고, 전형적으로 여성들이 선택한 직업에는 낮은 선호도를 보였다. 외향적이고 다소 입이 거친 폴은 전형적인 '남자 중의 남자'였다. 지역 신문사 기자로 시작해서 판매원, 교정자, 그리고 마침내 서점 관리자가 되었던 것을 떠올려보면, 그가 거친 다양한 직업들이 모두 전형적인 남성적 직업은 아니었다. 하지만 폴의 관심사와 정체성은 전혀 여성적이지 않았다.

폴은 어렸을 때 상당히 활동적인 아이였고, 폴의 엄마는 폴이 "육체적인 에너지, 생기, 활기가 대단히 많고, 늘 역동적인데다 지칠 줄 모른다."고 보고했다. 폴은 호기심 많은 말썽꾸러기여서 가끔 문제를 일으키기도 했으며, 심각한 사고를 당한 적이 없는데도 무릎에 까진 흉터가 많았다. 또한 폴의 엄마는 폴이 "꽤 자주" 벌을 받았고, 육체적 벌이 가장 효과적인 것 같다고 말했다. 폴은 열렬한 스포츠팬으로서 직접 경기에서 뛰기도 했는데, 초등학교 3학년 때부터 대학을 졸업할 때까지 야구팀에서 유격수로 활약했다. 또 대학 시절 내내 교내 미식축구팀에서 활동했고, 다른 취미로는 스포츠 기사 쓰기, 캠핑, 사냥, 전자 기구 만지기, 스포츠카 타기가 있었다.

반대로 언제나 눈치가 빠른 제임스는 남성성 척도가 낮은 편이었다. 제임스는 아내 아이린에게 사려 깊은 남편이고 세 아이에게는 착실한 아버지였다. 오래전에 제임스의 엄마가 말했던 그의 예민함("다른 아이들의 칭찬과 비난에 예민하다. 미움받는 것을 견디지 못한다.")은 감정이입과 비슷한 것으로 발전했다. 어렸을 때 자만심이 좀 강했던 것(초등학교 때 제임스는 "칭찬이 나오게 만드는" 아이라는 평을 들었다)과 다른 사람의 생각을 의식하는 것이 나중에 제임스가 홍보 담당자로서 두각을 나타내는 데 아마도 도움이 됐을 것이다. 그는 음악적 재능이 보통 정도였지만 음악을 즐겼고, 아름다운 색깔과 모양에 대한 놀라운 식별력을 보여줬다. 제임스의 엄마는 제임스가 어렸을 때 "타고난 감각"을 갖고 있다고 말했으며, 제임스의 아내 역시 그를 "일반적 관행을 따르지 않는 사람"이라고 말했다.

어렸을 때부터 독창적이고 기지가 있었던 그는 취미생활 역시 전통적으로 남성들이 선호하는 것과 일치하지 않았다. 제임스는 좋아하는 취미로 미술, 영화, 음악, 연극관람을 꼽았다. 이 모든 것을 증명하듯 제임스는 여성성에서 꽤 높은 점수를 얻었다. 그는 여성들이 선택하는 경향이 있는 직업에 대해서 폴보다 더 높은 관심을 보였다.

남성적인 여성인 도나와 여성적인 여성인 린다

어렸을 때 구슬치기와 스포츠 관람, 화살촉 수집을 좋아했던 도나는 전통적인 남성들의 세계에 쉽게 들어갔다. 담배를 피웠고 술도 꺼리지 않았으며 직장에서 남성들과 경쟁하는 업무도 잘 해냈다. 1910년 전후에 태어난 도나 세대의 많은 여성들과 다르게 도나는 조용히 있지 않았다. 그녀가 좋아하는 것과 싫어하는 것을 살펴보니, 폴만큼 높지는 않았지만 남성성에서 매우 높은 점수가 나왔다. 즉, 남성 참가자들이 좋아하는 경향이 있는 직업에 관심과 선호를 보였다는 말이다.

관심사와 활동 측면에서 '말괄량이'라는 평판을 얻은 도나와 반대로, 스무 살 때 결혼한 린다는 말괄량이와는 완전히 거리가 멀었다. 린다의 관심사는 가사와 육아에 집중돼 있었다. 사람들과 만나는 것을 좋아하기는 했지만, 우선순위의 맨 윗자리는 언제나 가족이었다. 단점을 하나 들자면(사실 린다의 부모는 1936년에 린다가 "너무 관대하다."고 평했다), 린다는 약간 예민했다. 그래서 자기 평가에서 "쉽게 마음에 상처를 받는다."고 말했다. 다행스럽게도 린다는 남편과 가끔씩만 의견이 달라서, 가계 재정에 대해 계획하거나 함께 휴가 준비를 할 때 죽이 잘 맞았다. 서로에게 걱정을 털어놓거나 농담을 주고받을 때도 마찬가지였다.

매우 여성적인 린다는 다른 대부분의 여성들도 선호한 직업들을 선택했다. 린다만큼 높지는 않았지만 여성성에서 꽤 높은 점수를 받았던 제임스도 여성들이 선호하는 직업에 폴보다 더 큰 관심을 보였지만, 린다만큼 관심이 크지는 않았다. 도나는 폴만큼 높지는 않았지만 남성성에서 꽤 높은 점수를 받았다. 도나는 남성 참가자들이 선호하는 직업에 많은 관심과 선호를 보였다.

• 남성성과 여성성에 관한 셀프테스트

만약 당신이 하고 싶은 대로 자유롭게 원하는 직업을 선택할 수 있다면 (즉, 학교에 다녀야 하는 기간이나 수업료 같은 요인들을 전혀 고려하지 않는다면), 어떤 일을 선택하겠는가? 열정을 느끼는 일을 택하겠는가? 매력을 전혀 못 느끼는 취미나 직업은 무엇인가? 아래 목록에서 17개 종류의 직업과 활동 각각에 대해 당신의 선호도에 맞는 점수를 매겨보자.

직업 / 활동	정말 하기 싫을 것이다. -2	너무 싫지는 않을 것 같다. -1	할 수도 있고, 안 할 수도 있다. 0	하면 괜찮을 것 같다. +1	정말로 좋아 할 것 같다. +2
대학교수					
기계 엔지니어					
인테리어 장식가					
피겨스케이팅 관람					
육상팀 감독					
조경 정원사					
다른 사람의 문제를 들어주기					
통역사					
조종사					
의사					
은행 창구직원					
사회복지사					
경리 사원					

경쟁적인 스포츠 하기					
소설가					
발명가					
아이들과 함께하는 일					

점수를 계산하는 방법은 다음과 같다. 우선 의사, 은행 창구직원, 경리 사원을 지운다. 터먼 연구의 남녀 참가자들이 이 직업들에 비슷하게 관심을 보였기 때문에, 이 직업들은 '남성적'이지도 '여성적'이지도 않다. 대학 교수와 소설가는 우리 표본에서 성별 문제와 연관성이 약간 있었다. 즉, 남성은 교수에, 여성은 소설가에 관심을 보일 가능성이 각각 조금 더 있었지만 크지 않았다. 따라서 이 두 직업도 지운다.

이제 인테리어 장식가(목록 중에서 가장 '여성적인' 직업), 사회복지사, 통역사, 아이들과 함께하는 일, 다른 사람의 문제를 들어주기, 피겨스케이팅 관람, 조경 정원사의 점수를 거꾸로 뒤집는다. 즉, 마이너스 점수는 플러스 점수로, 플러스 점수는 마이너스 점수로 바꾼다. 0점을 표시했다면 그대로 두면 된다.

기계 엔지니어는 목록 중에서 가장 '남성적인' 직업이다. 그 뒤를 잇는 것은 발명가, 조종사, 육상팀 감독, 경쟁적인 스포츠 하기다. 이것들은 점수는 뒤집지 않아도 된다. 이제 전체 점수를 합쳐보자.

가장 남성적인 성향의 점수는 +24점이고 가장 여성적인 성향은 −24점이다. 이런 유형의 평가는 여러 한계를 갖고 있지만, 목록에 있는 직업들과 여가활동에 대한 선호는 당신이 얼마나 남성적인지, 또는 여성적인지를 어느 정도 말해주고, 관련해서 터먼 연구 참가자들을 이해할 수 있다. 동시대 사람들과 비교해보자면, 오늘날 하위 25%에 속한 대학생들은 점수가 약 −12점이고 상위 25%에 속한 대학생들은 점수가 +15점이다.

시대가 바뀌고 그와 함께 직업이나 취미 등에 관련된 성별 역할과 표준도 달라지고 있다. 터먼 연구 참가자들 중에서 조경 정원사에 더 큰 관심을 보인 쪽은 남성보다 여성 쪽이었다. 그러나 요즘에는 조경 정원사가 좀 더 전형적인 남성적 활동으로 여겨진다. 이것은 성별 역할의 세부사항과 남성적이거나 여성적인 것의 개념이 어떻게 달라지는지 보여주는 좋은 사례다. 시대의 변화에 따라 달라진 행동에 사람들이 어떻게 영향을 받는지에 관해서도 힌트를 준다. 그러나 어떤 사람들은 여전히 활동 스펙트럼에서 한쪽으로 끌리고, 또 어떤 사람들은 다른 쪽으로 끌린다. 세월이 흐르면서 세부사항은 발전하지만, 원칙은 늘 같다.

• • • '더 여성적인 사람'이 오래 사는 이유

남성 참가자들을 분석해보니, 좀 더 남성적인 성향을 가진 사람이 몸무게가 더 많이 나가고 육체적으로도 더 활동적이고 더 위험한 취미를 갖고 있는 것으로 나타났다. 여성 참가자들 중에서는 좀 더 남성적인 여성이 술을 더 많이 마시고 돈을 더 잘 버는 경향이 있었다. 그렇다면 과연 누가 더 오래 살았을까?

눈이 번쩍 뜨일 만한 놀라운 사실이 하나 밝혀졌다. 남자든 여자든 좀 더 남성적인 사람들은 남녀 모두 사망위험이 증가한 반면에, 좀 더 여성적인 사람들은 상대적으로 건강을 잘 유지했다. 단지 여자라는 생물학적 사실 때문이 아니라, 여성이 대체로 남성보다 '더 여성적'이라는 사실이 여성의 장수에 도움을 주는 요소인 듯하다.[84]

다른 말로 하면, 장수에서 성별 차이는 Y염색체가 있느냐 없느냐의 문제가 아니라는 뜻이다. 린다와 제임스처럼 여성적인 쪽으로 기울어진 사람들은 사망위험이 비슷한 경우가 많았는데, 폴과 도나처럼 좀 더 남성적인 사람들도 어느 정도 비슷했다.

적어도 수명에 관한 문제에서 여성성이 유리한 이유는 무엇일까? 이는 성별에 따른 사회적 역할구분과 일정 부분 관계가 있다. 다시 말해, 사회적으로 '남성에게 적절한 일'과 '여성에게 적절한 일'에 대한 구분 말이다.

예를 들어, 과거에 흡연은 남성들에게는 무척 흔했지만 여성, 특히 여성적인 여성들에게는 흔치 않은 일이었다. 하지만 1970년대에 이런 상황이 바뀌었다. 특별히 여성을 겨냥한 담배인 '버지니아 슬림'의 광고를 보면 분명히 알 수 있다. 광고문구는 "그대여, 참 먼 길을 오셨군요!"였다. 여성 흡연인구가 증가하면서 여성의 사망위험과 암에 걸릴 위험도 함께 높아졌다. 주로 남성들이 흡연을 하고, 일부 남성적인 여성들만 대담하게 담배를 피워 물던 시절에는, 남성이라는 집단이 다양한 암과 그 외의 흡연 관련 질병으로 사망할 가능성이 여성들보다 훨씬 더 컸다. 그러나 여성의 역할이 바뀌고, 여성흡연자에 대한 사회적 시선도 달라지면서, 흡연과 관련된 사망위험의 남녀격차는 줄어들기 시작했다. 이것은 중요한 사실이긴 하지만 그다지 놀라운 것은 아니다.

그러나 흡연은 단지 일부분일 뿐이다. 사망원인을 분석했을 때, 여성적인 사람들이 암이나 흡연 관련 질병만이 아니라 모든 원인으로 사망할 가능성이 더 적었다.

그동안 남성과 여성에 대한 생각이 달라졌기 때문에, 최근 수십 년 전부터 조사된 건강 관련 통계가 남성적인 것과 여성적인 것의 차이를 확증할 수 있는지 확인해야 했다. 한 예로, 터먼 시대에 남성들은 주로 가정의 재정을 책임지고 대다수 여성들보다 더 적대적인 환경에서 일했기 때문에, 그 시절에는 여성에 비해 남성들이 심혈관 질환에 걸릴 확률이 훨씬 높았다. 반대로 여성들의 생활은 흔히 더 '여성적인' 환경인 집과 이웃에 집중돼 있었다.

그러나 엄청나게 많은 여성들이 직업전선에 뛰어들어 전통적으로 남성들이 책임지고 있었던 일들을 맡게 되면서(그리고 일부 남성들은 여성적인 성향의 역할, 더 사회적이고 정서적인 역할을 맡으면서) 심혈관 질환을 포함해 사망위험 요인에서 남녀 차이가 나타났던 것이 또다시 일부분 줄어들었다.[85] 이런 사망위험의 변화는 확실히 남성과 여성 사이에서 남성성과 여성성이 달라진 것과 관련 있다.

• • •

사별한 남성들에게 대체 무슨 일이 벌어진 걸까?

아마도 문제는 스트레스 자체가 아니라 스트레스에 대처하는 방식이었을 것이다. 터먼 연구에 참가한 아이들 사이에서, 어렸을 때 기분변화와 감정기복이 큰 아이들의 문제는 여자아이들이 아니라 남자아이들의 사망위험 증가와 관련이 있었다.[86] 마찬가지로 나이 들어서 정신적인 어려움과 파경을 겪은 남성 참가자들이 일찍 사망할 위험이 가장 높았다.[87) 고정관념을 가진 사람은 이런 남성들이 전형적으로 '스트레스에 대처하는 남성들의 유해한 행동들(예를 들면 술집으로 달려간다거나)' 때문일 거라고 생각한다. 그러나 흡연과 음주로 스트레스를 풀고 안 풀고의 차이는 사망위험의 차이를 설명하지 못한다는 사실이 드러났다.

남성적인 성격과 여성적인 성격이 사회적 유대관계 면에서 어떤 영향을 미쳤을까? 일반적으로 여성이 남성보다 육체적으로든 정신적으로든 아플 때 증상을 더 잘 보고하고, 치료를 잘 받으려 더 노력하고, 도움이 필요할 때 더 솔직하게 얘기한다.[88) 한편, 남성적인 남성들은 자신의 약점을 인정하거나 도움을 요청하는 것을 특히 꺼린다. 우리는 자료를 분석하면서, 전형적인 남성적 특성을 드러내는 남성들이 외향성과 사교성이 떨어지며 사회적 지지관계도 더 약하다는 사실을 확인했다. 가장 남성적인 남성들은 다른 사람들과 감정적으로 거리를 유지하는 경향이 있었다. 그래서 우리는 아내를 잃은 뒤에 남성적인 남성들에게 무슨 일이 벌어졌는지를 살펴보았다.

아내가 죽었을 때, 즉 자신의 사회적 지지의 생명줄이 끊어졌을 때 남성들(특히 남성적인 남성)에게 무슨 일이 벌어질까? 이 책의 앞부분에서 살펴봤듯이, 안정되고 건강한 결혼생활은 실제로 장수에 도움이 되지만, 이혼과 관련된 스트레스는 분명 건강을 해친다. 또한 우리는 이혼이 미치는 영향이 여성과 남성에게 완전히 다르다는 것도 확인했다. 즉, 남성이 여성보다 더 안 좋은 영향을 받았다. 여성과 남성은 배우자의 사망에 대해서도 다르게 적응할까? 그리고 살아남은 배우자의 성격적 특성이 수명에 영향을 미칠까?

다양한 연구들이 배우자가 사망한 후에 남성의 사망위험이 증가한다는 사실을 밝혔지만, 이런 일이 발생하는 이유는 완전히 입증하지 못했다. 어쩌면 이런 남성들은 '상심'으로 목숨을 잃는 게 아닐까? 친밀한 사회적 유대관계가 없어서 그야말로 살고자 하는 의지를 잃어버린 것 말이다. 다른 사례를 보면, 주도적으로 건강한 생활습관을 단속하는 사람이 아내였기 때문에 아내가 상기시키고 격려해주지 않으면 사별한 남성은 자신의 건강을 돌보지 못한다. 그래서 우리는 사별한 뒤에도 어쨌든 잘 지낸 일부 남성들이 어떤 특성 때문에 그럴 수 있었는지 조사해보기로 했다.

남성과 여성은 사별한 후에 생활이 어떻게 달랐을까? 그리고 성격적 특성이 사별에 대한 반응에 어떤 영향을 미쳤을까? 사별이 미친 영향에 대한 연구들은 대부분 한계가 있는데, 왜냐하면 그 연구들은 사별한 이후나 가끔은 사별하기 바로 직전에 시작되기 때문이다. 다른 말로 하면, 배우자의 사망이 미친 영향을 연구할 때 이미 배우자를 잃은 사람이나 곧 잃을 사람을 찾아서 연구를 시작한다는 것이다. 상식적으로야 옳은 판단이지만, 이는 두 가지 이유 때문에 과학적으로 부적당하다.

첫째는 사람의 특성은 사별을 겪으면서 바뀔 수 있다는 것이고, 둘째는 사별하지 않은 사람들 같은 적절한 비교 집단이 없다는 것이다. 성격처럼 이전부터 존재한 특성들을 포괄적으로 조사해서, 그런 특성들이 사별하지 않은 사람과 비교해서 사별 후의 일상 적응과 관련 있는지를 알아본 연구는 이제껏 없었다.

우리는 우선 터먼 연구 참가자들이 서른 살 무렵이었던 1940년에 응답한 성격 측정치로 되돌아가서 기혼자들을 따로 모았다. 그리고 그 후 40년 이내에 배우자와 사별했는지 여부에 따라 그들을 다시 분류한 다음, 사별 후 6년 동안 누가 죽고 누가 살았는지를 조사했다.

물론 전체적으로 봤을 때 여성이 남성보다 오래 살았다. 그뿐 아니라 여성은 사별한 후에도 비교적 잘 지내는 경향이 있었다. 심지어 그녀들은 결혼생활을 유지하고 있는 여성들보다 더 오래 살았다. 사실 남편을 먼저 보낸 많은 여성들이 유난히 오래 살았다.[89]

단지 남녀 차이만이 아니라 성격도 중요했다. 가장 놀라운 발견은, 예민하고 신경증적이고 걱정이 많은 남성에 대한 것이었다. 일반적으로 사람들은 신경증적인 사람이 되려고 노력하지 않는다. 몹시 불안해하거나 걱정을 많이 하거나 기분변화가 심한 것처럼 보이길 바라는 사람 역시 아무도 없다. 그리고 일반적으로 말해서 신경증은 터먼 연구 참가자들의 장수를 돕는 특성이 아니다.

남편을 잃은 여성들은 자신을 걱정하기보다 친구와 아이들 쪽으로 인생의 방향을 돌렸기 때문에 정서적으로 별다른 문제가 생기지 않았다. 그러나 사별한 남성들의 모습은 극적으로 달랐다. 부인을 잃은 남성이 매우 신경증적인 성격을 가진 경우에 사별 이후의 사망위험이 줄었다. 그것도 절반 가까이 말이다![90]

사별하지 않은 기혼 남성들에게 신경증 정도는 장수에 영향을 미치지 않았다. 도대체 어떻게 된 것일까? 평소에 걱정이 많은 사람은 아내가 죽은 뒤 훨씬 더 자발적으로 자신의 건강을 돌보는 듯하다. 일반적으로 말해서 남성적인 남성은 전립선 검사를 받고, 안전벨트를 착용하고, 의사에게 하소연하고, 혈압을 걱정하는 데 별로 적극적이지 않다. 아내가 죽었을 때 이런 점들은 특히 문제가 된다. 그러나 걱정이 많은 사람들은 이런 위험이 줄어들었다. 이런 제한된 경우에 '걱정'은 사회적 유대관계가 부족한 것을 보상주기도 한다.

이런 설명은 남성, 결혼, 건강에 대해 우리가 알고 있는 기존의 사실들과 일치한다. 1987년에 금혼식을 올리고 얼마 지나지 않아 아내 아이린을 먼저 보낸 제임스의 경우에 분명히 들어맞는 듯했다. 중년기에 제임스는 자신이 "기분변화가 좀 심하고 걱정이 많은 사람"이라고 했다. 즉, 때때로 마음을 어지럽히는 성가신 생각들이 머리에서 떠나지 않는 사람이었다. 하지만 제임스는 아내가 죽은 뒤에도 잘 지냈다. 어찌된 일인지 이런 신경증적이고 예민한 성격, 사소하지만 신경 쓰이는 걱정거리들이 제임스가 자신의 건강을 열심히 돌보게 만들었고, 결과적으로 건강하게 오래 사는 데 도움이 됐다.

신경증적인 남성들에 대한 이 놀라운 발견은 성격 같은 내면의 특성들과 사별 같은 외부 요인들의 상호작용이 얼마나 복잡한지를 다시 한번 확인시켜준다.

• • •
건강한 인생을 위한 지침

여성은 남성에 비해 상당히 오래 산다. 터먼 연구 참가자들만이 아니라 거의 대부분의 집단에서 그렇다. 이런 차이가 생기는 이유는 상당히 복잡해서 아직까지 완벽하게 밝혀지지 않았다. 그러나 터먼 연구에 참가한 사람들을 수십 년에 걸쳐 조사하면서 우리는 약간의 실마리를 찾을 수 있었다.

보통 남성이 여성보다 5~7년 정도 먼저 죽는데, 사람들은 대개 사회에 나가서 자기 인생을 책임지는 '남성적인 여성'들이 가정에 기반을 두고 좀 더 전통적인 활동(인테리어 장식이나 아이들과 함께하는 일)을 좋아하는 여성들보다 오래 살 것이라고 추측한다. 그러나 우리가 발견한 사실은 그렇지 않았다. 또 남성들 중에서 운동광과 스포츠팬이 건강하게 오래 살 것이라고 생각하지만, 이것 역시 연구 참가자들의 삶을 살펴본 결과 사실이 아니었다. 대부분의 경우에 여성성은 건강을 지켜주는 역할을 하고, 남성성은 건강에 악영향을 미치는 편이었다.

제임스는 연극이나 음악 같은 것을 통해 여성적인 측면을 키웠는데, 덕분에 친구관계를 더 넓힐 수 있었고 가족들과의 관계도 더 친밀해졌다. 물론 그는 예민하고 걱정이 많은 사람이었지만, 그런 점들이 아내와의 사별을 포함해서 인생에서 맞닥뜨린 여러 가지 다양한 도전에 훌륭히 대처하는 데 에너지가 되었다.

다양한 연구를 종합해볼 때, 이혼으로든 사별로든 남편을 잃은 여성들은 일반적으로 잘 회복하고 잘 지낸다. 결론적으로 장수는 '사회관계'로 요약할 수 있을 것 같다. 여성과 여성적인 남성은 견고한 사회적 관계를 만들어 유지하는 데 더 능하고, 이런 관계는 그들의 수명을 늘리는 경우가 많았다.

남성성과 여성성에 대해 조사해보니, 특정한 여성적 자질, 즉 사회적 유대관계를 키우는 것이 특히 좋은 생각인 것으로 확인되었다. 우리 연구에서 거듭거듭 드러난 사실은 사회적 인간관계의 중요성으로, 건강하게 나이를 먹기 위해서는 가족이나 커뮤니티와 관계를 잘 유지하는 것이 필요하다. 종교를 갖고 신도생활을 활발히 하는 것이 건강에 좋은 이유 중 하나는 다른 사람들과의 의미 있는 유대관계 때문이다. 배우자와 친밀하고 애정 어린 관계를 맺는 것은 더 오래 사는 데 도움이 된다. 그리고 어렸을 때 부모의 이혼을 잘 극복한 사람들의 경우에, 좋은 사회관계를 만드는 것이 스트레스 경험과 관련된 위험을 감소시키는 데 중요한 역할을 했다.

오늘날에도 전통적인 남성적 자질들이 가진 이점은 분명히 존재한다. 자립심이 강하고 성공에 대한 야망이 큰 공격적인 사람은 일에서 성공을 거두는 경향이 있다. 그들이 누린 성공은 분명히 실재하는 것이고, 누가 봐도 쉽게 알 수 있는 것이다. 그러나 전통적인 여성적 특성들이 가진 이점(특히 친밀한 사회적 유대관계를 발전시키는 것)은 언제나 그리 쉽게 눈에 띄지는 않지만, 살면서 겪는 충격을 덜어주는 것은 분명하다. 더 여성적인 사람들이 더 손쉽게 발전시키는 대인관계의 유대감을 강화하면 남성이든 여성이든 모두 혜택을 얻을 수 있다. 그리고 부모는 자신의 인생에서 서로 공감하는 관계의 본보기를 만들어 자식들이 끈끈한 유대관계를 발전시키도록 도와줄 수 있다.

이런 사실들은 특정한 상황의 맥락에서 개인의 특성과 습관을 다시 생각해보게 만든다. 어떤 사람들은 자신이 모든 올바른 행동들을 찾아서 몸에 익힌 완벽주의자가 틀림없다고 믿고 있다. 그러나 이런 생각은 '올바른' 성격적 특성들이 쉽게 생기지 않으면 분노의 감정으로 끝이 나는 경우가 많다. 그러나 우리는 건강과 관련된 장점들이 예상치 못하게 나타난다는 사실을 발견했다. 자발적으로 적응하기 위해 애쓰는 사람들은 건강한 습관을 일생 동안 발전시키고, 이런 사람이 결국 장수할 가능성이 가장 높다. 더군다나 해롭다고 생각하는 성격 특성과 습관(예를 들어 제임스처럼 걱정이 많은 것)이 바로 당신을 살아 있게 만드는 요인이 될수도 있다. 이처럼 터먼 연구 참가자들은 신경증처럼 복잡한 성격 특성을 '좋다' 또는 '나쁘다'라고 규정하는 것이 늘 합리적이지는 않다는 사실을 가르쳐줬다. 불안해하고 걱정이 많은 변덕스러움은 어떤 상황에서는 결코 좋지 않지만, 배우자를 잃고 혼자 힘으로 남은 삶을 꾸려가야하는 남성에게는 도움이 됐다.

젠더, 남성성, 여성성의 많은 흥미로운 측면들은 여전히 철저히 조사되지 않았다. 모험심 강하고 자립심이 강한 셸리 스미스 마이던스는 종군기자로 활동하며 웬만한 군인들보다 훨씬 더 충격적인 경험을 많이 겪었는데도 매우 오래 살았다. 그러나 결국 남편을 두고 세상을 떠났다. 이 사례와 비슷한 여러 사례들은 아주 흥미로운 질문을 제기한다. 본인이 얼마나 남성적인지 또는 여성적인지만이 아니라 배우자가 얼마나 남성적인지 또는 여성적인지도 중요하지 않을까? 더 남성적인 여성은 더 남성적인 남성 또는 더 여성적인 남성 중 누구와 있을 때 더 건강할까?

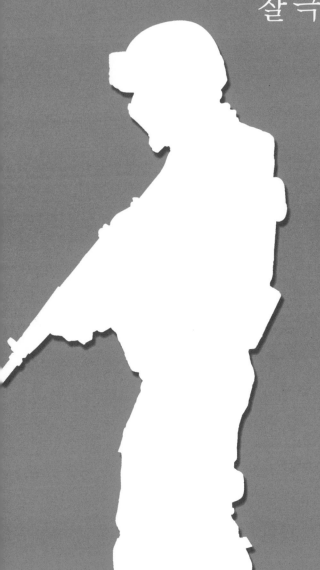

Part. 14

The Toll of War and Trauma : Why Some Thrive

똑같은 트라우마를
겪고도 왜 어떤 사람들은
잘 극복할까?

．
．
．

　1941년에 필립은 군인이 됐다. 터먼 연구에 참가한 350여 명의 동년배 남성들처럼 필립도 2차 세계대전에 참전했다. 이 남성들 중 절반가량은 이등병으로 군대에 소집됐고, 장교로 입대한 사람들도 많았으며, 준장이 된 사람도 1명 있었다. 참가자들 중 5명이 전쟁 당시에 사망했는데, 그중 한 사람은 코레히도르 섬(필리핀에 있는 섬으로, 2차 세계대전 당시 미군과 일본군의 전투가 벌어졌던 곳-옮긴이)에서 일본군에게 포로로 잡힌 뒤 중국의 포로수용소로 이동하던 중에 사망했다. 그러나 전쟁터에서 사망한 5명 외에도 전쟁으로 인한 간접적인 사망자가 더 많았다. 이들이 말년에 사망한 이유는 부분적으로 전시의 경험과 거기서 받은 극심한 스트레스 때문이었다.

　스트레스는 흔히 현대생활의 귀신, 무서운 유령 취급을 받는다. 조심하지 않으면 잡아먹힐지도 모른다고 생각한다. 그러나 많은 사람들이 매우 도전적이고 새로운 환경에 처하거나, 심지어 전쟁과 테러에 직면하고도 잘 견뎌낸다. 참전용사들은 전시에 겪은 끔찍한 압박감과 트라우마를 잊지 못하지만, 그래도 많은 사람들이 노년까지 잘 지냈다. 하지만 잘 지내지 못한 사람도 있었다. 그렇다면 왜 어떤 사람들은 전쟁이나 테러 같은 충격적인 경험을 견디지 못하는 걸까? 트라우마를 극복하는 사람과 그렇지 못하는 사람은 어떻게 다를까?

우리는 참전용사들의 인생 전체를 추적하며, 트라우마를 간직하고도 잘 지내는 이유를 알아냈다. 뿐만 아니라 대단히 충격적인 일을 경험했음에도 불구하고 매우 잘 극복하고 성공한 사람들은 무엇이 다른지도 이해할 수 있었다.

필립을 비롯해서 군대에 간 많은 남성 참가자들이 전투에 참가했지만 상당수는 후방에서 지원 임무를 맡았다. 해외로 파병된 사람들도 있었지만, 워싱턴 DC 또는 고향 기지에서 군생활을 한 사람들도 있었다. 민간인 신분으로 전쟁에 기여한 사람들도 많았는데, 특히 정부 안팎에서 항공기 엔지니어, 건축가, 화학자, 행정관으로서 톡톡히 기여했다. 연구 결과, '어떤 일을 했는지'와 '왜 그런 일을 했는지'가 훗날의 건강에 큰 영향을 미쳤다.

• • •
참전 경험의 값비싼 대가

필립의 경우에, 그는 '참전'이라는 경험에 값비싼 대가를 치렀다. 1922년, 가만히 있지 못하는 산만한 아이였던 필립은 카리스마 있고 자만심이 좀 강한 아이라는 평을 들었다. 하지만 똑똑한 학생치고는 특별히 부지런하지도 않았고 불안감을 드러내는 일이 잦았다. 필립은 터먼 연구에 참가한 아이들 중에서 성실한 편에 속하지는 않았지만, 총명함과 호감 가는 대인관계 방식 덕분에 친구들과 잘 지냈다.

필립은 1935년에 아를린과 결혼한 뒤 음악과 사회활동에 대한 관심사를 아내와 공유하게 되어서 무척 만족스러워했다. 부부는 딸 마거릿을 낳았다. 그러나 필립은 어릴 적에 부모님이 지적했던 것처럼 여전히 정서적으로 불안했다. 건강에도 이상이 없고, 가정도 화목하고, 일도 안정적이었는데도 말이다.

1940년에 필립이 스스로 작성한 자기평가가 이를 입증했다. 평가서는 어린 시절의 신경증적이던 기질과 낮은 성실성이 어른이 돼서도 지속됐음을 시사했다. 1936년 보고서에서 필립의 부모님은 "경제적으로 힘든 시기인데도, 필립은 돈을 아낀다거나 절약할 줄을 모르고 일부러 보란 듯이 마구 쓴다."고 적었다.

필립은 참전한 뒤 곧바로 하사관이 되어 알류샨 열도(북태평양에 있는 열도-옮긴이)로 갔다. 그 후로 1945년에 고향으로 돌아올 때까지 필립은 멀리 남쪽까지 휩쓸려가서 필리핀, 과달카날 섬(남서태평양 솔로몬 제도 남동부에 있는 섬-옮긴이), 솔로몬 제도(남태평양 뉴기니 섬 동쪽에 있는 섬들-옮긴이)에서 벌어진 전투도 목격했다.

그는 전투에서 받은 스트레스뿐 아니라 가족과 오랫동안 떨어져 지내야 하는 고통도 느꼈다. 필립은 제대한 지 얼마 안 돼서, 전시의 군생활에 대한 상반되는 감정을 보고했다. 필립은 군복무에 긍정적인 면이 있다는 것을 인정했지만, 자신의 상황에 대해 좌절감과 분노를 느꼈고, 자신이 옆에 있어주지 못했기 때문에 아내와 딸이 고통을 겪었다고 생각했다.

태평양에서 돌아온 지 얼마 안 돼 필립과 아를린은 별거했는데, 나중에 다시 합쳤다가 또다시 별거했다. 필립은 아를린이 "이제는 시큰둥하고", 흘러간 시간 때문에 두 사람 사이에 감정적 거리감이 생겼다고 했다. 결국 두 사람은 1947년에 이혼했다. 필립은 그 뒤 1년도 안 돼서 재혼했다.

전쟁 전에 필립은 술을 적당히 마시는 사람이었는데, 전쟁터에서 돌아온 뒤로 술을 마시는 횟수와 양이 엄청나게 늘어났다. 많은 실태 조사 연구들은 이것이 일반적으로 나타나는 사실임을 보여줬다. 트라우마나 극심한 스트레스를 감당해야 하는 남성들은 술은 물론이고, 구할 수 있다면 다른 약물도 전보다 더 많이 사용할 가능성이 매우 높았다.

1950년에 필립은 독주를 마시는 것에 대한 질문에 이렇게 대답했다. "나는 상당한 술고래다. 나는 꽤 자주 술을 과하게 마시지만, 일이나 다른 사람들과의 관계에 심각한 지장을 준다고 생각하지 않는다." 그는 여전히 음악을 즐기고, 상공회의소, 육해군클럽, 엘크스회(Elks, 1868년에 미국에서 창립된 사교클럽 - 옮긴이)의 회원이라고 말했다.

1955년에 필립은 고혈압, 불면증, 충혈성 심장병이 있다고 보고했다. 1960년이 되자 그는 '가벼운 심장질환'과 협심증을 포함해서 더 많은 건강 문제를 열거했다. 여전히 육해군클럽에 나가곤 했지만 여가시간에 육체적인 활동을 예전보다 덜 한다고 얘기했다. 또 술을 끊어보려고 했지만 성공하지 못했다고 적었다. 인생의 어떤 측면에 가장 만족감을 느끼는지 물었을 때, 필립은 가장 중요한 것으로 결혼생활을 꼽았고 그다음으로 자식들을 꼽았다.

그 뒤 10년 동안 필립은 계속 술을 마셨고 우울증에 걸렸다고 보고했으며, 심장병이 더 악화되고 있다고 했다. 1972년에 필립은 본인의 건강상태가 "괜찮다."고 평가했고, 기운이 점점 떨어져서 몇 가지 활동들을 제한해야 한다고 말했다. 하는 일에 대해서는 "그런대로 괜찮다."고 말했지만, 은퇴할 때가 되자 "곧 일에서 벗어나니 기쁘다."고 했다. 필립은 "시간이 없어 한 번도 해보지 못한 일들을 해볼" 시간을 고대했다. 하지만 은퇴를 고대하면서도 은퇴 후의 시간들을 충분히 즐길 것이라고 얘기하지는 못했다. 대신에 "인생이 어떻게 될지 잘 모르겠다."고 씁쓸하게 말했다. 안타깝게도 필립은 해답을 찾을 기회를 얻지 못했다. 심근경색으로 64세에 사망했기 때문이다.

• • •
해외파병은 왜 더 위험한가?

터먼 연구의 남성 참가자들 중 200명 이상이 전쟁 당시 해외로 간 데 반해, 약 100명은 미국에 배치돼 남았다. 우리는 군복무의 장기적 영향을 연구하기 위해서 사회학자 글렌 엘더와 스코트 브라운Scott Brwon, 엘리자베스 클립Elizabeth Clipp과 팀을 꾸렸다.[91] 미국 군사 역사에 대한 지식을 갖춘 이들은 터먼 연구 참가자들 중 참전용사들의 전시경험을 기록한 문서들을 분석했다.

우리는 누가 해외로 나갔는지 알아낸 뒤, 그들이 실제로 전투를 경험했는지 여부를 조사했다. 문서들에 기록된 전투경험에는 총에 맞은 경험, 죽음이나 파괴 행위를 목격한 경험, 행방불명되었거나 포로로 잡힌 경험 등이 있었다. 또 우리는 은성 훈장(미국 대통령이 수여하는 무공훈장-

옮긴이)과 퍼플하트 훈장(미국에서 전투 중 부상을 입은 군인에게 주는 훈장-옮긴이)을 받은 사람을 알아냈다.

그러나 우리는 각각의 참전용사가 경험한 전투의 정확한 수위를 확인할 수 없었다. 이것은 정확성이 다소 떨어지는 측정 때문에 전쟁의 영향에 관한 우리의 연구결과가 진실을 과소평가했음을 의미한다. 즉, 사태는 우리가 발견한 것보다 아마도 훨씬 더 심각할 것이다.

우리는 전쟁이 끝난 뒤 50년 동안의 사망위험을 조사하면서, 해외에서 군복무를 한 남성들이 미국 내에서만 있었던 참전용사들보다 특정해(전쟁이 끝난 뒤)에 사망할 가능성이 1.5배 높다는 사실을 발견했다. 즉, 해외에 나갔다가 살아남은 사람들이 고국에 돌아온 뒤 몇 년 안에 병에 걸리고 사망할 가능성이 동료들보다 훨씬 더 높았다. 과연 그 이유는 스트레스 때문일까?

전투를 벌인 장소도 중요했다. 미드웨이 제도, 마셜 제도, 펠렐리우 섬, 이오지마 등 태평양에서 벌어진 전투는 해전, 섬 전투, 함재기(항공모함이나 기타 함선에 싣고 다니는 항공기-옮긴이) 항공전투 등이 벌어져 특히 더 격렬했다. 그래서 우리는 이 지역에서 벌어진 전투에 주의를 집중했다.

우리는 필립이 겪었던 것처럼 태평양 전역戰域에서 수행한 임무가 유럽에서 수행한 군복무와 장기적으로 다른 결과를 야기했는지에 관한 질문을 던졌다. 반反나치 전투도 분명 애들 장난이 아니었지만, 태평양 전역은 특히 더 잔혹했다. 아시아에서 싸운 군인들은 열대성 질환, 섬 대 섬 전투, 동떨어진 문화, 특히 무자비한 적군의 전략을 생생하게 목격했다.

필립과 반대로 존은 영국에서 기밀 관련 근무를 3년 동안 했다. 전쟁 활동에서 그의 공헌이 결정적인 구실을 했고, 일 때문에 스트레스도 엄청 많이 받았지만 대체로 죽거나 다칠 걱정 없이 비교적 안전한 환경에서 근무했다. 게다가 캘리포니아에 있는 부모님과 형제자매들에게 정기적으로 연락을 취할 수도 있었다.

존은 강제수용소에서 벌어진 나치의 잔혹행위를 전쟁 말기에 알게 되었는데, 그 사실을 그냥 받아들일 수밖에 없었다. 존의 동료 중 몇 명은 노르망디 상륙작전에 참가했지만, 절친한 친구들 중 전투에서 사망한 사람은 아무도 없었다. 존은 고국으로 돌아온 뒤에도 전쟁 때 만난 '친구'들과 계속 연락을 하며 지냈고, 민간인으로 돌아와서 하던 일과 일상생활에 꽤 순조롭게 안착했다.

일련의 통계분석에서 우리는 존이 필립보다 오래 살 것이라는 것을 알 수 있었다. 필립처럼 태평양 전역에서 일본군과 싸운 남성들이 전후 50년 동안 사망할 가능성은, 존처럼 다른 해외 지역에서 복무한 남성들보다 훨씬 더 높다는 사실을 발견했기 때문이다. 전쟁을 경험한 지역이 영향을 미친 것이다.

우리는 해외에서 전투를 경험한 남성들과 해외에서 복무했지만 직접적으로 전투가 주는 스트레스를 경험하지 않은 남성들의 전후 사망위험을 비교 조사했는데, 결과는 다르지 않았다. 전투에 참전한 사람은 장수할 가능성이 더 낮았다. 아주 흥미로운 사실은 해외 복무경험, 태평양 복무경험, 전투경험이라는 스트레스가 각각 뚜렷이 위험을 야기했다는 점이다. 더 생경하고 충격적인 상황에 처한 사람일수록 훗날 건강상태가 더 안 좋았다.

작은 결정들이 쌓여 중대한 결과가 된다

터먼 연구에서 자주 벌어지는 일인데, 우리는 통계분석들을 열심히 살펴보다가 예상하지 못한 전환점을 발견했다. 이것은 죽을 때까지 군복을 결코 입을 일 없는 사람들에게도 경각심을 일으킬 만한 사실이다. 앞서 우리는 참가자들의 인생경로가 처음에 보이는 모습과 달리 규칙이나 질서, 공통점이 많고 생각보다 훨씬 덜 무작위적이라는 사실을 알아냈다. 이 사실이 전쟁경험에도 들어맞을까? 어렸을 때 측정한 성실함이 노후의 많은 건강경로들과 상당히 깊은 연관이 있었던 것처럼, 성실한 성격이 전쟁과도 관련이 있을까?

존처럼 '성실한' 편에 속한 사람들이 태평양 전역으로 보내질 가능성이 더 적다는 사실을 발견했을 때 우리조차 놀랐다. 다시 말해, 필립처럼 어렸을 때 조심성이 없고 자만심이 강하고 충동적인 남성들이 매우 위험하고 스트레스를 많이 받는 태평양 작전에 나가서 일본군과 싸우는 상황에 처할 가능성이 더 높았다.

필립은 어렸을 때 성급하고 산만한데다 무척 활동적인 아이였다. 종종 한바탕씩 변덕을 부리고 주목받으려는 행동을 자주 했지만, 그래도 친구가 많았다. 평생 동안 그는 평균적인 터먼 연구 참가자들보다 건강에 문제가 더 많은 것으로 보고되었다. 특별히 심각한 병은 하나도 없었지만, 거의 모든 보고서마다 육체적 질병이 거론됐다. 어렸을 때 앓았던 편도선염부터 성인이 됐을 때의 궤양, 진균증(곰팡이 때문에 생기는 병-옮긴이), 부비강(두개골 속에 코 안쪽으로 이어지는 구멍-옮긴이) 문제까지 말이다. 성인이 된 뒤로 필립의 재정상태는 변동이 심했다. 그는 터먼 박사에게 자신이 돈 걱정을 한다고 보고했다.

우주에서 날아온 운석처럼 갑자기 나타난 공격이 터면 연구 참가자들을 내리치는 일도 가끔은 있었지만, 작은 결정들과 반응들이 쌓여서 크고 중요한 결과로 이어지는 경우가 더 많다. 우리는 왜 필립처럼 성실성이 떨어지는 사람들이 결국 태평양에서 복무하는 상황에 처할 가능성이 더 높은지에 관한 직접적인 정보를 가지고 있지는 않았지만, 우리가 알아낸 다른 사실들의 맥락에서 함께 놓고 보면 이 흥미진진한 발견은 장수에 이르는 길에 대한 흥미로운 추측으로 이어진다. 위험한 샛길로 가다 보면 길이 무너지는 경우가 많고, 그런 일이 반복되면 불운 이상의 결과를 낳는 법이다.

심각한 트라우마를 경험한 모든 사람이 장기적으로 문제를 겪거나 '외상 후 스트레스 장애'로 분류되는 것은 아니다. 물론 그들이 어떤 상황에서 갑자기 불안감을 느낄 수도 있고, 아니면 인생의 허무함을 더 많이 느낄지도 모른다. 그러나 대다수의 사람들은 만성적인 악몽, 계속되는 과민반응, 두절된 사회관계로 고군분투하지 않는다.

트라우마 환자들 중 약 3분의 1이 외상 후 스트레스 장애를 겪고 있는 것으로 알려져 있다. 우리가 밝힌 것처럼, 심각한 스트레스는 건강을 위협하는 주요 요인이다.

과학자들은 두뇌가 신체의 건강을 지키기 위해서 고군분투하고 있을 때 스트레스를 받는 인간의 신체 내부에서 무슨 일이 벌어지는지 잘 알고 있다. 적과 싸우고, 위험에서 달아나고, 침투한 세균과 싸우고, 상처를 치료하고, 손실에 대처하기 위해서 몸이 활성화될 때 호르몬이 나온다. 그래서 어떻게 보면 많은 측면에서 스트레스는 좋은 것이다. 문제는 몸이 다시 진정되지 않고 계속 활성화돼 있을 때 발생한다. 보통 이것을 '만성 스트레스'라고 부르는데, 이것은 마치 브레이크가 고장 난 자동차가 계속해서 위험하게 달리는 것과 비슷하다.

사실 '장기간에 걸친 스트레스'에 관한 과학자들의 많은 연구는 그다지 큰 성공을 거두지 못했다. 사람이 담배는 끊을 수 있을지 모르지만, 스트레스는 막을 수도 없고 막아서도 안 된다. 사실, 스트레스 반응은 건강을 유지하는 데 필수적이다.

일평생에 걸친 터먼 연구는 질병, 장수, 사망원인과 관련해서 신체 내부만 보는 것이 아니라 신체 외부도 보는 연구다. 다시 말해, 놀랄 만한 일생의 자료들을 통해서 과거 어느 시점의 스트레스가 훗날의 어느 시점에 어떤 문제를 어떻게 일으키는지 살펴볼 수 있다.

서로 다른 인생경로를 걸은 터먼 연구 참가자들의 삶은 스트레스를 연구하는, 단순하지만 매우 설득력 있는 자료들이다. 건강에 문제가 생기는 경우는 갑자기 건강한 인생경로에서 이탈한 후 다시 안전한 방향으로 틀지 못할 때다.

예를 들어, 퍼트리샤는 부모님의 이혼 후 삶이 온통 엉망진창이 됐을 때 그런 상황에 적응해야 했다. 퍼트리샤는 술과 담배를 시작한 도나와 달리, 학교를 계속 다니면서 성실한 친구들을 계속 사귀었고 훗날 혼자 힘으로 직업도 갖고 행복한 결혼생활도 꾸렸다. 그 결과 퍼트리샤는 오랫동안 건강하게 잘 살았다. 퍼트리샤처럼 자신의 장점과 좋은 사회적 관계가 짝을 이뤄 시너지를 내는 사람들은, 문제에 봉착하더라도 더 쉽게 건강한 생활패턴으로 되돌아온다. 그러나 도나 같은 사람들에게 만성 스트레스는 스스로 몸집을 불려 점점 더 파괴적인 생활패턴을 만들어갔다.

이는 트라우마를 초래하는 심각한 스트레스의 경우에도 마찬가지다. 극심한 스트레스를 받고 일찍 사망한 터먼 연구의 참전용사들은 길 밖으로 탈선했다. 과도한 음주는 전투를 경험한 참전용사들이 훗날에 겪은 주요 문제들 중 하나였다.

우리는 참전용사들이 음주와 관련된 문제를 일으킬 가능성이 더 높고, 이것이 결국 전후에 그들의 사망위험을 증가시켰다는 사실을 발견했는데, 이는 다른 연구들에서도 일치되는 결과였다. 그리고 모두는 아니지만 많은 참전용사들이 과거로 돌아가서 전쟁 길에 오르기 전에 받으려 했던 고등교육을 마칠 가능성은 적었다. 안타깝게도 그들은 스트레스와 관련된 질병들(심장병과 부상, 사고)로 사망할 위험성만 높은 것이 아니었다. 스트레스로 가득 찬 길이 참전용사들의 몸 전체에 큰 타격을 준 경우가 많았다.

• • •

병에 걸리기 쉬운 성격은 따로 있다

우울증은 만성 스트레스의 단짝이자 위험을 알리는 징조다. 다시 필립의 사례를 살펴보자. 그는 규칙적으로 우울증을 앓았는데, 심각한 것은 아니었지만 충분히 우려할 만했다. 현재 많은 연구들이 뒷받침하고 있듯이, 필립의 우울증은 만성 스트레스와 파국론적인 성격이 원인일 가능성이 있었다. 그리고 필립이 우울증을 앓았다는 사실이, 비교적 젊은 나이에 심장병으로 사망하게 만들었을 가능성은 훨씬 더 컸다. 우울증은 많은 질병을 일으키는 위험요인이지만 심장병에 관해서는 특히 확고한 위험요인이다.

필립의 경우, 그리고 우울증과 싸우고 있는 다른 수백만 사람들의 경우에 분명하지 않은 점은 우울증 그 자체가 문제인지 여부이다. 이 문제는 우울증과 관련해서 가장 중요한 문제 중 하나지만, 우리는 거기에 엄청난 오해가 있다고 생각한다.

전쟁의 스트레스나 트라우마가 심각한 우울증과 자살로 이어졌을 때, 우울증이 뜻하지 않게 그런 때 이른 죽음에 핵심적인 구실을 한 것은 분명하다. 우울증은 손을 쓰면 확실히 치료할 수 있으며 당연히 이 방법은 효과가 있다. 우울한 상태에서 벗어난 사람들은 자살 위험도가 극적으로 낮아지니까 말이다.

그러나 스트레스, 우울증, 심장병의 경우에 문제는 훨씬 더 복잡하다. 수십 년 전에 이 책의 저자 중 한 사람인 하워드와 그의 제자 스테파니 부스-큐울리Stephanie Booth-Kewley가 우울증과 질병에 관련된 연구들을 놓고 양적검토(메타분석)를 했다. 놀랍게도, 우울증 같은 다양한 심리적 예측변수들과 많은 질병들 사이에 비슷한 패턴들이 나타났다. 이 사실은 확실히 '관상동맥 질환에 걸리기 쉬운 성격(A형 행동양식)'과 '궤양에 걸리기 쉬운 성격' 등 그 당시 지배적인 개념들과 상반됐다.

'병에 걸리기 쉬운 성격'이라는 더 광범위한 유형은, 우울증 같은 부정적 특성들과 그 보완물(적대감과 공격성)들이 심혈관 질환과 다른 많은 질병의 위험을 모두 증가시키는 표지임을 시사했다.[92] 그때 이후로 다른 연구자들의 후속 연구들이 이 결론이 사실임을 입증했다.

관상동맥을 좁아지게 만드는 단 한 가지 성격이라는 것은 없었다. 이 것은 여러 가지 근본적인 변수들이 우울증의 가능성과 심장병의 가능성 모두에 영향을 미쳤음을 시사했다. 만약 이것이 사실이라면, 우울증 치료가 심장병에 걸릴 위험에 반드시 영향을 미친다고 볼 수 없을 것이다.

그 답을 찾기 위해서 대규모의 전국적 연구를 통해 심장마비에 대해 우울증이 하는 역할을 평가했다.[93] 이 연구에서 심장마비에 시달리는 2,000명 이상의 남녀가 관찰대상이 됐고, 그들은 어떤 종류의 우울증이 든 자세히 평가를 받았다. 그 뒤 참가자들의 절반이 필요한 경우에 치료 요법과 약으로 우울증을 치료받았다. 나머지 환자들은 일반적인 진료를 받았다.

그렇다면 우울증이 있는 참가자들이 치료를 받은 다음에 더 오래 살 거나 다른 심장질환을 더 적게 앓았을까? 전혀 그렇지 않았다! 우울증 치료는 수명을 늘리거나 또 다른 심장마비를 예방하는 데 전혀 효과가 없었다. 즉, 우울증은 건강이 안 좋아지는 원인이 아니었다.

우리는 터먼 연구를 통해서 여기서 벌어지는 일들에 관한 유의미한 통찰을 얻었다. 우울증을 앓는 개인들은 대체로 건강에 해로운 길을 걷고 있어서 사망위험이 증가했다. 여러 요인에서 비롯한 우울증은 큰 파문을 일으킨다. 그 여러 요인 중 하나가 생물학적 소인인데, 그 외에 건강에 해로운 습관, 취약해진 스트레스 대처능력, 손상된 사회관계도 한몫한다.

만약 이것이 사실이라면, 대체로 정신적으로 더 건강하고 더 잘 적응하는 터면 연구 참가자들이 더 오래 살 것이다. 우리는 과거로 돌아가 중년기의 심리적 부적응 지표를 다시 살펴보았다. 그것은 터면 박사와 동료들이 2차 세계대전이 끝난 지 5년이 지난 1950년 당시에 진단한 것이다. 대대수는 일상으로 돌아와 여러 가지 인생의 도전에 잘 대처했다. 그러나 무능함을 느끼거나, 불안감이나 우울증, 신경쇠약에 시달린 사람들도 있었다. 그 뒤 우리는 두 번째 지표인 우리만의 적응 측정치를 만들었다. 그것은 연구 참가자들이 1950년에 했던 답변을 바탕으로 하고 있는데, 질문은 자신감과 만족감을 느끼는지, 다른 사람들과 잘 지내는지, 기분변화가 심한지, 열등감을 느끼는지, 예민하고 상처를 잘 받는지에 대한 것이었다.

그 자료를 바탕으로 통계분석을 했더니, 아니나 다를까 1950년에 정신건강이 더 안 좋고 덜 성숙한 사람들은 그다음 50년 동안 사망위험이 더 높은 것으로 밝혀졌다. 연관성이 있었다는 말이다. 이 사실은 남성들에게 특히 잘 들어맞았다. 40대 무렵에 건강한 인생경로에서 벗어난 사람들은 스트레스를 많이 받았던 전쟁경험 때문에 세상을 뜨는 경우가 많았다. 1950년에 잘 적응하지 못한 사람들은 어떤 원인으로든 사망할 위험이 더 높을 뿐 아니라, 비명횡사(자살을 포함해서)하거나 심혈관 질환으로 죽을 가능성도 더 높았다.[94]

많은 임상의학자들과 연구자들이 잘못 생각하는 점은 우울증을 담배 같은 위험요인으로 보는 것이다. 담배를 끊으면 병에 걸릴 위험이 곧바로 줄어들기 시작한다. 그러나 우울증은 성인기에 발병하는 당뇨병이나 다른 신진대사 장애에 더 가깝다. 그것은 다른 많은 이유들 때문에 생기고, 또 다른 많은 것들로 이어져서, 간단한 치료만으로 영원히 없앨 수는 없다. 대신, 더 건강한 인생경로를 밟기 시작한다면 느리지만 우울증과 관련된 다른 문제들을 모두 확실히 개선할 수 있다.

참전용사에 관한 일치된 결과들

장기적으로 전투가 미친 해로운 영향에 대한 우리의 연구결과를 뒷받침하는 다른 연구들이 많다. 가장 유사한 연구 프로젝트는 조지 베일런트 박사가 하버드 대학 남성들의 삶을 연구한 것인데, 이 연구는 참가자들이 대학 2학년생이던 1937년에 시작됐다. 이 남성들 중 4분의 3 이상이 2차 세계대전에 참전했다. 터먼 연구에 참가한 사람들처럼 그들도 전투 경험이 서로 무척 달랐는데, 베일런트는 치열한 교전을 겪은 남성들이 나중에 만성질환에 걸릴 가능성이 훨씬 더 높다는 사실을 발견했다. 그리고 엄청난 정신적 충격을 받은 이 참전용사들이 더 이른 나이에 사망할 가능성도 훨씬 높았다. [95]

비슷한 연구로 베트남전쟁에 참전한 미국 남성 수천 명을 조사한 것이 있다. 이 연구는 1980년대에 베트남 참전용사들을 인터뷰하고 평가한 뒤 15년 넘게 관찰했다. [96] 베트남에서 적어도 1년 이상 복무한 사람들이 있었고, 다른 해외 지역에서 복무한 사람들도 있었으며, 미국에서만 복무한 사람들도 있었다. 이 연구 역시 해외 전쟁 지역(베트남)에서 군복무를 한 것이 전후에 일찍 사망할 위험을 높였다는 사실을 발견했다.

그런데 이 베트남 참전용사 연구에는 다른 흥미로운 점들도 있었다. 미혼이고, 술을 많이 마시고, 담배를 피우며, 소득이 더 낮고, 건강한 생활패턴과 거리가 먼 참전용사들이 더 위험했다. 이 사실은 그들이 외상 후 스트레스 장애에 시달리고 우울증을 앓는 경우에 특히 더 잘 들어맞았다. 그들은 심혈관 질환으로 사망할 위험도 특히 높았다. 베트남전쟁에 참전한 미국 젊은이들은 2차 세계대전에 참전한 사람들과는 분명히 다른 시대에 자랐고 다른 난관들에 부딪혔다. 그러나 장수에 관한 경로는 거의 완전히 똑같았다. 심지어 남북전쟁(1861~1865년)에 참전한 군인들이 겪은 대단히 충격적인 전쟁경험에 대한 연구에서도 그런 스트레스가 건강에 미치는 장기적 영향들이 밝혀졌다. [97]

만약 당신 자신이나 친구, 애인이 성년기 초반에 심각한 불안증세나 우울증을 겪고 있다면, 이것을 식이장애, 음주, 약물남용, 교통사고, 심지어 자살이나 폭력처럼 단지 단기적인 위험의 징조라고 생각해서는 안 된다. 만성질환에 걸릴 위험이 있다는 경고일 수도 있기 때문이다. 또한 치료할 때도 불안증세와 우울증을 없애는 데만 집중해서는 안 된다. 오히려 더 넓은 관점에서 근본적인 해결책을 찾아야 한다. 즉, 힘이 되는 커뮤니티, 안정된 직장, 다정한 가족, 친한 친구들 무리에 다시 통합되도록 천천히 도와야 한다. 물론 이것이 쉬운 일은 아니지만, 불안증세나 우울증을 겪는 사람들이 이러한 새로운 길로 이동했을 때 결과가 눈에 띄게 좋아지며, 호전된 상태가 오래 지속되는 경우가 많다.

• 트라우마 경험에 관한 셀프테스트

살면서 당신이 겪은 가장 심각하고 대단히 충격적인 사건을 생각해보자. 예를 들면, 심각한 육체적 폭행에 시달린 경험, 전투에 직면한 경험, 9·11 테러나 다른 주요한 테러 공격의 현장이나 근처에 있었던 경험, 매우 가까운 친구나 친척을 자살이나 살인으로 잃어버린 경험, 강간을 당하거나 성적으로 혹은 육체적으로 학대당한 경험, 중요한 화재와 홍수, 또는 비슷한 재난을 겪은 경험들을 말한다(만약 이런 일을 한 번도 겪지 않을 정도로 운 좋은 사람이라면, 아마도 그런 스트레스 때문에 위험에 처할 일은 없을 것이다). 다음의 서술들을 읽어보고 당신에게 얼마나 해당되는지 평가해보자. '내게 전혀 맞지 않는 사실이다'라면 1점, '내게 매우 맞는 말이다'라면 5점을 준다.

□ 나는 스트레스를 주는 경험을 생각하지 않으려고 늘 애쓴다.　　1 2 3 4 5

□ 나는 스트레스를 주는 사건들을 피하려고 노력하는데, 왜냐하면
스트레스를 주는 트라우마에 관한 감정을 촉발시키기 때문이다.　　1 2 3 4 5

□ 그 사건 이후로 나는 쉽게 눈물을 흘리거나 심장이 쿵쾅거리는 것을
느끼고, 심지어 별것 아닌 작은 혼란을 마주할 때조차 식은땀이 흐른다.　　1 2 3 4 5

□ 나는 미래를 설계하는 것을 포기했다.　　1 2 3 4 5

□ 나는 선명한 악몽을 되풀이해서 꾼다.　　1 2 3 4 5

□ 나는 가까운 사람들과도 단절돼서, 그냥 망연자실한 상태로 있다.　　1 2 3 4 5

□ 나는 트라우마를 떠올리면 마음이 매우 심란해져서, 그것을 상기시
키는 상황은 피한다.　　1 2 3 4 5

□ 한낮에 그 사건이 갑자기 너무 생생하게 떠오를 때가 있다.　　1 2 3 4 5

□ 나는 우울증 진단을 받았는데, 아마도 트라우마나 심각한 스트레스
때문에 생긴 것 같다.　　1 2 3 4 5

□ 나는 외상 후 스트레스 장애 진단을 받았다.　　1 2 3 4 5

이런 종류의 심각한 스트레스는 복잡한 심리적 반응을 수반하고 복잡한
방식으로 건강에 중대한 위협이 될 수 있기 때문에, 우리는 이 척도의 점
수계산 시스템을 밝히지 않을 것이다. 그러나 점수가 높을수록 건강에 해
로운 만성 스트레스에 시달리고 있을 가능성이 더 높은 것은 분명하다.
보통의 정상적인 걱정과 대조적으로, 이 항목들은 중요한 만성 스트레스
의 심리적 측면을 이해하는 데 도움을 준다. 만약 이 항목들 중 많은 것이
본인이나 가까운 사람에게 해당된다고 느낀다면, 정신건강 전문가의 도
움을 받기 바란다. 분명 좋은 치료를 받을 수 있을 것이다.

똑같은 스트레스라도 반응이 다른 것은 유전자 탓?

딜레마가 하나 있다. 많은 사람들이 스트레스와 불안정이 건강에 문제를 일으킨다고 쉽게 생각한다. 그런데 그들 중 다수가 건강이 주로 유전자 문제라고 생각한다. 유전자 구조와 밀접히 연관 있는 어떤 유전성 질환에 대한 얘기를 자주 들어서일까?

예를 들어, 미국 포크송의 선구자인 우디 거스리Woody Guthrie는 헌팅턴병(뇌의 신경세포가 퇴화되면서 발생하는 선천성 질병-옮긴이)으로 고통받았다. 이 병은 유전자적 신경퇴행성 장애로, 결함 있는 유전자가 신경세포들을 위축시키고 죽이는 병이다. 만약 이 돌연변이 유전자를 가지고 태어났다면, 이처럼 엄청난 손상을 입히는 질병을 겪게 된다.

또 우리는 많은 개인적 특성들이 유전자의 영향을 받는다는 사실도 안다. 예를 들어, 터먼 연구 참가자들 중 가장 큰 사람은 키가 205cm였는데, 조용한 성격에 오렌지 주스를 무지 좋아하는 사람이었다. 하지만 오렌지 주스를 좋아하기 때문에 그렇게 키가 커진 것은 아니었다. 이렇듯 많은 사람들이 건강도 유전적인 '운'에 달렸다고 추정한다. 키처럼 말이다. 그렇다면 스트레스와 유전자 중 어느 것이 건강에 더 큰 영향을 미치는 것일까?

스트레스와 유전자 모두 중요한데, 이 말은 이것도 옳고 저것도 옳다는 '양다리 걸치기'가 아니라 상당히 과학적인 사실이다. 성년기에 건강을 위협하는 요인들 대부분은 단순히 결함 있는 유전자가 직접적으로 영향을 끼쳐서 생기는 것이 아니다. 그렇다고 해서 환경과 행동에 모든 책임이 있다는 말도 사실이 아니다. 폐암에 걸린 대다수의 사람들이 흡연자이거나 과거에 흡연자였다. 그러나 흡연자들이 전부 폐암에 걸리는 것은 아니다. 흡연이 건강에 해로운 행동이기는 하지만 말이다. 유전자가 그들을 보호하는 것이다.

스트레스와 유전자의 역할에 관한 가장 유용한 연구 중 하나는 뉴질랜드의 더니든에서 태어난 1,000여 명으로 구성된 집단을 연구한 것이다. 이 연구는 약 30년 동안 아이들을 관찰했는데, 우울증이 생긴 사람들이 많았지만 대다수는 그렇지 않았다.[98] 일부 참가자들은 세로토닌 수치를 낮추는 유전자를 갖고 있었다. 세로토닌은 뇌의 화학물질로서 프로작 같은 우울증 치료제로 수치를 올릴 수 있다. 또한 일부 참가자들은 살면서 심한 스트레스를 받는 사건들을 많이 겪었다.

이 연구에서, 특정 유전자 유형과 큰 스트레스를 주는 사건들의 결합 또는 상호작용으로 우울증에 걸릴 위험을 예측할 수 있음이 밝혀졌다. 결론적으로, 위험한 유전자를 가졌지만 건강한 인생경로를 가고 있는 사람이라면 우울증이 생기지 않을 것이다. 그리고 스트레스를 받지만 취약성을 증가시키는 위험한 유전자를 갖고 있지 않은 사람도 우울증이 생길 가능성이 없다.

비슷한 상황이 스트레스와 관련된 많은 건강 위험요인들에서도 나타난다. 우리는 단지 스트레스를 받을 가능성이 더 높은 사람들이 있다는 사실만이 아니라, 스트레스가 주는 해로운 결과로 고통받을 가능성이 더 높은 사람들이 있다는 사실도 발견했다. 일생에 걸친 터먼 연구의 특별한 점은, 하나의 위험요인이 어떻게 또 다른 위험요인이 되고, 패턴들이 어떻게 누적되어 결과를 만들어내는지를 밝혔다는 점이다.

건강한 인생을 위한 지침

참전용사들을 기리는 2차 세계대전 국립기념비가 전쟁이 끝난 지 60여 년이 지난 2004년에 워싱턴 DC에서 모습을 드러냈다. 기념비가 세워진 뒤 참전용사 수천 명이 그곳을 방문했고 다른 많은 참전용사들은 기념비 온라인 자료실에 자신의 이름을 추가했다. 이들은 심각한 스트레스를 많이 겪었지만 80대, 90대, 100세 이상까지 산 사람들이다. 그들에게서 우리는 무엇을 배울 수 있을까?

이번 장에서 살펴본 우리의 연구결과는 전쟁의 심리적 스트레스 그 자체가 반드시 주요한 건강 위협 요인은 아니라는 사실을 보여준다. 오히려, 때때로 스트레스에 뒤따르는 건강하지 못한 생활패턴들이 한꺼번에 쏟아지는 것이 문제였다. 스트레스가 더 극심할수록, 더 많은 종류의 적응방법과 대처방식이 필요하다. 멀리 떨어진 섬에 고립돼서 가장 소름끼치는 전투 시나리오를 목격한 군인들이 가장 위험했다. 그리고 그들이 이미 건강에 해로운 결정을 내리고, 건강에 해로운 길을 외롭게 걷고 있다면, 상황은 훨씬 더 나빠진다. 음주, 흡연, 과식, 수면장애, 심각한 기분변화, 그리고 다른 만성 스트레스 징후들이 한꺼번에 나타나 서로를 강화하는 경우가 많다.

그러나 참전이나 테러 공격 같은 대단히 충격적인 경험에서 의미를 찾는 사람들과 세상에 대한 안도감을 되찾은 사람들은 일반적으로 건강한 경로로 되돌아간다.[99] 친구나 동료와 함께 다른 사람들이 더 나은 삶을 살도록 돕는 것도 건강한 인생경로에 포함된다. 예를 들어, 존은 젊은 참전용사들에게 장학금을 주기 위해 전쟁 당시 친구들과 힘을 모았다. 좋은 일을 행동에 옮기는 사람들은 슬픔에 잠긴 채 세월을 보내지 않았고, 그 대신 운동을 하거나 사교클럽에 나가서 사람들을 만나고 힘들지만 생산적인 일을 했다.

그러나 가장 큰 성공을 거둔 사람들은 단순히 스트레스에 대한 반응으로 생산적인 행동을 한 사람들이 아니라 출발부터 더 나은 길을 걸어온 사람들이다. 존을 비롯해 다른 많은 장수한 사람들이 입증했듯이, 우선 그들은 스트레스를 받는 환경에 있을 가능성이 적었다. 또 대단히 충격적인 일들에 맞닥뜨렸을 경우, 그에 뒤따르는 스트레스가 상황을 지배하도록 내버려둘 가능성도 적다. 스트레스가 심신을 쇠약하게 만들고 만성적인 문제로 커지기 전에, 그들은 스트레스에서 벗어나기 위해서 유효성이 입증된 기존의 수단들을 적극적으로 찾아서 사용한다.

이처럼 그들은 의욕적이고 끈질기며 신중한 사람들이며, 자신을 잘 돌보고, 파국론적인 생각을 하는 대신 인생의 도전 앞에서 열심히 일한다. 심지어 곡물에서 벌레를 골라내는 일을 할 때라도 말이다. 가장 중요한 것은, 그들이 좋은 사회적 관계라는 건강한 인생경로의 특징에 의지한다는 점이다.

Part. 15

Individual Paths to Health and Long Life
(and Why We Won't Take Polypills)

건강과 장수에 이르는
여러 가지 길들

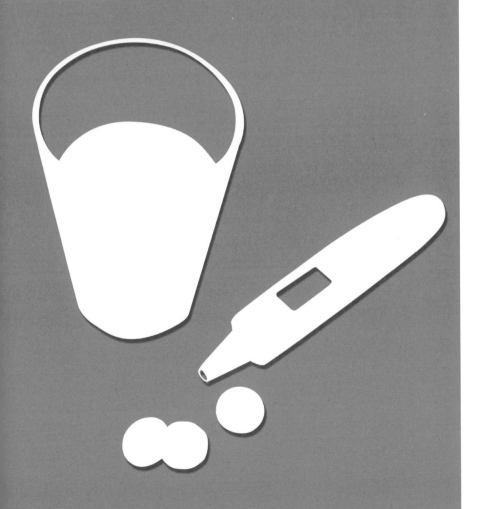

·
　·
　·

요전에 우리는 어느 터먼 연구 참가자의 딸과 연락이 닿은 적이 있다. 이미 중년을 넘긴 그녀는 돌아가신 아버지가 이 유일무이한 일생연구에 참가한 것을 생전에 얼마나 자랑스러워했는지 우리에게 꼭 얘기해주고 싶다고 했다. 1921년에 샌프란시스코의 한 교실에서 터먼 박사에게 처음 불려나갔을 때부터 아흔 살이 넘을 때까지 항상 자랑스러워하셨다고 말했다.

우리는 그녀와 대화를 나누면서, 처음에 터먼 박사가 이 프로젝트를 시작하게 된 이유를 잊어서는 안 된다는 것을 생각했다. 만약 터먼 박사가 살아 있다면 후배 과학자인 우리에게 어떤 조언을 해줄까?

흥미진진한 결과들에 흥분해서 큰 그림을 망각해서는 안 될 일이었다. 결국, 사람들이 건강하게 오래 사는 방법들에 관한 구체적인 결론을 이끌어내는 것 말고, 터먼 프로젝트와 관련된 수많은 연구를 하는 이유가 무엇이 있겠는가?[100]

알약 하나로 모든 문제를 해결할 수 있을까?

'건강심리학'이라는 새로운 과학적 영역이 공식적으로 막 체계화되기 전에, 이 새로운 연구에 관심을 가진 몇몇 사람들은 이런 농담을 했다. 그것은 폴리필(Polypill, 아스피린 등 5가지 성분을 하나의 알약에 넣은 것으로 심혈관 질환 예방에 효과가 있다고 알려져 있다-옮긴이)에 관한 농담이었다. 어느 날 어떤 사람이 모든 사람이 매일 먹는, 효과 좋은 약으로 꽉 찬 거대한 알약을 제시한다. 한 번 생각해보라. 우리는 매일 저녁 거대한 캡슐을 하나씩 먹고 콜레스테롤, 과식, 알코올 중독, 불면증, 두통, 노화, 우울증, 숫기 없음, 햇볕에 탄 피부화상, 고혈압, 부주의한 성격, 소극성, 발기부전을 모두 한꺼번에 치료할 수 있다!

매우 괴로운 일이지만, 우리가 농담으로 말한 그 약이 현재 제조되고 있다. 개발중인 진짜 '폴리필'이 있고 모든 사람에게 '폴리필'을 유통하려는 제약회사들의 실질적인 제안도 있다. 세상 모든 사람에게 이 거대한 알약을 주면 질병 발병률이 바닥으로 곤두박질칠 것이다!

우리가 볼 때, 현대의학은 지나칠 정도로 질병진단을 남용하고 있다. 건강한 상태까지도 불필요하게 질병으로 진단내리는 경우가 많다는 말이다. 다시 말해 인간의 모든 병, 결함, 약점들이 의사가 약으로 치료를 해야만 하는 질병이 되었다. 그리고 결국 거의 모든 문제들마다 그 문제를 다루는 정부 기관이 우후죽순 생겨났다. 예를 들면 '국립 암 연구소', '알코올 남용과 알코올 중독에 관한 국립 연구소', '국립 정신건강 연구소', '국립 약물남용 연구소', '난청과 다른 의사소통 장애에 관한 국립 연구소', '소수자 건강과 건강 격차에 관한 국립 센터', '국립 노화 연구소'(우리는 이곳으로부터 많은 연구기금을 받았다)가 있다.[101] 그 밖에 훨씬 더 많은 연구소들이 있다. 물론, 모두 다 과학적으로 연구할 가치가 충분히 있는 중요한 문제들이다. 그러나 이 문제들은 많은 부분에서 서로 의견이 충돌하거나 혹은 겹치지 않을까? 다시 말해, 이런 식으로 건강 문제를 다루는 것이 광범위하게 합의된 최고의 방법일까?

의과대학들과 국립 건강 연구소들에서 특정한 질병과 치료에 너무나 강력히 초점을 맞추기 때문에, 건강증진과 질병예방 문제를 다루려면 새로운 용어를 창조해야 했다. 인간성을 말살시키는 의학기술 남용과 의사들의 지나친 특수화에 대응하기 위해서 인문학자들과 사회과학자들이 불과 십수 년 전에 웰니스(wellness, 사전적 의미는 '육체적, 정신적으로 건강한 상태'를 뜻하는 말로, 사회적 의미로는 삶의 전 영역에서 건강성을 확보하는 것을 뜻한다-옮긴이)라는 단어를 만들어 널리 알리고 대중화했다. 물론 전문의가 병을 치료할 수 있지만, 건강을 유지하고 싶거나 온전한 인간으로서 대우받고 싶다면 웰니스를 촉진하는 방법을 찾아야 한다.

따라서 웰니스에 도움을 주는 프로그램들이 많이 마련되고 있다. 그런데 생각해보면, 완벽하게 훌륭한 단어인 '건강health'이 뭐가 문제일까? 건강에 접근하는 태도가 질병과 너무 밀접하게 연관되어 있다는 문제점 때문에, 건강의 긍정적인 측면에 관심을 가진 과학자들은 건강이라는 용어 대신 자신들이 '웰니스'를 연구한다고 말할 수밖에 없었다.

건강과 질병에 대한 이런 결론은 많은 문제를 일으켰다. 사람들은 의사들이 모든 종류의 어려움을 해결한다고 생각하기 시작했다. 그것들은 전통적으로 친구, 집안 어른, 성직자, 주방장, 코치, 위생학자, 스승이

다루던 문제들이었다. 본질적으로 건강한 사람들, 약간의 지도가 필요한 사람들, 건강한 친구관계와 시간만 있으면 호전되는 사람들에게 건강검진과 수술을 적용하는 경우도 가끔 있었다. 의사들이 많은 도움을 주는 것은 사실이지만, 그만큼 부작용도 발생하고 의료사고도 벌어지며 비용도 하늘 높이 치솟았다. 그러다 보니 의학적 치료는 국내총생산 중에서 전례 없이 많은 몫을 차지하기 시작했다. 우리는 이런 상황이 영원히 지속될 수는 없을 것이고, 언젠가 순전히 경제적 압력 때문에 건강에 대한 이 협소한 관점이 재평가될 것이라고 생각했다.

우리는 앞에서 말한 '거대한 알약'을 먹지 않을 것이다. 왜냐하면 우리는 건강과 장수에 이르는 각자의 경로를 설정하고 더 순조로운 길로 조금씩 다가갈 수 있는 경우가 많다는 사실을 알고 있기 때문이다. 특정 대상을 겨냥한 알약은 수백만 명을 돕고 많은 생명을 구한다. 목숨을 위협하는 특정한 질병이나 질환이 생겼을 때라면 분명히 그런 약들이 필요하다. 그러나 폴리필(또는 모든 것이 하나로 합쳐진 효과 빠른 1회분 약)은 대다수 사람들을 건강하고 오래 살게 만드는 데 별 효과가 없다.

아마 틀림없이, 운이 없는 사람은 갑자기 버스에 치이거나 치명적인 전염병에 걸릴 수 있다. 희생자를 탓하는 것은 소용없는 일이고 건강을 거의 완벽하게 통제할 방법도 없다. 시간이 갈수록 전혀 합리적이지 않은 이유로 끔찍한 일들을 당하는 경우가 많아지고 있다. 그러나 우리의 연구에서 거듭 발견했듯이, 어떤 인생경로들은 다른 길들보다 훨씬 더 건강에 좋다. 그리고 그 길을 따라간 많은 사람들이 스스로 행운을 만들었다.

장수에 대한 많은 연구들이 노화를 늦추는 유전자와 약을 찾는다. 그 연구들은 아주 흥미롭고 중요하지만, 우리를 위한 기적 같은 알약은 가지고 있지 않다. 역설적이게도 많은 사람들이 그다지 색다르지는 않지만 훨씬 더 효과적이고 이미 우리 마음대로 쓸 수 있는 도구들을 간과하거나 오해한다.

• • •
건강을 위협하는 직접적인 이유들

우리가 발견한 장수에 이르는 유형과 경로는 건강과 장수에 중요한 영향을 미친다(평균적으로 5년 이상 수명의 차이가 생긴다). 그것들을 종합하면, 많은 똑똑하고 건강한 아이들이 70대, 80대, 심지어 90대와 100세 이상까지 산 반면에 다른 똑똑하고 건강한 아이들은 50대, 60대에 사망한 이유를 알 수 있다.

직접적으로 건강에 항상 나쁘다고 확실히 알려진 것은 사실 몇 가지밖에 안 된다. 요란하게 광고하는 많은 약들이 그럴싸해 보여도 실은 그저 예전부터 있어온 처방에 불과할 뿐이다. 그렇다면 왜 이렇게 혼란스러워진 것일까? 과연 단순하고 직접적인 위협은 무엇이며, 감지하기 힘든 복잡한 위협은 무엇일까?

첫 번째 직접적 위협은 과도한 양의 독소(또는 독)이다. 담배연기를 들이마시면 유독한 화학물질이 예민한 내장들과 직접 접촉한다. 납(납 성분이 들어간 페인트나 오염물질을 통해)이나 다른 중금속, 살충제, 오염된 공기를 마시면 틀림없이 몸속 세포가 죽고 장기가 손상된다.

두 번째 직접적인 위협은 방사능이다. 방사선에 너무 많이 노출되면 아프거나 사망한다. 지하실의 라돈, 핵무기나 핵폐기물의 낙진, 너무 많은 의료용 X레이(특히 CT촬영)를 통해 노출될 수 있다. 방사능은 몸에 누적되는데, 이는 노출이 될 때마다 위험이 증가한다는 뜻이다.

세 번째 위협요소는 특정 바이러스, 박테리아 감염, 균상종 감염 같은 치명적인 전염병이다. 전염병은 신체의 자연적 방어기능을 제압하기 시작하는데, 특히 몸이 이미 약해졌을 때 그렇다. 보건의료 재원들이 집중하는 부분이 바로 전염병이다. 즉, 전염병 분야에서 우리의 보건 시스템은 백신을 잘 개발해 제공하고 의사들은 심각한 전염병과 싸우기 위한 약물치료를 훌륭히 집행한다.

가장 분명한 직접적인 위협요소에는 외상도 포함된다. 예를 들어 교통사고로 두개골이 으스러지는 것, 물에 빠져 질식하는 것, 총에 맞아 동맥이 절단되는 것이 있다. 이 부분에서 외과의사들과 응급실 의사들은 현대의학의 기적을 보여준다.

그럼에도 불구하고 사태는 점점 더 복잡해지기 시작한다. 때로는 선천적인 요인 때문이고, 때로는 환경으로 인한 손상 때문에 생긴 중요한 유전자적 기형들이 주목할 만한 수준으로 질병과 사망의 원인이 되고 있다. 그러나 많은 경우에 이런 문제는 그런 환경이 조성될 때만 발생한다. 예를 들어, 특정 알레르기나 중독, 우울증에 걸리기 쉬운 유전자를 갖고 있다면, 알레르기 유발 항원이나 중독물질, 또는 스트레스를 촉발시키는 원인과 접하지 않는다면 전혀 문제가 되지 않는다.

건강증진에 관한 다른 일반적인 분야들이 이런 그림에 끼어들면, 모든 것이 논쟁거리가 된다. 먹는 음식, 먹는 약, 스트레스를 제한하는 방법, 필요한 검진, 하고 있는 육체활동, 성격적 특성이 모두 당신을 위험에 빠뜨릴 수 있다. 이것들은 건강과 매우 깊은 관계가 있지만 문제를 해결하기 쉽지 않다. 그렇다면 건강의 이런 측면들을 얘기할 때 왜 그렇게 불확실성이 큰 걸까?

인간의 몸은 변화와 발전을 거듭하는 상태에 있어서, 단 하나의 개입이 수많은 다양한 결과를 만들어낼 수 있다. 극단적인 상황에 처하면 결과는 분명하다. 즉, 탈수증만 문제가 아니라 물을 너무 많이 마셔도 죽을 수 있다는 말이다. 스트레스가 많은 것도 문제지만 끔찍할 정도로 따분한 것도 문제다. 적당한 때에 딱 들어맞는 올바른 균형을 알기란 어렵다.

운동, 스트레스, 정신건강은 예나 지금이나 중요한 문제였지만, 건강하게 오래 산 터먼 연구 참가자들은 운동강좌, 명상수업, 행복강좌에 대해 잘 몰랐다. 그들은 건강한 인생경로 덕분에 순조롭게 인생길을 갈 수 있었고, 그들을 길에서 밀쳐내는 시련이나 사건과 맞닥뜨리더라도 결국은 다시 건강한 길로 되돌아왔다.

• • •
어떤 길을 따라갈 것인가?

건강을 유지하는 방법과 개인이 할 수 있는 일들에 관해 우리가 배운 것은 무엇일까? 첫째, 심호흡을 해라. 둘째, 더 깊은 시각을 가져라.

터먼 연구 참가자들의 인생은 신체에만 중점을 두는 것으로는 충분하지 않다는 사실을 알려주었다. 아픈 것은 몸이고 의사가 환자의 친구나 가족을 치료하는 게 아니라 환자를 치료하지만, 환자의 가족관계나 일, 사회적 관계에 관심을 기울이는 것도 마찬가지로 중요하다. 사회적 환경과 사회적 유대관계는 수십 년에 걸쳐 중요한 요소로 떠올랐다. 사회적 관계는 습관, 일상활동, 장기적 계획, 도전에 대한 반응에 큰 영향을 미친다. 불안정한 가정환경, 부모의 이혼, 너무 이른 취학이 주는 스트레스는 터먼 연구에 참가한 어린이들의 건강에 오랫동안 영향을 미쳤다. 노년에 이른 참가자들의 건강은 직업, 사회적 인간관계, 결혼생활의 행복도, 친구관계의 만족감과 분명히 연관이 있었다.

정교한 과학적 관점에 따르면, 인간의 신체를 기름 치고 정비해야 하는 엔진으로 보거나 물과 비료를 줘야 하는 식물로 보는 것은 터무니없는 접근이다. 본질적으로 개인의 건강은 사회의 건강에 달려 있다.

이제까지 각 장에서 작성해본 셀프테스트 점수를 기억하고 있는가? 그것을 바탕으로 건강한 인생경로와 건강하지 못한 인생경로를 소개하겠다. 물론 인생경로는 매우 다양하지만, 여기서는 가장 보편적인 것 몇 가지만 소개할 예정이다.

가장 확실한 길 – 안정된 가정과 사회적 지지기반

퍼트리샤처럼 성실한 유형으로서 좋은 친구들이 있고 결혼생활도 행복한 사람이라면, 매우 건강한 길을 가고 있을 가능성이 있다. 이런 사람들이 인간관계에 쏟은 인내심과 사려 깊은 계획은 자동적으로 장수에 도움을 주었다. 심지어 어려운 일이 발생했을 때도 말이다. 역설적이게도, 이런 안정된 가정과 사회적 지지기반을 가지고 있는 사람들, 거기다 신중하고 끈질긴 성격에 성취욕까지 큰 사람들은 건강관리에 가장 큰 관심을 가지고 있다. 그러나 이미 그들은 건강을 유지하는 데 필요한 것들을 다 하고 있다.

우리는 '꿈을 이루는 것이 건강에 매우 중요하다'는 사실을 정확히는 발견하지 못했다. 또 일이 적성에 완벽하게 맞아야 장수한다고 예측할 수도 없었다. 그 대신 사려 깊은 계획과 통제력, 성취감, 인내심이 장수에 도움이 됐고 직업적 성공에도 도움이 된다는 사실은 확인할 수 있었다.

쉽지 않은 길 – 성실하고 근면한 성품과 성취감

과학자이자 터먼 연구 참가자인 노리스 브래드버리는 극심한 긴장감이 흐르던 냉전 시기에 국가의 핵무기 개발을 수년 동안 감독했다. 브래드버리는 끊임없이 내리누르는 중압감에 맞닥뜨렸지만 그의 몸은 전혀 쇠약해지지 않았다. 물론 종종 아드레날린이 급증하면서 혈압이 최고로 올라가곤 하겠지만, 우리의 연구가 밝혀낸 바에 따르면 근면함과 성취감이 장수에 관한 강력한 예측변수였다. 64세의 아내, 자식, 손자, 증손자와 함께 브래드버리는 90세까지 잘 지냈다. 〈라이프〉지의 기자였던 셸리 스미스 마이던스는 전 세계의 전쟁터를 돌아다녔고 전쟁포로로 붙잡혀 2년이나 포로수용소에서 보내기도 했었다. 게다가 해외통신원으로 일하면서 협박도 자주 받았지만 스트레스로 지쳐버리지는 않았다.

성공한 사람들은 특정 나이에 사망할 가능성이 낮았다. 일을 쉬엄쉬엄 하는 것이 오히려 건강에 좋지 않았다. 실제로, 어렸을 때 매사에 속 편하고 믿음직스럽지 않은 성격을 가졌던 사람들이 어른이 되어서도 야망이 없고 일에서 별로 성공을 거두지 못한 경우, 사망위험이 엄청나게 증가했다. 한편, 일에 관한 책임감은 막중하지만 수완이 별로 좋지 않고 동료들과 거의 협력하지도 않는 사람이라면, 이제는 바뀌어야 할 필요가 있다.

늘 다니던 길에서 벗어난 길 - 건강한 사람들과 어울리기

숫기 없는 과학자인 존 같은 사람이라면, 덜 알려졌지만 발전 가능한 장수의 길을 발견할 수 있다. 존은 한평생 독신으로 살았지만 자신의 일에 무척 만족했고, 열심히 일한 것에 대한 보상도 많이 받았다. 그는 소수이지만 안정된 친구들 집단과 친밀한 관계를 유지했다. 또 존이 걸어온 직업경로는 개인적인 장점(세밀한 것에 집요하게 집중하며 학문을 사랑하는 것)을 보완했다. 사려 깊고 세심하며 부끄럼 많은 소년이었던 존은 과학자라는 직업을 통해 건강에 이르는 길을 발견했던 것이다. 그는 전쟁 당시 기밀 업무에 복무하면서 사귄 친구들과 계속 연락을 했지만, 주로 일을 통해 친구를 사귀었다. 존은 동료들이나 학생들을 돕고 조언하는 데 인색하지 않았고, 그러한 안정된 사회적 관계들 속에서 건강을 유지하며 살았다.

만약 존이 일하던 곳과 비슷한 기술 연구 회사, 대학교, 정책연구소 근처에 산다면, 존이 건강을 유지한 이유를 더 잘 이해할 수 있는 흥미로운 실험을 해볼 수 있다. 우선, 인근 지역사회에서 연구소와 관련 없는 사람들이 몸무게가 얼마나 나가는지, 무엇을 먹고, 어떻게 행동하는지 등을 살펴본다. 그런 다음 연구소에 들어가서 연구자들을 관찰한다.

아마도 그곳 과학자들과 일반대중들 사이에 커다란 차이가 있음을 발견할 것이다. 즉 비만, 음주, 흡연, 사회활동 등 다양한 면에서 차이가 있을 것이다. 건강에서 이런 차이가 생기는 것은 단 하나의 특정한 원인 때문이 아니라 전체적인 심리사회적 환경 때문이다.

존과 같은 과학자들은 그들을 건강한 길로 이끌고 그 길을 계속 걷도록 만드는 모든 요소들의 총 집합체를 갖고 있다. 이와 비슷한 비교연구로 성직자 집단을 관찰해도 좋다. 아니면 유기농 채소 농장이나 헬스클럽에서 일하는 사람들을 관찰해보라.

당신이 어울리는 집단이 당신이 어떤 유형의 사람이 될지를 결정한다. 건강해지고 싶다면 건강한 사람들과 어울려라. 그것이 변화를 위한 가장 강력하고 가장 직접적인 길이다.

제임스는 존처럼 과학자는 아니었지만, 장수에 이르는 유사한 길(정통은 아니지만)을 발견했다. 제임스는 눈치 빠르고 사교적이지만 어렸을 때 그리 성실하지 않았다. 그런데도 매년 시간이 갈수록 점점 더 어른스러워졌다. 부모님은 이혼했지만 제임스 자신의 결혼생활은 행복했고 학업도 제대로 마쳤으며 예민한 성격도 그대로였다. 하지만 제임스는 일, 취미, 특히 무대연출 일에서 점점 더 강한 만족감과 자부심을 느꼈다. 이처럼 예술이나 창작에 소질이 있는 사람들의 경우, 계속해서 육체적인 활동을 하고 성숙함과 책임감을 꾸준히 유지하면 건강하게 오래 살았다.

파국론자들의 길 - 건강한 인생경로로 다시 돌아오기

더글러스 켈리 박사가 자신의 조사대상인 악명 높은 헤르만 괴링처럼 청산가리를 삼켰을 때, 그 청천벽력 같은 사건은 뜻밖의 일이 아니었다. 파국론적인 사람들의 경우 대부분이 그랬다. 극단적으로 무모해 보이는 사망과 자살사건 대부분에는 위험한 길로 가고 있다는 조짐과 경고신호가 있게 마련이다. 실망감 뒤에 소용돌이치는 정신적 내리막길은 사고나 폭력을 예고하며 음주, 불안감, 우울증, 파국론적 생각은 파국론적인 길로 이끈다. 부자연스러운 명랑함으로 가리려고 애를 써도 이런 행동 패턴에 해당되는 사람들은 눈에 띄게 마련이다. 활달한 폴처럼 그런 사람들은 골칫거리를 회피하거나 아니면 지나치게 무관심하고 속 편하게 지낸다.

건강에 해로운 길로 간다 해도 회복하려고 애쓰는 사람의 열의는 꺾지 못한다. 본인의 생각에 책임을 지고 파국론적 생각을 떨쳐버리는 데 성공한 터먼 연구 참가자들은 일반적으로 배우자, 치료 전문가, 친한 친구의 도움을 받아 건강한 길로 되돌아오는 경우가 많았다.

자신에게 행복한 길 - 사회적 유대관계의 중요성

모르는 사람이 보기에, 활달하고 사교적이며 남성적이고 인기 많은 폴은 모든 것을 다 가진 것 같았다. 그러나 폴은 안타깝게도 수명이 짧았다. 반대로 제스 오펜하이머는 자주 괴롭힘을 당하고 학교 친구들과 싸우면서 불우한 어린 시절을 보냈지만, 역설적이게도 그런 어려움들을 극복하고자 열심히 노력한 결과, 할리우드에서 코미디 작가로 크게 성공할 수 있었다. 그는 결혼해서 아버지가 됐고, 매우 활동적이고 창조적인 인생을 살며 장수했다.

폴과 제스의 핵심적인 차이점은 유머를 활용하는 방법에 있다. 제스는 유머를 마음 따뜻하고 의미 있는 방식으로 사용하는 법을 배웠다. 그는 유머를 통해 인간의 사소한 약점만이 아니라 관계의 중요성도 보여췄다. 또한 제스에게 유머는 돈을 벌기 위한 도구이기도 했다.

하지만 반대로 폴에게 유머는 그 자신을 더 이기적이고 냉소적으로 만드는 구실을 한 것으로 보인다. 낙천적이고 무신경한 폴의 태도는 건강을 위협하는 요인들을 과소평가하게 만들었고, 나태한 방식으로 직업적 목표에 접근하도록 부추겼다. 심지어 그런 태도는 친밀한 사회적 유대관계(장수하는 데 매우 중요한 것)를 가로막기도 했다.

폴은 분위기 메이커였지만 진정한 친구는 거의 없었다. 활달한 성격이나 유머러스한 성격이 나쁘다는 얘기가 아니라, 유머러스하면 무조건 건강하다는 통념에 문제가 있음을 지적하는 것이다. 사실, 우리가 이제까지 살펴봤던 것처럼 행복하면 건강해지는 것이 아니다. 행복과 건강은 둘 다 건강하고 올바른 길을 갈 때 결과적으로 생긴다.

가지 않은 길 - 이혼 뒤에 더욱 행복하게 산 여성들

사회적 관습을 무시하는 개인들(대개 여성들)에 대한 우리의 연구결과들 중에 주목할 만한 것이 있다. 엠마는 그 시대의 많은 젊은 여성들이 가지 않는 인생경로를 걸었다. 즉, 평생 독신으로 살았던 것이다. 엠마는 열정을 가지고 일을 했으며 보람 있고 만족스러운 인생을 살았다. 여행도 자주 다녔다. 엠마는 독립적인 여성이었지만 함께 즐거움을 나누고 힘들 때 격려해주는 친한 친구들과 형제가 있었다. 수십 년 동안 엠마가 터먼에게 제출한 보고서에는 자기 인생이 불완전하다고 느끼는 나약한 여성의 모습은 보이지 않는다. 대신, 매우 쾌활하지만 진지하며 주어진 기회를 잘 활용하는 활기 찬 여성의 모습이 보였다. 행복한 결혼이 건강과 웰빙에 도움이 되지만, 결혼은 문제를 일으킬 뿐 아니라 불화의 가능성도 있고 그에 따라 건강을 해칠 수 있다.

이타적이고 쾌활한 바버라는 성년기를 시작할 즈음에 일찍 결혼을 했다. 엠마와는 달리 사회적 관습을 따랐던 것이다. 그러나 바버라 역시 남들이 가지 않는 길을 갔다. 바버라는 이혼했지만 재혼을 택하지 않았다. 이혼한 여성들 대부분이 그렇듯이 바버라도 계속 건강하게 살았다 (하지만 이혼한 남성들은 그렇지 않다). 또 엠마처럼 친한 친구들이 있었고 사회복지사라는 그녀의 직업은 다른 사람들과 만날 기회를 많이 제공했다. 많은 터먼 연구의 여성 참가자들도 그랬듯이, 바버라의 인생에서도 '여성은 이혼한 뒤 혼자 사는 것이 건강에 이로운 길'이라는 사실이 드러났다. 비록 흔치 않은 인생경로이기는 해도 말이다.

빠른 회복을 위한 길 – 회복력과 통찰력을 키워준 인내심과 근면성

엄청나게 성공한 할리우드 영화감독 에드워드 드미트릭은 터먼 연구 참가자들 중에서 가장 열심히 일했고, 또 가장 많은 스트레스를 받았던 사람 중 하나였지만, 90세까지 건강하게 살았다. 그처럼 성실한 성격에 다른 사람에게 마음을 쓰는 사람들(상냥한 성격이기는 하지만 그렇다고 해서 반드시 사교적이지는 않다)은 역경에 부딪히더라도 잘 지내는 경우가 많았다. 드리트릭 같은 사람들은 다른 사람들한테서 장점을 찾아내려고 노력했는데, 이것이 빠른 회복의 비결이었다. 부모의 이혼을 경험한 아이들도 마찬가지였다. 성취감을 주는 일과 자신의 행복한 결혼생활이 바람직한 인생경로로 되돌아가게 도왔고, 그 결과 장수했다.

우리는 경쟁심과 투지가 건강에 해로운 특성이라는 사실을 발견하지 못했다. 반대로 자신이 성취한 것에 가장 크게 실망한 사람들이 가장 일찍 죽었다.

드미트릭 같은 성공한 할리우드 영화감독들, 제스 오펜하이머 같은 작
가들, 그리고 비슷한 부류의 사람들이 경쟁적인 상황을 싫어한다거나 아
무리 화가 나도 상대에게 팔꿈치를 날리지 못할 것이라는 생각은 순진한
생각이었다. 그들에게는 고집과 의욕, 그리고 특히 도전에 직면할 때마
다 힘이 되어주는 배우자와 친구들이 있었다. 회복력과 내면의 통찰력은
타고난 특성이 아니었지만, 인내심과 근면성은 타고난 것이었다.

길고 구불구불한 길 – 억지 운동보다는 생활패턴에 집중하기

터먼 연구에 참여한 어린이들 다수가 인생의 처음 3분의 1 기간 동안
에는 매우 건강한 길을 걸었다. 그들은 육체적으로 더 활동적이었고(특
히 남자아이들은) 어디서든 잘 적응했으며 친구와 동료들도 많았다. 그러
나 60세 정도가 됐을 때 그들은 대부분 활력과 에너지를 많이 잃어버렸
고, 덜 활동적인 사람들과 비슷한 경향을 보였다. 어렸을 때의 활동성
수준은 더 오래 사는 것과 직접적으로 연관되지 않았다. 대신, 처음부터
활동적이었고 계속 활동적인 사람들과 처음에는 덜 활동적이었지만 활
동성이 증가해 그 상태를 유지한 사람들이 가장 오래 살았다.

육체적으로 꾸준히 활동적인 것이 확실히 건강과 장수에 중요했다.
그러나 건강과 장수에 성공한 사람들은 달리기를 하기로 결심한 사람들
이 아니었다. 오히려, 자꾸만 몸을 움직이도록 부추기고 한 곳에 가만히
앉아 있지 못하게 만드는 생활습관, 일상적인 활동, 사회적 인간관계를
갖고 있는 사람들이 더 잘 지냈다. 터먼 연구 참가자들은 조깅코스, 마
라톤, 헬스클럽, 러닝머신, 땀을 흡수하는 최첨단 운동복이 대중화되기

전에 인생의 대부분을 살았다. 그러나 많은 참가자들이 늘 활동적이고 늘씬한 몸으로 건강하게 지냈다. 값비싼 운동화나 운동복보다는 건강한 생활패턴이 그들을 수십 년 동안 계속 운동하게 만들어주었다.

비슷한 사실이 성실함에서도 드러났다. 어렸을 때 성실한 사람들과 커서도 계속해서 매우 끈질기고 신중한 성격의 사람들이 가장 오래 살았다. 그렇기는 해도, 처음에는 성실하지 않았지만 자신의 위치 때문에 성숙해진 사람들과 전보다 더 신중하고 끈질긴 성격을 갖게 된 사람들은 이전의 큰 격차를 좁힐 수 있었다. 터먼 연구 참가자들 사이에서 일반적으로 나타난 이런 모습들은 유년기에 시작된 성향과 생활패턴이 어렸을 때 결정되어 변치 않는 것은 결코 아니라는 사실을 보여줬다. 오히려 계속 건강한 길을 간 사람들과 늦게라도 건강한 길을 되찾은 사람들이 인생의 후반기에 잘 지냈다.

여성적인 길 – 사회적, 정서적 유대관계를 만들고 유지하기

터먼 연구의 남성 참가자들 다수가 사회적 유대관계와 정서적인 건강을 위해 아내에게 의존하는 경향이 있었다. 이들이 이혼이나 사별로 아내를 잃었을 때, 그 결과는 거의 재앙에 가까울 정도로 파괴적이었다. 남성들 중에서는 결혼관계가 안정된 사람들이 가장 오래 살았다. 그러나 여성들에게는 해당되지 않는 얘기였다. 앞서 말했듯이, 여성들은 다른 사람들과 더 쉽게 사회적, 정서적 유대관계를 형성하기 때문이다. '사회적 유대감'이라는 여성적인 자질을 키울 수 있는 터먼 연구 참가자들이(남녀 불문하고) 더 건강하게 지냈다. 남성적인 남성과 여성은 더 일찍 사망한 반면에, 여성적인 여성과 남성은 더 오래 살았다.

덜 명랑한 길 – 건강을 지켜주는 '적당한 걱정'

파국론적인 생각과 달리, 적당한 걱정은 건강에 실제로 도움을 줬다. 눈치가 빠르고 예민한 제임스는 평생 동안 걱정이 많은 성격이었다. 그러나 그러한 성격은 제임스가 본인의 건강을 더 잘 돌보도록 만들었고, 특히 아내가 죽은 뒤에 그랬다. 특히, 올바른 방향으로 가도록 지켜봐주고 도와주는 배우자나 가까운 가족 구성원이 없는 사람들과 신경증적인 기질의 남성들에게 '걱정 많은 성격'은 장수에 도움이 된다.

파국론적 생각, 화, 우울증의 증세 중 하나인 신경증적인 걱정은 위험이 고조됐다는 신호다. 그러나 많은 사람들에게 소소한 불안과 걱정은 건강해지는 데 중요한 구실을 했다. 이 역시 일반적인 통념과 맞지 않는 뜻밖의 발견이었다.

따라서 걱정이 많은 사람들은 자신의 그런 특성이 건강을 해칠 것이라고 조바심칠 필요가 없다. 걱정이 친구관계에 지장을 주거나 업무를 방해할 정도가 아니라면, 깊은 생각이 필요한 도전에 직면했을 때 걱정은 도움이 되고 건강도 증진시킬 수 있다.

성스러운 길 – 종교생활이 주는 건강한 생활패턴

종교가 있는 사람들이 더 오래 사는 경향이 있다. 이것은 기도나 명상 때문이라기보다는 부분적으로 그들의 생활방식이 더 건강하기 때문인데, 전혀 놀랄 만한 얘기가 아니다. 그리고 종교가 장수에 유리하다는 얘기가 일부러 지어낸 말인 경우도 가끔 있는데, 종교생활에 소극적인 사람들 중에 건강하지 않은 사람들이 있기 때문이다.

그러나 특히 여성들에게 종교생활은 이런 단순한 문제들을 뛰어넘는 무언가가 있지 않을까? 특별한 감정을 느끼고 감사한 마음이 드는 것은 건강의 핵심요소가 아니었다. 기도와 명상 등이 마음을 차분하게 만드는 것 역시 마찬가지로 가장 중요한 요소라고 볼 수는 없었다. 비록 일부 개인들이 극심한 스트레스를 해결하는 데 기도와 명상의 도움을 받을지라도 말이다. 그 대신, 종교를 가진 많은 사람들(그리고 종교가 없는 많은 터먼 연구 참가자들)이 자신의 커뮤니티에서 적극적으로 활동한다는 것이 중요했다. 그들은 의지할 수 있는 친구와 사회적 유대관계를 갖고 있었다. 다른 사람들과 관계를 맺는 사람들이 더 오래 살았다는 말이다.

도나의 인생은 결국 종교와 동떨어진 길을 따랐다. 인생 초반에는 종교생활을 좀 했지만 세월이 흐르면서 교회와 멀어졌다. 이혼 후 광고 분야에서 고된 일을 하며 바쁘게 지내느라 친구들을 만날 시간도 별로 없었다. 이는 도나가 가진 남성적인 특성들과 일치하는 부분이다.

신도생활을 그만 뒀을 때 도나의 인생에서 진정한 결핍이 생겼다. 도나 같은 사람들은 교회 조직을 통해서든 비슷한 집단을 통해서든 친밀한 사회적 관계를 유지했다면 훨씬 더 나았을 것이다.

• • •
일생의 도전

터먼 연구 참가자 1,528명은 모두 무척 똑똑했고 인생의 출발이 순조로웠다. 열 살 무렵에 그들은 학교에서 공부를 잘했고 선생님의 주목을 받아서 스탠퍼드 대학의 교수인 루이스 터먼의 연구대상이 됐다. 성공한 참가자들이 많았지만, 많은 수의 다른 참가자들은 사랑, 직업, 건강

문제에서 일상적으로 실의에 빠졌다. 일부 성공한 사람들은 운이 좋았지만 다른 많은 사람들이 스스로 행운을 만들었다.

일생에 걸쳐 더 잘 지낸 사람과 잘 못 지낸 사람, 오래 산 사람과 일찍 죽은 사람에 관한 많은 예측변수들이 모습을 드러났다. 영향을 미친 것은 좋은 기분, 인기, 외향적인 성격이 아니었다. 또 마냥 태평하게 살거나 스트레스를 피한 사람이 가장 오래 산 것도 아니었다. 오히려 집요함, 신중함, 근면성, 성실함, 친구들이나 커뮤니티와의 친밀한 사회적 관계라는 복잡한 생활패턴을 통해서 의미 있고 흥미로운 인생경로로 간 사람들이 오래 살았다. 그리고 건강한 인생경로에서 벗어날 때마다 다시 그 길로 되돌아온 사람들이 가장 오래 살았다.

이런 장수의 길에서 사람들이 갈고닦은 자질과 생활방식은 적극적인 목표 추구, 인생에 대한 깊은 만족감, 강한 성취감을 반영한다. 또한 폭넓은 사회적 인간관계, 자연스럽게 마음이 끌리는 육체활동, 자신의 커뮤니티에 기여하는 것, 일을 즐기고 일에서 성공하는 것, 건강한 결혼생활, 가까운 친구관계 발전시키기 등은 수명을 늘리는 데 도움이 된다. 더불어, 그런 것들은 목적을 갖고 열심히 일하고, 다른 사람들에게 관심을 가지며, 어려운 시기를 이겨내고 회복하는 것을 의미한다.

다른 사람들과 잘 어울리는 사람들이 뜻밖의 보너스로 더 건강하기까지 하다니 대단히 흥미롭지 않은가? 물론 이런 길을 따라간 사람들 중에 비극적으로 갑자기 목숨을 잃은 사람들도 있고, 장수한 사람들 중에 성취한 것이 아무것도 없는 듯한 사람들도 있다. 그렇기는 해도 건강한 인생경로에 발을 들여놓은 뒤 꾸준히 그 길을 가는 것은 일생의 도전이기 때문에, 터먼 연구 참가자들의 교훈을 받아들여서 사회적으로 더 풍부하고 더 생산적인 인생을 살기 위해 열심히 노력한다면 오래 살 가능성도 커진다는 사실은 우리 모두에게 큰 힘을 준다.

Long Life and Public Health :
Looking Ahead to What Society Should Do

모든 사람이
더 건강한 길로 가는 법

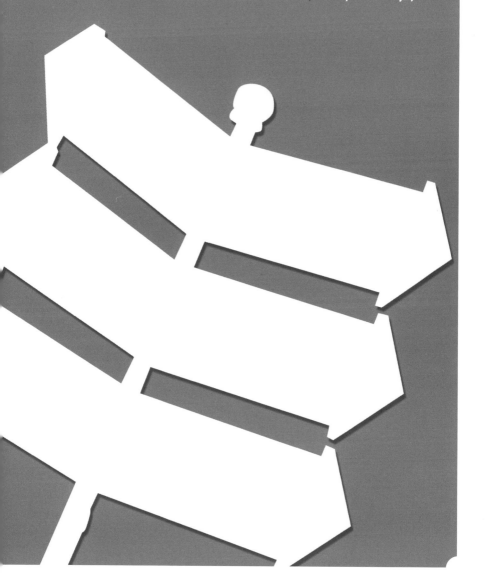

우리의 연구결과는 건강에 대한 가장 널리 통용되는 조언들과 정책들 다수가 잘못됐다는 놀라운 결론을 보여주었다. 건강과 장수에 이르는 성공적인 길을 80년 동안 조사한 이 연구는 기존의 접근법들이 가진 결함들도 지적했다.

이상하게도 전체적인 건강의 수준은 그대로인데 의료비는 폭발적으로 증가하고 있다. 많은 과학자들이 처음으로 기대수명이 줄어들 것이라고 예측하고 있다. 그들은 운동, 살빼기, 충분한 수면, 자외선 차단제 바르기, 쉬엄쉬엄 일하기, 알맞게 먹기, 정밀한 건강검진 받기, 마약 안 하기, 적절한 시간표에 맞춰 처방약 먹기 같은 조언들을 사람들이 열심히 따르지 않았기 때문이라는 점을 들먹인다. 그러나 우리는 그보다는 좀 더 낙관적으로 생각하게 되었다. 터먼 연구 참가자들의 인생을 20년 동안 연구한 뒤, 상황을 호전시킬 방법을 알게 됐기 때문이다.

다른 연구자들이 현재 우리의 연구결과들을 하나씩 확인하고 있는 중이다. 이 연구자들의 연구대상이 된 사람들은 터먼 연구 참가자들보다 수십 년 뒤에 태어났고, 다른 하위문화에 속해 있으며, 다양한 사람들로 구성된 전혀 다른 사람들이다. 그러나 장수에 이르는 경로는 거의 똑같은 것 같다. 가장 최근에 발표된 어느 연구에서도 터먼 연구에서 발견한 사실들이 오늘날의 건강과 매우 깊은 연관이 있음을 보여주었다.

루이스 터먼은 1956년 80세 생일 직전에 사망했다. 80세에 세상을 떠났다는 것은 터먼 시대의 사람들, 특히 어린 시절의 대부분을 결핵으로 고생하다 결국 일찍 목숨을 잃은 사람들이 보기에 매우 장수한 것이었다. 결혼한 지 50년이 넘어서 터먼 부인이 같은 해에 조금 일찍 사망한 것은 아마도 우연의 일치는 아닐 것이다.

죽기 직전까지 터먼 박사는 연구 참가자들과 만나는 것을 좋아했고 거의 모든 참가자들과 계속 만났다. 터먼 박사는 스트레스를 많이 받았지만 성실하고 활동적이며 열심히 일하는 사람이었다. 박사는 재능 있는 개인들의 특성과 성공을 연구하는 일에 착수했는데, 자신이 생각했던 것보다 재능이라는 문제가 훨씬 더 복잡하다는 사실을 깨닫게 됐다. 우리가 건강과 장수의 기반을 이해할 때도 마찬가지였다.

• • •
건강에 대한 잘못된 접근들

정책 입안자나 그와 비슷한 비전문가들은 건강과 장수를 생각할 때 개념상 두 가지의 주요한 오류를 저지르는 경향이 있다. 첫째, 가족력의 중요성을 과대평가하는 경향이 있다. 키는 부모가 물려준 유전자에 많은 영향을 받고, 눈동자의 색깔도 유전자로 결정된다. 그러나 부모의 수명을 가지고 자식의 건강과 수명을 예측하는 것은 '잘해야 보통' 정도인 방법이다. 물론 특정 질병의 성향이 집안 대대로 유전되기도 하고, 분명히 유전적 원인으로 생기는 병들도 있긴 하다. 이런 지식은 선별검사(건강한 사람과 질병이 있는 사람을 선별하는 방법 – 옮긴이)를 할 때와 살면서 주의해야 할 점이 무엇인지 알고 싶을 때 도움이 된다. 그러나 이것으로 심장마비에 걸릴지, 혹은 장수할지 예측할 수 있을까? 가족의 경험으로는 정확히 알 수 없다. 본인의 인생경로가 더 중요하다.

두 번째 오류는, 앞서 설명했던 것인데, 사람들에게 건강에 관한 조언 목록을 주면 건강 증진에 중요한 영향을 미칠 수 있다고 생각하는 것이다. 의사들은 종종 이렇게 말한다.

"적당히 먹기, 금연, 살빼기, 충분한 수면, 운동 등등은 건강을 유지하기 위해 당연히 가장 먼저 해야 할 일들이죠. 하지만 대다수 환자들이 하지 않아요. 그래서 우리가 효과 좋은 약을 개발하려는 겁니다."

대다수 환자들에게 인생을 바꾸기 위해 고쳐야 할 것들의 목록을 건네줘도 하지 않을 것이기 때문에, 이런 정서는 지극히 자연스러운 것이라고 볼 수 있다.

장수한 터먼 연구 참가자들은 그런 목록을 한 번도 받은 적이 없었다. 그러나 그들은 건강한 길을 잘 찾아갔다. 사회가 건강문제에 접근하는 방식이 위협과 질병인 경우, 우리는 몸속의 잘못된 것, 예를 들면 전염병, 폐색(뭔가가 막혀서 생기는 병 – 옮긴이), 유전자 이상, 호르몬과 화학물질 불균형 같은 것에 초점을 맞추게 된다. 그러면 의사들은 병을 치료하기 위해 노력한다. 여러 번 얘기했듯이, 많이 아픈 사람이나 건강이 점점 악화되는 사람에게 이런 접근법은 기적을 낳는다. 즉, 현대의학의 기적이다. 그러나 이런 접근법은 이야기의 일부분일 뿐이고, 장담하건대 많은 이들이 장수에 이르는 보편적인 길을 무시하고 있다.

터먼 연구에 참가한 사람들의 인생, 건강, 장수, 사망원인에 대한 새로운 정보를 수집하고 만들면서, 우리는 예상치 못한 많은 사실들을 발견했다. 때로 복잡하기도 하지만 그렇다고 완전히 '무작위적'이라고 볼 수도 없는 길들을 알게 됐는데, 그것은 성격, 성향, 행동, 사회집단, 노동환경, 건강과 장수와 관련된 길이었다.

감염치료제 페니실린이나 뇌졸중 치료를 위한 혈전용해제는 찾았지만, 성실하지 않은 성격, 불안정한 결혼생활, 트라우마를 초래하는 스트레스에 노출되는 것, 사회적 고립감, 직장생활의 실패, 사회적-심리적 아노미(amonie, 행위를 규제하는 공통 가치나 도덕 기준이 없는 혼돈 상태-옮긴이), 별거 등을 간단히 '치유하는 방법'은 병원이나 치료소에서 구할 수 없다. 사실, 개인과 사회집단이 세월이 흐르면서 변하기 때문에 그런 도전들도 점차 진화한다.

존 F. 케네디는 대통령이 되자마자 즉시 육체적인 건강의 중요성을 강조하며 정부가 운동을 장려해야 한다는 점을 설파하기 시작했다. 덕분에 80km 도보여행이 유행하게 되었는데, 터먼 연구 참가자인 앤셀 키스 박사가 〈타임〉지 표지에 대서특필돼 '미국 사람들이 너무 많이 먹는다'고 말한 당시다. 반세기가 지난 현재 미국 인구의 대부분이 전보다 더 비만할 뿐 아니라 덜 건강하다. 케네디 대통령의 노력이 현재의 문제를 야기했다거나 잘못이었다는 뜻이 아니다. 그런 획일적인 접근법이 장기간에 걸쳐 대체로 효과가 없었다는 말이다.

지나치게 단순화된 조언들은 사태를 더 심각하게 만들기도 한다. 얼마 전에는 각종 전문가들이 모여 건강을 위협하는 큰 골칫거리인 지방을 먹지 말아야 한다고 선언하면서 지방에 대한 공포가 전 세계를 휩쓸었다. 온갖 종류의 저지방 음식들이 마트에 쏟아져 나왔고, 사람들은 지방 대신 탄수화물 섭취를 늘렸다. 그러나 몸속에서 벌어지는 지방과 탄수화물의 신진대사는 상당히 복잡하고, 지방을 고탄수화물 식품으로 대체하는 것이 과연 건강에 이로운지는 전혀 알 수 없다. 정확한 원인은 알 수 없지만, 건강 전문가들이 '지방을 너무 많이 먹지 말라'고 설교한 이래로 수년 동안 미국인들의 비만수치가 극적으로 늘어났다.

'해야 할 것'이나 '하지 말아야 할 것' 같은 조언들은 너무나 단순한 체크리스트로서, 지나치게 협소한 범위만 다루고 오해의 소지가 있으며, 치명적인 오류가 나중에 밝혀지게 된 많은 사례들이 있다. 아무리 근거가 충분한 조언일지라도, 조언 목록은 원래 의도한 결과를 얻지 못하는 경우가 많다. 새해 결심 목록을 만들고 혼자 실천해보려고 할 때도, 장기간 그것을 지키는 사람은 거의 없지 않은가?

• • •

개인의 건강을 책임지는 사회적 패턴

오늘날 대부분의 사회는 거액의 세금을 사회조직, 경제적 잠재력, 시민들의 정신건강을 강화하는 데 할당한다. 예를 들어 교육 프로그램 개발, 약물남용 예방, 가계 지원, 공원 조성, 직업훈련과 가난 구제 프로그램 등이 있다. 다른 거액의 세금은 보건의료, 의사양성, 병원건립, 질병 연구, 건강보험이나 의료 접근권 제공에 할당된다. 여기에 내포된 관점은 이렇다. 즉, 대다수의 개인들이 자연스럽게 건강을 유지할 것이지만, 그들이 어쩌다 병에 걸리면 잘 훈련된 의사들이 치료해줄 수 있다.

터먼 연구 참가자들을 수십 년간 연구한 우리는 다른 결론을 내렸다. 우리 연구는 더 성실하고 목표가 있는 시민들, 그리고 그들과 잘 통합된 지역사회가 장수하는 건강한 사회가 될 가능성이 있다는 것을 보여주었다. 물론, 지역사회가 깨끗하고 안전한 공기, 물, 음식, 좋은 학교와 안전한 거리를 제공한다면 특히 더 도움이 될 것이다. 그러나 정신적 건강이 육체적 건강과 어느 정도로 가까운 단짝인지를 인식하는 사람은 거의 없다. 또 개인마다 적절한 길을 찾아 차근차근 앞으로 나아가게 하는 사회적 패턴들이 왜 중요한지 완전히 이해한 사람도 거의 없다.

젊은 시절의 스트레스에 대한 신경과학자들의 연구도 아주 유사한 결론에 도달했다. 예를 들면, 록펠러 대학의 연구자들은 젊은 시절의 생물학적 혼란이 수십 년 뒤에 질병을 유발한다고 주장한다.[102] 건강을 위협하는 요소들이 우리의 생물학적 시스템 내에 얼마나 많이, 얼마나 일찍부터 박혀 있는지와 그 이후에 평생 동안 벌어지는 심리적, 사회적 과정들이 건강상태를 얼마나 좌우하는지를 확실히 안다고 말하기에는 아직 너무 이르다. 그러나 결과는 비슷하다. 즉, 잘 적응하는 아이들이 사회적으로 안정된 환경에서 자라면 어른이 됐을 때 건강하고 장수할 가능성이 훨씬 높다.

1921년 9월 샌프란시스코의 어느 초등학교에서 퍼트리샤라는 재능 있고 성실한 여학생이 터먼 박사에게 불려 나갔을 때, 퍼트리샤와 몇몇 친구들이 90년 이상 건강하게 살 수 있었던 길이 어떤 길인지 퍼트리샤도 담임선생님도 루이스 터먼 박사도 잘 몰랐다. 터먼 박사는 장수라는 말을 거의 언급하지 않았지만, 1947년에 연구가 절반 정도 진행됐을 때 이런 말을 했다. "과학, 학문, 문학, 사회복지에 이 집단이 최종적으로 기여하는 것, 또는 이 집단의 최종 번식력, 수명, 정신이상 비율, 이혼율을 정확히 평가하기에는 아직 너무 이르다."[103]

그러나 이제는 그리 이르지 않다. 우리는 터먼 연구에 참가한 사람들이 분명히 밝힌 건강과 장수에 관한 지침들이 모든 사람을 더 건강한 길로 가도록 도움을 주는 보건의료 시스템과 사회적 변화를 고무하기 바란다. 향후 우리의 연구는 그런 정책들을 발전시키고 실행하는 데 중점을 둘 것이다.

하워드 S. 프리드먼, 레슬리 R. 마틴

프롤로그 - 사상초유의 인생연구 프로젝트가 시작되다

1) 젊음을 유지하는 루실 볼의 비결은 A. Adams, "An Uncommon Scold." (New York : Simon and Schuster, 1989)에서 인용한 것이다. 터먼 연구 참가자 중에서 빨리 먹는 문제와 관련된 정보는, 1922년 샌프란시스코나 로스앤젤레스에서 종합검진을 받은 어린이들에 관한 기록에 나와 있다. 남자아이의 절반과 여자아이 중 3분의 1이 음식을 빨리 먹는 아이로 분류되었다. 85년 뒤 우리가 장수 관련 자료를 분석했을 때, 천천히 먹는 것이 장수에 도움이 된다는 증거는 전혀 찾아볼 수 없었다.

2) 2002년 3월 9일자 〈뉴욕 타임스〉에 셸리 스미스 마이턴스의 부고가 실렸다.

Chapter 1. 터먼 프로젝트의 시작

3) 우리는 이 책에서 집단의 관계, 일반적인 궤적, 장수에 이르는 길에 관한 우리의 연구결과를 공개했다. 우리가 제스 오펜하이머와 셸리 스미스 마이턴스처럼 공개적으로 터먼 연구 참가자라고 인정한 사람에 대해 설명하는 경우, 그 정보들은 사실을 근거로 한 불변의 정보들이다. 정보를 공개하지 않는 비밀 사례를 들어 핵심 요점을 설명하는 경우에는, 중요하지 않은 부분에서 일부 세부사항을 바꾸고 필명을 사용했다. 터먼 박사가 연구에 참가한 이들에게 비밀을 지킬 것을 약속했기 때문이다. 터먼 박사도 일화를 들어 본인의 연구결과를 예증할 때 같은 방식으로 참가자들의 신상정보를 숨겼다.

4) 성격에 대한 현대적 접근법의 교과서로는 H. S. Friedman and M. W. Schustack, *Personality : Classic Theories and Modern Research, 4th Edition.* (Boston : Pearson Allyn and Bacon, 2009)를 참고하기 바란다.

Chapter 2. 성격은 어떻게 수명을 결정하는가?

5) 이 책에 실린 자기평가는 지금 논의 중인 개념들을 더 깊이 이해하는 데 도움이 될 것이다. 자기평가는 진찰이나 치료를 목적으로 만들어진 것이 아니며, 점수는 근사치로 매기면 된다.

6) 이 문장은 데일 카네기가 1936년에 쓴 《카네기 인간관계론How to Win Friends and

Influence People)에서 인용한 것이다.

7) 현대의 측정치를 이용해 척도의 타당성을 확인한 내용을 더 자세히 알고 싶다면, L. R. Martin and H. S. Friedman, "Comparing Personality Scales across Time : An Illustrative Study of Validity and Consistency in Life Span Archival Data." *Journal of Personality 68* (2000), 85~100을 참고하기 바란다.

8) 유년기와 성년기의 성실성에 대한 우리의 연구는 L. R. Martin, H. S. Friedman, and J. E. Schwartz, "Personality and Mortality Risk across the Lifespan : The Importance of Conscientiousness as a Biopsychosocial Attribute." *Health Psychology 26* (2007), 428~436을 참고하기 바란다.

9) 이스로엘 립킨에 대한 정보는 D. Katz, *The Musar Movement: Its History, Leading Personalities and Doctrines* (Tel Aviv : Orly Press, 1975) 또는 I. Salanter, I. Blaser, Z. Miller, and E. Linas, *Ohr Yisrael: The Classic Writings of Rav Yisrael Salanter and His Disciple Rav Yitzchak Blazer* (Southfield, MI : Targum, 2004)을 참고하기 바란다.

10) 성실성과 장수에 대한 우리의 과학적 검토는 M. L. Kern and H. S. Friedman, "Do Conscientious Individuals Live Longer? A Quantitative Review." *Health Psychology 27* (2008), 500~512를 참고하기 바란다.

11) 역학자 르네 굿윈과의 공동연구는 R. G. Goodwin and H. S. Friedman, "Health Status and the Five Factor Personality Traits in a Nationally Representative Sample." *Journal of Health Psychology 11* (2006), 643~654를 참고하기 바란다.

Chapter 3. 사교성의 딜레마

12) 과학자 대 비과학자의 장수에 대한 우리 연구를 좀 더 자세히 알고 싶다면 H. S. Friedman, J. S. Tucker, L. R. Martin, C. Tomlinson-Keasey, J. E. Schwartz, D. L. Wingard, and M. H. Criqui, "Do Non-scientists Really Live Longer?" *The Lancet 343* (1994), 296을 참고하기 바란다.

13) 성격과 건강 관련 행동에 대한 우리의 연구결과는 J. S. Tucker, H. S. Friedman, C. Tomlinson-Keasey, J. E. Schwartz, D. L. Wingard, M. H. Criqui, L. R. Martin, "Childhood Psychosocial Predictors of Adulthood Smoking, Alcohol, Consumption, and Physical Activity." *Journal of Applied Social Psychology 25* (1995), 1884~1899

에 실려 있다.

14) 성격과 보상 행위에 대한 더 자세한 내용은 Philip J. Corr, ed., *The Reinforcement Sensitivity Theory of Personality* (New York : Cambridge University Press, 2008), C. Davis, K. Patte, R. Levitan, C, Reid, S. Tweed, and C. Curtis, "From Motivation to Behaviour : A Model of Reward Sensitivity, Overeating, and Food Preferences in the Risk Profile for Obesity." *Appetite 48* (2007), 12~19도 참고하기 바란다.

Chapter 4. 건강해야 행복한가, 행복해야 건강한가?

15) 심리요법과 암에 관한 글로는 J. C. Coyne, B. D. Thombs, M. Stefanek, S. C. Palmer, "Time to Let Go of the Illusion That Psychotherapy Extends the Survival of Cancer Patients : Reply to Kraemer, Kuchler, and Spiegel." *Psychological Bulletin 135, no. 2* (2009), 179~182를 참고하기 바란다.

16) 샐린저의 말은 *Raise High the Roof Beam, Carpenters and Seymour: An Introduction* (Boston : Little, Brown, 1959), 88에서 인용했다.

17) 활달함과 장수에 대한 우리 연구 중 하나는 L. R. Martin, H. S. Friedman, J. S. Tucker, C. Tomlinson-Keasey, M. H. Criqui, and J. E. Schwartz, "A Life Course Perspective on Childhood Cheerfulness and Its Relation to Mortality Risk." *Personality and Social Psychology Bulletin 28* (2002), 1155~1165를 참고하기 바란다.

18) 심신 문제와 관련된 역사는 앤 해링턴이 쓴 *The Cure Within: A History of Mind-Body Medicine* (New York : W. W. Norton, 2008)에 나와 있다.

19) 보통 사람은 본인의 위험요인을 평균보다 낮게 평가하는 경향이 있다. 이와 관련된 문제들에 대한 더 자세한 논의는 N. D. Weinstein, "Exploring the Links between Risk Perceptions and Preventive Health Behavior." *Social Psychological Foundation of Health and Illness, ed. J. Suls and K. Wallston,* ed, J. Suls and K. Wallston 22~53 (Oxford, England : Blackwell, 2003)을 참고하기 바란다.

20) 노화와 긍정적인 생각에 대한 연구로는 M. Mather and L. Carstensen, "Aging and Motivated Cognition : The Positivity Effect in Attention and Memory." *Trends in Cognitive Sciences 9* (2005), 496~502를 참고하기 바란다.

21) 하버드 대학 사람들에 대한 베일런트 박사의 연구를 더 알고 싶다면 G. E. Vaillant, *Aging Well: Surprising Guideposts to a Happier Life from the Landmark Harvard Study of Adult Development* (Boston : Little, Brown, 2002)을 참고하기 바란다.

22) '수녀 연구'에 대한 개관은 David Snowdon, *Aging with Grace: What the Nun Study Teaches Us about Leading Longer, Healthier, and More Meaningful Lives* (New York : Bantam, 2002)를 참고하기 바란다.

23) 신경증이 건강을 보호하는 효과가 있음을 밝힌 우리의 첫 번째 연구에 대해 더 알고 싶다면 A. E. Henderson, H. Christensen, and B. Rodgers, "Health, Cognitive, and Psychosocial Factors as Predictors of Mortality in an Elderly Community Sample." *Journal of Epidemiology and Community Health 53* (1999), 83~88을 참고하기 바란다. 메디케어 노인 환자들에 대한 두 번째 연구는 A. Weiss and P. T. Costa, Jr., "Domain and Facet Personality Predictors of All-Cause Mortality among Medicare Patients Aged 65 to 100." *Psychosomatic Medicine 67 (2005)* , 724~733 을 참고하기 바란다.

24) 나르시시즘에 관련된 논의로는 Jean M. Twenge, *Generation Me: Why Today's Young Americans Are More Confident, Assertive, Entitled-and More Miserable Than Ever Before* (New York : The Free Press, 2006)를 참고하기 바란다.

Chapter 5. 파국론자 치킨 리틀의 잔혹한 운명

25) 파국론적 생각에 대한 우리의 초기 연구는 C. Peterson, M. E. P. Seligman, K. H. Yurko, L. R. Martin, and H. S. Friedman, "Catastrophizing and Untimely Death." *Psychological Science 9* (1998), 127~130을 참고하기 바란다.

26) 파국론적 생각과 관련된 위험을 더 알고 싶다면, C. Peterson, S. F. Maier, and M. E. P. Seligman, *Learned Helplessness: A Theory for the Age of Personal Control* (New York : Oxford University Press, 1993)를 참고하기 바란다.

27) 더글러스 켈리 박사의 간략한 일대기는 University of California : In Memoriam, 1959, "Douglas McGlashan Kelley, Criminology : Berkeley."과 2005년 2월 6일 "Mysterious Suicide of Nuremburg Psychiatrist." *San Francisco Chronicle* A17을 참고하기 바란다. 1958년 1월 2일자 〈뉴욕 타임스〉 18면에 실린 기사의 제목은 "나치

재판에 참석했던 미국 정신과 의사 사망하다."이다.

28) 톰린슨-키시 박사의 여성 8명에 대한 연구는 C. Tomlinson-Keasey, L. W. Warren, and J. E. Elliot, "Suicide among Gifted Women : A Prospective Study." *Journal of Abnormal Psychology 95* (1986), 123~130을 참고하기 바란다.

29) 자살한 사람들의 인생을 조사한 슈나이드먼 박사의 연구를 좀 더 알고 싶다면 E. Shneidman, "Perturbation and Lethality as Precursors of Suicide in a Gifted Gruop." *Life-Threatening Behavior 1* (1971) : 23~45를 참고하기 바란다. 슈나이드먼의 책인 *The Suicidal Mind* (New York : Oxford University Press, 1998)도 참고할 만하다.

30) 터먼 연구 참가자들의 후회에 대한 코넬 대학 연구는 N. Hattaiangadi, V. H. Medvec, and T. Gilovich, "Failing to Act : Regrets of Terman's Geniuses." *International Journal of Aging and Human Development 40* (1995), 175~185에 나와 있다.

31) 데이비드 레스터는 자살한 터먼 연구 참가자들, 대응 통제 집단, 유년기의 성격에 대해 후속 연구를 했다. D. Lester, "Completed Suicide in the Gifted." *Journal of Abnormal Psychology 100* (1991), 604~606을 참고하기 바란다.

32) 심장마비 이후 치료 방법을 엄수한 것과 그에 따른 건강 결과에 대한 연구는 R. I. Horwitz, C. M. Viscoli, L. Berkman, R. M. Donaldson, S. M. Horwitz, C. J. Murray, D. F. Randohoff, and J. Sindelar, "Treatment Adherence and Risk of Death after a Myocardial Infarction." *Lancet 336, no. 8714* (1990), 542~545에 나와 있다.

Chapter 6. 이른 출발이 이른 죽음을 부른다

33) 모유수유에 대한 우리의 연구는 D. L. Wingard, K. H. Criqui, S. Edelstein, J. Tucker, C. Tomlinson-Keasey, J. E. Schwartz, and H. S. Friedman, "Is Breast-Feeding in Infancy associated with Adult Longevity?" *American Journal of Public Health 84* (1994), 1458~1462를 참고하기 바란다.

34) 유년기 교육과 장수에 대한 우리의 연구는 M. L. Kern and H. S. Friedman, "Early Educational Milestones as Predictors of Lifelong Academic Achievement, Midlife Adjustment, and Longevity." *Journal of Applied Developmental Psychology 30* (2009), 419~430을 참고하기 바란다.

35) 리 크론바흐에 대한 자세한 설명은, Richard J. Shavelson, "biographical memoirs" *Proceedings of the American Philosophical Society 147, no. 4* (2003)에 나와 있다.

Chapter 7. 회복이 빠른 사람들의 비밀

36) 부모의 이혼이 미래의 사망위험에 영향을 미친다는 사실을 최초로 증명한 우리 연구의 전체 결과는 J. E. Schwartz, H. S. Friedman, J. S. Tucker, C. Tomlinson-Keasey, D. L. Wingard, and M. H. Criqui, "Sociodemographic and Psychosocial Factors in Childhood as Predictors of Adult Mortality." *American Journal of Public Health 85, no. 9* (1995), 1237~1245를 참고하기 바란다.

37) 부모의 이혼이 사망위험에 왜 중요한지를 조사한 우리의 후속 연구는 J. S. Tucker, H. S. Friedman, J. E. Schwartz, M. H. Criqui, C. Tomlinson-Keasey, D. L. Wingard, and L. R. Martin, "Parental Divorce : Effects on Individual Behavior and Longevity." *Journal of Personality and Social Psychology 73* (1997), 381~391에 나와 있다.

38) 부모의 이혼과 암에 대한 연구는 K. Hemminki and B. Chen, "Lifestyle and Cancer : Effect of Parental Divorce." *European Journal of Cancer Prevention 15, no. 6* (2006), 524~530을 참고하기 바란다.

39) 위험한 가정에 대해 더 알고 싶다면 R. L. Repetti, S. E. Taylor, and T. E. Seeman, "Risky Families : Family Social Environment and the Mental and Physical Health of Offspring." *Psychological Bulletin 128* (2002), 330~366을 참고하기 바란다.

40) 가정환경과 부모의 이혼에 대한 연구결과를 더 알고 싶다면 L. R. Martin, H. S. Friedman, K. M. Clark, and J. S. Tucker, "Longevity following the Experience of Parental Divorce." *Social Science and Medicine 61* (2005), 2177~2189를 참고하기 바란다.

41) 세월이 흐르는 동안 이혼이 (장수에) 미친 영향에 대한 연구를 더 살펴보려면 P. R. Amato, L. S. Loomis, and A. Booth, "Parental Divorce, Marital Conflict, and Offspring Well-Being during Early Adulthood." *Social Forces 73* (1995), 895~915를 참고하기 바란다.

42) 부모의 이혼이 초래한 결과들에 유전적 요인이 하나의 원인으로 작용할 수 있다는 주장은 B. M. D'Onofrio, E. Turkheimer, R. E. Emery, W. S. Slutske, A. C. Health, P.

A. Madden, and N. G. Martin, "A Genetically Informed Study of the Processes underlying the Association between Parental Marital Instability and Offspring Adjustment." *Developmental Psychology 42, no. 3* (2006), 486~499를 참고하기 바란다.

Chapter 8. 뛰어노는 아이보다 공부벌레가 더 건강하다?

43) 'K레이션'에 대해 더 알고 싶다면 Franz A. Koehler, "Special Rations for the Armed Forces, 1946~1953." QMC Historical Studies, Series Ⅱ, No. 6, Historical Branch, Office of the Quartermaster General, Washington, DC, 1958을 참고하기 바란다.

44) 마크 트웨인의 말은 http://www.pbs.org/marktwain/learnmore/writings_seventieth.html 에서 인용했다.

45) 세월이 흐르는 동안의 육체활동 패턴에 대해 더 알고 싶다면 H. S. Friedman, L. R. Martin, J. S. Tucker, M. H. Criqui, M. L. Kern, and C. Reynolds, "Stability of Physical Activity across the Lifespan." *Journal of Health Psychology 13* (2008), 966~978을 참고하기 바란다.

46) 육체활동에 대한 우리의 연구 중 하나는 M. L. Kern, C. A. Reynolds, and H. S. Friedman, "Predictors of Physical Activity Patterns across Adulthood : A Growth Curve Analysis." *Personality and Social Psychology Bulletin* (in press, 2010)을 참고 하기 바란다.

47) 이 말은 닐 암스트롱이 뉴스 앵커 월터 크롱카이트와의 인터뷰에서 했던 말로, L. Eisenberg, *Fifty Who Made the Difference: A Celebration of Fifty American Originals* (New York : Random House, 1984)에 나와 있다.

48) 집단들 사이에서 MET의 차이점에 대해 더 알고 싶다면 M. A. Martinez-Gonzalez, J. A. Martinez, F. B. Hu, M. J. Gibney, and J. Kearney, "Physical Activity, Sedentary Lifestyle and Obesity in the European Union." *International Journal of Obesity and Related Metabolic Disorders 23* (1999), 1192~1201을 참고하기 바란다.

49) 비타민B에 대한 연구는 C. M. Albert, N. R. Cook, J. M. Gaziano, E. Zaharris, J. MacFadyen, E. Danielson, J. E. Buring, and J. E. Manson, "Effect of Folic Acid and B Vitamins on Risk of Cardiovascular Events and Total Mortality among Women

at High Risk for Cardiovascular Disease : A Randomized Trial." *Journal of the American Medical Association 299, no. 17* (2008), 2027~2036을 참고하기 바란다.

50) 아스피린과 심장마비에 대한 이 연구는 H. D. Lewis, J. W. Davis, D. G. Archibald, W. E. Steinke, T. C. Smitherman, J. E. Doherty, H. W. Schnaper, M. LeWinter, E. Linares, J. M. Pouget, S. C. Sabharwal, E. Chesler, and H. DeMots, "Protective Effects of Aspirin against Acute Myocardial Infarction and Death in Men with Unstable Angina : Results of a Veterans Administration Cooperative Study." *New England Journal of Medicine 309, no. 7* (1983), 396~403에 나와 있다.

Chapter 9. 사랑, 결혼, 이혼은 건강을 돕는가, 해치는가?

51) 홈스와 라헤가 만든 척도의 원형은 T. H. Holmes and R. H. Rahe, "The Social Readjustment Rating Scale." *Journal of Psychosomatic Research 11, no. 2* (1967), 213~218을 참고하기 바란다.

52) 결혼 내력과 장수에 대한 우리의 초기 연구를 더 알고 싶다면 J. S. Tucker, H. S. Friedman, D. L. Wingard, and J. E. Schwartz, "Marital History at Midlife as a Predictor of Longevity : Alternative Explanations to the Protective Effect of Marriage." *Health Psychology 15* (1996), 94~101을 참고하기 바란다.

53) H. L. Mencken, *A Little Book in C Major* (New York : John Lane, 1916), 14를 참고하기 바란다.

54) 결혼과 행복에 대한 논의는 R. E. Lucas and A. E. Clark, "Do People Really Adapt to Marriage?" *Journal of Happiness Studies 7* (2006), 405~426을 참고하기 바란다.

55) 사우스캐롤라이나 연구는 D. A. Sbarra and P. J. Nietert, "Divorce and Death." *Psychological Science 20* (2009), 107~113에 나와 있다.

56) 결혼 유형에 대한 우리의 연구는 J. S. Tucker, J. E. Schwartz, K. M. Clark, and H. S. Friedman, "Age-Related Changes in the Associations of Social Network Ties with Mortality Risk." *Psychology and Aging 14, no. 4* (1999), 564~571에 나와 있다.

57) 결혼생활의 행복에 대해서는 L.Vie, M. L. Kern, C. A. Reynolds and H. S. Friedman, "Marital Happiness as a Predictor of Healthy Aging."을 참고하기 바란

다. 이는 2009년 11월 20일 'The Annual Scientific Meeting of the Gerontological Society of America, Atalanta, Ga'에서 발표된 것이다.

58) 결혼과 행복에 대한 연구들의 개요는 J. K. Kiecolt-Glaser and T. L. Newton, "Marriage and Health : His and Hers." *Psychological Bulletin 127, no. 4* (2001), 472~503을 참고하기 바란다.

59) 같은 글.

60) 터먼 박사가 말한 오르가슴 충족도라는 구절은 L. M. Terman and M. H. Oden, *Genetic Studies of Genius, vol. 4, The Gifted Child Grows Up: Twenty-five Year's Follow-up of a Superior Group* (Stanford, CA : Stanford University Press, 1947), 249에 나와 있다.

61) 성관계와 장수에 대한 우리의 연구는 D. R. Seldin, H. S. Friedman, and L. R. Martin, "Sexual Activity as a Predictor of Life-Span Mortality Risk." *Personality and Individual Differences 33* (2002), 409~425에 나와 있다.

62) 성관계와 건강에 대한 다른 연구들로는 G. D. Smith, S. Frankel, and J. Yarnell, "Sex and Death : Are They Related? Findings from the Caerphilly Chhort Study." *BMJ 315* (1997), 1641~1644와 H. K. Chen, C. D. Tseng, S. C. Wu, T. K. Lee, and T. H. H. Chen, "A Prospective Cohort Study on the Effect of Sexual Activity, Libido and Widowhood on Mortality among the Elderly People : 14-Year Follow-up of 2453 Elderly Taiwanese." *International Journal of Epidemiology 36* (2007), 1136~1142 가 있다.

Chapter 10. 사장이 아랫사람보다 오래 사는 이유

63) 에드워드 드미트릭에 대한 흥미로운 기사는 Richard English, "What Makes a Hollywood Communist?" *Saturday Evening Post*, (1951년 5월 19일자)를 참고하기 바란다. 드미트릭의 부고는 1999년 7월 3일자 〈뉴욕 타임스〉에 "Edward Dmytryk, Film Director, Dies at 90."라는 제목으로 실렸다. 1978년에 출간된 그의 자서전 제목은 *It's a Hell of a Life but Not a Bad Living*이다.

64) 성격, 면역력, 질병에 대한 개관으로는 H. S. Friedman, "The Multiple Linkages of Personality and Disease." *Brain, Behavior, and Immunity 22* (2008), 668~675

를 참고하기 바란다. M. E. Kemeny, "Psychoneuroimmunology." *Foundations of Health Psychology* , ed. H. S. Friedman and R. C. Silver, 92~116 (New York : Oxford University Press, 2007)도 참고하기 바란다.

65) 터먼의 인용구는 "Terman and Oden, Genetic Studies of Genius vol. 4", *The Gifted Child Grows Up* , 314에서 인용했다.

66) 노리스 브래드버리의 부고는 1997년 8월 22일자 〈뉴욕 타임스〉에 실렸다.

67) 페기 컨, 찬드라 레이놀즈, 글로리아 렁이 이 연구를 위해 애를 썼다. 글로리아는 학부생일 때 우리의 주요 과학 논문을 공동으로 집필하며 보기 드물 정도로 뛰어난 실력을 발휘했다. 성공한 남성들의 장수에 대한 우리 논문 중 하나로는 M. L. Kern, H. S. Friedman, L. R. Martin, C. A. Reynolds, and G. Luong, "Conscientiousness, Career Success, and Longevity : A Lifespan Analysis." *Annals of Behavioral Medicine 37* (2009), 154~163을 참고하기 바란다.

68) 직업의 발전에 대한 연구는 E. K. Pavalko, G. H. Elder, and E. C. Clipp, *Journal of Health and Social Behavior 34* (1993), 363~380에 나와 있다.

69) 본인이 터먼 연구 참가자였던 로버트 시어스는 이 연구를 이어받아 책임을 맡았는데, 직업 만족도의 이런 측면을 조사했을 뿐 아니라 데이터베이스 작업에 크게 기여했다. R. R. Sears, "Sources of Life Satisfactions of the Terman Gifted Men." *American Psychologist 32* (1977), 119~128을 참고하기 바란다.

70) 멜리타 오든의 인생에 대해 더 알고 싶다면 "Melita Oden, 95, Researcher, Caretaker of Saratoga's History." *San Jose Mercury News* (CA) (1993년 4월 21일자)를 참고하기 바란다.

71) 오든 여사에 대한 감사의 말이 담긴 터먼의 서문은 Terman and Oden, "Genetic Studies of Genius.", vol. 4, *The Gifted Child Grows Up*, xi에 나와 있다.

72) 곡물에서 벌레를 골라내는 얘기는 1945년 12월 31일자 〈타임〉에 나와 있다.

73) 홀랜드 박사의 분류 체계를 더 알고 싶다면 J. L. Holland, *The Psychology of Vocational Choice: A Theory of Personality Types and Model Environments* (Waltham, MA : Blaisdell, 1966)를 참고하기 바란다.

74) 성격, 생산성, 장수에 대한 연구는 H. S. Friedman, M. L. Kern, and C. A.

Reynolds, "Personality and Health, Subjective Well-Being, and Longevity." *Journal of Personality 78* (2010), 179~215를 참고하기 바란다.

75) 의미 있는 직업과 행복에 대한 연구는 S. Lyubomirsky, L. A. King, and E. Diener, "The Benefits of Frequent Positive Affect : Does Happiness Lead to Success?" *Psychological Bulletin 131* (2005), 803~855에 나와 있다.

Chapter 11. 종교와 신앙심을 가진 사람이 정말 오래 살까?

76) 종교와 건강에 대한 보고서는 M. E. McCullough, W. T. Hoyt, D. B. Larson, H. G. Koenig, and C. E. Thoresen, "Religious Involvement and Mortality : A Meta-Analytic Review." *Health Psychology 19* (2000), 211~222를 참고하기 바란다.

77) 철학자 데이비드 흄의 글은 1748년에 출간된 *An Enquiry concerning Human Understanding*을 참고하기 바란다.

78) 우리가 맥컬러프 박사와 함께한 연구는 M. E. McCullough, H. S. Friedman, C. K. Enders, and L. R. Martin, "Does Devoutness Delay Death? Psychological Investment in Religion and Its Association with Longevity in the Terman Sample." *Journal of Personality and Social Psychology 97* (2009), 866~882에 나와 있다. 좀 더 읽을거리로는 M. E. McCullough, *Beyond REvenge: The Evolution of the Forgiveness Instinct* (San Francisco : Jossey-Bass, 2008)가 있다.

79) 7년간 진행된 여성 건강에 대한 대규모 연구는 E. Schnall, S. Wassertheil-Smoller, C. Swencionis, V. Zemon, L. Tinker, M. J. O'Sullivan, L. Van Horn, and M. Goodwin, "The Relationship between Religion and Cardiovascular Outcomes and All-Cause Mortality in the Women's Health Initiative Observational Study." *Psychology and Health 25, no. 2* (2010), 249~263을 참고하기 바란다.

Chapter 12. 친구, 사회적 지지, 사교생활의 힘

80) 지난해 어느 대학교의 곤충 전문가가 우리를 찾아왔다. 그는 가장 사회적 동물인 흰개미의 일상 행동을 바탕으로 사회적 네트워크를 연구하려면, 컴퓨터 모델을 어떻게 설정해야 하는지 조언을 듣고 싶어 했다. 우리는 그 전문가에게 흰개미가 아니라 인간(터

면의 '흰개미들')을 연구했다고 설명해야 했다. 그러나 우리는 곤충 흰개미들이 협동과 자기희생을 통해 집단의 생존을 지키듯, 사회적 인간관계를 맺고 있는 인간 '흰개미들'에게도 타인을 돕는 것이 그들의 생존에 도움이 된다는 설명을 덧붙였다.

81) 디포의 말은 *The Character of the Late Dr. Samiel Annesley, by Way of Elegy* (London : E. Whitlock, 1697)에서 인용했다.

82) 우리의 애완동물 연구는 J. S. Tucker, H. S. Friedman, C. M. Tsai, and L. R. Martin, "Playing with Pets and Longevity among the Elderly." *Psychology and Aging 10* (1995), 3~7에 자세히 나와 있다.

Chapter 13. 그는 아내를 남겨 두고 세상을 떠났다

83) 성性이 다른 누군가와 비슷한 점수를 얻은 것이 동성애 징후는 아니라는 사실에 대한 터먼 박사의 설명은 Terman and Oden, *Genetic Studies of Genius, vol. 4, The Gifted Child Grows Up* 201에 나와 있다.

84) 젠더와 장수에 대한 우리 연구 중 하나는 R. A. Lippa, L. R. Martin, and H. S. Friedman, "Gender-Related Individual Differences and Mortality in the Terman Longitudinal Study : Is Masculinity Hazardous to Your Health?" *Personality and Social Psychology Bulletin 26* (2000), 1560~1570을 참고하기 바란다.

85) 사회적 역할과 사망위험에 대한 논의는 I. Waldron, "Contributions of Changing Gender Differences in Behavior and Social Roles to Changing Gender Differences in Mortality." in Men' s Health and Illness : Gender, Power, and the Body , ed. D. Sabo and D. F. Gordon, 22~45 (Thousand Oaks, CA : Sage, 1995)를 참고하기 바란다.

86) 안정된 기분이 남자아이들에게 미치는 중요성에 대한 우리의 초창기 연구는 J. E. Schwartz, H. S. Friedman, J. S. Tucker, C. Tomlinson-Keasey, D. Wingard, and M. H. Criqui, "Sociodemographic and Psychosocial Factors in Childhood as Predictors of Adult Mortality." *American Journal of Public Health 85* (1995), 1237~1245에 나와 있다.

87) 정신적 어려움과 사망위험의 관계에 대해 더 알고 싶다면 L. R. Martin, H. S. Friedman, J. S. Tucker, J. E. Schwartz, M. H. Criqui, D. L. Wingard, and C. Tomlinson-Keasey, "An Archival Prospective Study of Mental Health and Longevity."

Health Psychology 14 (1995), 381~387을 참고하기 바란다.

88) 건강에서 나타나는 성별 차이에 대한 더 많은 정보는 다음과 같이 세 가지 논문에 나와 있다. C. M. Gijsbers vam Wijk, K. P. van Vliet, A. M. Kolk, and W. T. Everaerd, "Symptom Sensitivity and Sex Differences in Physical Morbidity : A Review of Health Surveys in the United States and the Netherlands." *Women and Health 17* (1991), 91~124, L. M. Verbrugge, "The Twain Meet : Empirical Explanations of Sex Differences in Health and Mortality." *Journal of Health and Social Behavior 30* (1989), 282~304, K. S. Rook, S. T. Charles, and J. Heckhausen, "Aging and Health." *Foundations of Health Psychology* , ed. H. S. Friedman and R. C. Silver, 234~262 (New York : Oxford University Press, 2007).

89) 다른 단기적 연구들도 남편을 잃은 여성들이 일반적으로 더 오래 산다는 사실을 발견했다. 예를 들어 P. Lichtenstein, M. Gatz, and S. Berg, "A Twin Study of Mortality after Spousal Bereavement." *Psychological Medicine 28* (1998), 635~643, C. F. Mendes de Leon, S. V. Kasl, and S. Jacobs, "Widowhood and Mortality Risk in a Community Sample of the Elderly : A Prospective Study." *Journal of Clinical Epidemiology 46* (1993), 519~527을 참고하기 바란다.

90) 사별에 대한 이런 극적인 발견들은 K. T. Taga, H. S. Friedman, and L. R. Martin, "Early Personality Traits as Predictors of Mortality Risk following Conjugal Bereavement." *Journal of Personality 77* (2009), 669~690에 처음 등장했다.

Chapter 14. 똑같은 트라우마를 겪고도 왜 어떤 사람들은 잘 극복할까?

91) 터먼 연구 참가자 중 참전용사들에 대한 연구는 G. H. Elder, E. C. Clipp, J. S. Brown, L. R. Martin, and H. S. Friedman, "The Life-Long Mortality Risks of World War II Experiences." *Research on Aging 31* (2009), 391~412를 참고하기 바란다.

92) 병에 걸리기 쉬운 성격에 대한 논의로는 H. S. Friedman and S. Booth-Kewley, "The 'Disease-Prone Personality' : A Meta-Analytic View of the Construct." *American Psychologist 42* (1987), 539~555, H. S. Friedman, "Personality, Disease, and Self-Healing." *Foundation of Health Psychology* , ed. H. S. Friedman and R. C. Silver, 172~199 (New York : Oxford University Press, 2007), and H. S. Friedman, "The Multiple Linkages of Personality and Disease." *Brain, Behavior, and Immunity 22*

(2008), 668~675를 참고하기를 바란다.

93) 심장마비 환자들의 우울증에 대한 대규모 연구는 L. F. Berkman, J. Blumenthal, M. Burg, R. M. Carney, D. Catellier, M. J. Cowan, S. M. Czajkowski, R. DeBusk, J. Hosking, A. Jaffe, P. G. Kaufmann, P. Mitchell, J. Norman, L. H. Powell, J. M. Raczynski, and N. Schneiderman, "The Enhancing Recovery in Coronary Heart Disease Patients (ENRICHD) Study : The Effects of Treating Depression and Low Social Support on Clinical Events after Myocardial Infarction." *Journal of the American Medical Association 289* (2003), 3106~3116에서 찾아볼 수 있다.

94) 정신건강과 사망위험에 대한 우리 연구를 더 알고 싶다면 L. R. Martin, H. S. Friedman, J. S. Tucker, J. E. Schwartz, M. H. Criqui, D. L. Wingard, and C. Tomlinson-Keasey, "An Archival Prospective Study of Mental Health and Longevity." *Health Psychology 14* (1995), 381~387을 참고하기 바란다.

95) 우울증에 대한 유전자적 연구를 더 알고 싶다면 A. Caspi, K. Sugden, T. E. Moffitt, A. Taylor, I. W. Craig, H. Harrington, J. McClay, J. Mill, J. Martin, A. Braithwaite, and R. Poulton, "Influences of Life Stress on Depression : Moderation by a Polymorphism in the 5-HTT Gene." *Science 301, no. 5631* (2003), 386~389를 참고하기 바란다.

96) 2차 세계대전이 인생에 미친 영향에 대한 베일런트의 연구를 좀 더 알고 싶다면, K. A. Lee, G. E. Vaillant, W. C. Torrey, and G. H. Elder, "A 50-Year Prospective Study of the Psychological Sequelae of World War Ⅱ Combat." *American Journal of Psychiatry 152* (1995), 516~522를 참고하기 바란다.

97) 베트남 참전용사들에 대한 연구는 A. C. Phillips, G. D. Batty, C. R. Gale, I. J. Deary, D. Osborn, K. MacIntyre, and D. Carroll, "Generalized Anxiety Disorder, Major Depressive Disorder, and Their Comorbidity as Predictors of All-Cause and Cardiovascular Mortality : The Vietnam Experience Study." *Psychosomatic Medicine 71* (2009), 395~403을 참고하기 바란다.

98) 남북전쟁의 군인들에 대해 더 알고 싶다면 J. Pizarro, R. C. Silver, and J. Prause, "Physical and Mental Health Costs of Traumatic War Experiences among Civil War Veterans." *Archives of General Psychiatry 63* (2006), 193~200을 참고하기 바란다.

99) 9·11 테러 이후의 의미를 찾는 행동에 대한 연구는 J. A. Updegraff, R. C. Silver,

and E. A. Holman, "Searching For and Finding Meaning In Collective Trauma : Results from a National Longitudinal Study of the 9·11 Terrorist Attacks." *Journal of Personality and Social Psychology 95, no. 3* (2008), 709~722를 참고하기 바란다.

Chapter 15. 건강과 장수에 이르는 여러 가지 길들

100) 우리는 자신이 터먼 연구 참가자였다고 생각한 사람들의 자녀들도 만났다. 그런데 사실 그들은 터먼 박사가 일부 정황상 조사한 사람들이기는 했지만, 1,528명의 연구대상으로 구성된 특별한 집단에 소속된 적은 없었다. 우리는 이런 만남들을 통해 복잡한 건강연구에서 생길 수 있는 온갖 실수와 잘못된 추론을 다시금 생각하게 됐다. 우리는 연구실 문에 붙어 있는 '터먼네이터' 간판 옆에 이러한 생각을 상기시키는 메모를 붙여놓았다. "자료를 따르라!"

101) 국립 노화 연구소는 우리의 실증적 연구를 출간하는 데 상당한 자금을 지원했다. 하지만 이 책은 우리의 해석과 관련 연구를 담은 독립적인 보고서로, 우리가 틈틈이 준비한 것이다. 우리가 제시한 연구결과에는 국립 노화 연구소나 다른 정부기관의 관점을 대변할 의도가 전혀 없다.

에필로그 – 모든 사람이 더 건강한 길로 가는 법

102) 록펠러 대학 연구자들에 대해 더 알고 싶다면 J. P. Shonkoff, W. T. Boyce, and B. S. McEwen, "Neuroscience, Molecular Biology, and the Childhood Roots of Health Disparities : Building a New Framework for Health Promotion and Disease Prevention." *Journal of the American Medical Association 301* (2009), 2252~2259 를 참고하기 바란다.

103) 장수에 관한 터먼의 말은 Terman and Oden, *Genetic Studies of Genius, vol. 4, The Gifted Child Grows Up* , 379에서 인용했다.

이 책에서 보고한 연구결과들은 터먼 연구 참가자들에 대한 80년 이상의 자료들을 개선하고 보충한 자료 외에 우리 연구팀이 20년 동안 조사한 사실들을 바탕으로 한다. 아래에 언급한 공동연구자들은 우리 연구에서 한 가지 이상 중요한 역할을 맡은 사람들이다. 이 책에 담긴 해석과 결론은 우리가 내린 것이지, 공동연구자들이 확인하거나 지지한 것은 아니다. 이 책의 모든 의견과 실수는 전적으로 우리의 책임이다. 관련 연구 논문들은 각주의 참고문헌을 참고하기 바란다.

• 조앤 터커Joan S. Tucker는 캘리포니아 대학의 리버사이드 캠퍼스에서 1993년 박사학위를 받았으며, 현재 캘리포니아의 산타모니카에 위치한 랜드연구소에서 수석 행동과학자로 근무하고 있다. 조앤은 사회관계, 행동, 건강 부문에서 세계적인 권위자 중 한 사람이다. 조앤은 우리 프로젝트의 많은 부분에서 필수적인 역할을 맡았는데, 그중에서도 참가자들의 안정적인 결혼생활과 사회적 인간관계에 중점을 두었다.

• 캐럴 톰린슨-키시Carol Tomlinson-Keasey는 하워드 프리드먼과 1989년부터 이 연구에 대해 논의해왔다. 캐럴은 터먼 연구 참가자들의 성격과 장수를 조사하기 위한 '단기 프로젝트'(원래 계획은 6개월 혹은 1년이었다)의 기획을 도왔다. 캐럴은 우리 연구실에서 진행된 많은 초창기 연구에서 공동연구를 맡았다. 1999년 캐럴은 캘리포니아 대학의 열 번째 캠퍼스인 머시드 캠퍼스의 초대 총장이 되었으며 2009년에 사망했다.

• 조지프 슈워츠Joseph E. Schwartz는 스토니브룩 대학 의료센터와 컬럼비아 대학 의료센터의 '정신의학과 행동과학' 교수다. 조지프는 선진적인 건강 연구 방법론으로 유명한데, 어린 시절의 사회인구학적 사망위험 예측변수들에 대한 우리의 최초 연구를 진두지휘했다. 또한 연구 초기에 우리 팀의 생물통계학자로서 분석적인 전략을 지도하는 데 주된 역할을 했다. 조지프는 대학원 시절 하워드 프리드먼의 룸메이트였다.

• 마이클 크리키Michael H. Criqui는 우리 팀의 의사 겸 역학자로 오랫동안 공동연구자를 맡았다. 현재 샌디에이고의 의과대학원에서 가정예방의학 교수이자 부장으로 일하고 있다. 마이클은 역학과 심혈관 질환 예방 부문에서 상을 받은 연구자로, 우리 프로젝트에서 터먼 연구에 참가한 모든 이들의 사망증명서를 질병분류학 방식으로 분류하는 일을 맡았다. 마이클은 연구 초기부터 공동연구자로 건강 관련 행동과 사망원인에 대한 우리의 생각을 지도하는 데 중요한 역할을 했다.

• 리처드 리파Richard A. Lippa는 젠더와 관련된 개인의 차이(남성성·여성성), 다양한 성

격, 인지력, 사회적 특성에 관한 연구로 유명하다. 현재 캘리포니아 대학 풀러턴 캠퍼스의 심리학 교수다. 리처드는 젠더 진단성 측정치를 만들었고, 우리와 공동연구를 통해 터먼 연구 참가자들로부터 남성성과 관련된 건강 위험을 발견했다.

• 마이클 맥컬러프Michael E. McCullough는 종교와 용서, 감사에 대한 유명한 전문가로 현재 마이애미 대학에 있다. 마이클은 터먼 연구 참가자들을 상대로 종교생활의 발전과 변화를 조사한 정보를 성격, 사회적 유대관계, 장수에 관한 우리 연구와 결합시키려는 생각을 갖고 있었다. 마이클과 동료 크레이그 엔더스Craig Enders는 세월에 따른 터먼 연구 참가자들의 종교생활을 다룬 우리 연구에 자신들이 가진 통계모형 전문지식을 상당 부분 쏟아부었다.

• 글렌 엘더Glen H. Elder, Jr.는 노스캐롤라이나 대학 채플힐 캠퍼스의 사회학·심리학 연구교수이자, 인생 전반의 발전을 연구하는 분야의 핵심 전문가이며 영향력 있는 지식인이다. 글렌은 터먼 연구 참가자들 가운데 2차 세계대전에 참전한 남성 참가자들이 어떻게 노년을 보냈는지에 누구보다 관심이 많았다. 글렌과 그의 연구 팀(제임스 스코트 브라운James Scott Brwon과 작고한 엘리자베스 클립Elizabeth Clipp)은 이 주제에 대해 우리와 함께 연구를 진행했다.

• 다니엘 셸딘Daniel R. Seldin은 캘리포니아 대학의 리버사이드 캠퍼스에서 1999년 박사학위를 받았다. 우리가 성관계, 직업과 관련된 문제를 분석하는 데 많은 도움을 주었으며, 현재 프로그램 평가 분야에서 근무하고 있다.

• 캐슬린 클라크Kathleen M. Clark는 캘리포니아 대학의 리버사이드 캠퍼스에서 2000년 박사학위를 받았다. 우리의 20년 프로젝트가 중간 정도 진행됐을 무렵 핵심 연구자로서 수많은 연구에 기여했다. 현재 주요 의료 회사에서 연구 임원으로 근무하고 있다.

• 케이코 타가Keiko A. Taga는 2006년 캘리포니아 대학의 리버사이드 캠퍼스에서 박사학위를 받았다. 우리의 '사별과 사회적 지지 연구'에 크게 기여했다.

• 마거릿 컨Margaret L. Kern은 2010년 캘리포니아 대학의 리버사이드 캠퍼스에서 박사학위를 받았다. 마거릿은 육체활동, 초기 교육, 직업적 성공, 건강한 노화와 같은 다수의 중요한 연구에서 핵심적인 공동 연구자였다.

• 찬드라 레이놀즈Chandra A. Reynolds는 캘리포니아 대학 리버사이드 캠퍼스의 심리학 교수이자 종적 통계 분석과 수명 발달심리학 분야의 주요 전문가이다. 찬드라는 육체활동, 직업, 배우자가 미치는 영향에 관한 연구에서 중요한 공동연구자였을 뿐 아니라, 세월에 따른 변화를 포함해 상당수의 자료를 분석하고 혁신하는 것을 도왔다.

• 로리아나 비Loryana Vie는 캘리포니아 대학 리버사이드 캠퍼스의 대학원생으로, 특히 결혼생활의 행복과 건강에 관한 연구들을 함께 했다.

그 밖에 다른 중요한 공동연구자로 다음과 같은 사람들이 있다.

• 데버러 윈가드Deborah L. Wingard는 캘리포니아 대학의 샌디에이고 캠퍼스에서 가정 예방의학 교수로 근무하고 있다. 역학과 여성건강 분야의 전문가로, 우리 프로젝트의 초기 5년 동안 많은 연구에 핵심적으로 기여했다.

• 캐서린 사이Catherine M. Tsai는 우리와 애완동물과 장수 문제에 대해 연구하다 의과 대학에 가지 못했다.

• 샤론 에덜스타인Sharon Edelstein은 생물통계학자로서 연구 초기의 수명 분석을 도와 주었다.

• 샬럿 마키Charlotte N. Markey는 캘리포니아 대학의 리버사이드 캠퍼스에서 박사학위 를 받았으며, 수명 건강에 대한 일부 연구를 우리와 함께 했다.

• 르네 굿윈은 컬럼비아 대학의 역학자인데, 성실성과 만성질환에 대해 함께 연구했다.

• 미시건 대학의 크리스토퍼 피터슨Christopher Peterson과 펜실베이니아 대학교의 마틴 셀리그먼은 우리의 파국론적 태도 연구의 공동 연구자이자 긍정심리학 분야의 선구자 들이다. 글로리아 렁은 학부생이었지만, 주요 과학논문의 공동 저자로 보기 드물 정도 로 뛰어난 실력의 소유자였다. 현재는 대학원에서 심리학을 전공하고 있다.

물론 우리는 우리의 연구뿐 아니라 작고한 루이스 터먼 박사와 그의 많은 동료 및 후임 들로부터 도움을 받았다. 사람이 너무 많아서 일일이 언급하기는 어렵겠지만, 그중에서 도 엘리너 워커Eleanor Walker 여사의 노고는 빼놓을 수 없을 것이다. 워커 여사는 스탠 퍼드 대학에 있었는데, 우리가 터먼 박사의 자료를 처음 접하는 데 많은 도움을 주었다. 한편 터먼 박사 또는 그의 프로젝트와 관련된 학자로는, 멜리타 오든, 로버트 시어스 Robert R. Sears , 알 하스토프Al Hastorf, 에드 슈나이드먼Ed Shneidman 등이 있다.

하워드 S. 프리드먼Howard S. Friedman

캘리포니아 대학 심리학 교수. 개인의 성격이 장수에 미치는 영향을 연구한 건강심리학 분야의 세계적인 권위자다. 30년간 교수로 재직하며 질병 경향성 성격disease-prone personality과 자가 치유적 성격에 대해 연구했다. 2008년 미국 심리과학협회Association for Psychological Science(APS)로부터 제임스 맥킨 카텔 펠로우James McKeen Cattell Fellow를 수상했으며, 건강심리학 분야에서의 공로를 인정받아 많은 상을 수상했다.

미국 선진과학협회American Association for the Advancement of Science(AAAS)의 펠로우로 선출되기도 했으며, 〈비언어 행위 저널Journal of Nonverbal Behavior〉의 에디터로 활동하며 개인의 카리스마가 건강증진과 리더십 트레이닝, 의학교육, 바이럴 마케팅에 미치는 영향에 관해 광범위하게 연구했다. 예일 대학을 우수한 성적으로 졸업했으며 하버드 대학에서 박사학위를 받았고, 수많은 티칭 어워드를 수상했다.

레슬리 R. 마틴Leslie R. Martin

라시에라 대학의 심리학 교수. 건강심리학을 가르치고 있다. 캘리포니아 주립대학을 우수한 성적으로 졸업했으며, 공저자인 프리드먼 교수의 수명 장수 연구(lifespan longevity studies)의 핵심 멤버로 활동했다. 캘리포니아 대학의 연구교수이자, 로마 린다 대학 의과대학의 겸임교수이기도 하다. 의사와 환자 사이의 의사소통과 교류가 환자의 건강증진에 어떤 영향을 미치는지, 건강과 장수에 관한 사회심리학적 경로를 규명하는 연구를 했다. 하이킹, 달리기, 독서, 강아지와 놀기를 좋아한다.

최수진

한국외국어대학교 불어과를 졸업했다. 10여 년 동안 출판사에서 편집자로 지내면서 책을 편집하고 기획했다. 현재 번역에이전시 엔터스코리아에서 책 기획과 번역을 하며 좋은 책을 소개하기 위해 노력하고 있다. 주요 역서로는《책들의 전쟁》이 있다.